2018 降糖手账

主　编：张建斌

编　委：江　滔　武九龙　薛铭超

小寒　大雪　立冬　寒露　白露　立秋　小暑　芒种　立夏　清明　惊蛰　立春

大寒　冬至　小雪　霜降　秋分　处暑　大暑　夏至　小满　谷雨　春分　雨水

图书在版编目(CIP)数据

2018 降糖手账 / 张建斌主编. —北京：人民卫生出版社，2017

ISBN 978-7-117-25482-3

Ⅰ. ①2… Ⅱ. ①张… Ⅲ. ①糖尿病 – 治疗 – 手册
Ⅳ. ①R587.105–62

中国版本图书馆 CIP 数据核字(2017)第 276951 号

2018 降糖手账

主　　编： 张建斌
出版发行： 人民卫生出版社（中继线 010-59780011）
地　　址： 北京市朝阳区潘家园南里 19 号
邮　　编： 100021
E - mail： pmph @ pmph.com
购书热线： 010-59787592　010-59787584　010-65264830
印　　刷： 北京盛通印刷股份有限公司
经　　销： 新华书店
开　　本： 787 × 1092　1/16　　**印张：** 16
字　　数： 287 千字
版　　次： 2017 年 11 月第 1 版　2017 年 11 月第 1 版第 1 次印刷
标准书号： ISBN 978-7-117-25482-3/R・25483
定　　价： 68.00 元

阴平阳秘精神乃治

样享受健康的生活，提高生活质量，延长寿命。

最后，多途径、共管理。糖尿病患者的诊治和管理，需要医生和患者之间的相互配合，需要通过饮食、运动、药物、心理等多种途径和中西医多种方法的共同协调。其中，主动的健康教育、掌握相关知识是基础，定期血糖监测是依据。

研究表明，糖尿病患者的血糖波动，还与时间节律、气候变化、日常起居、情志波动、饮食性味及基础体质和疾病等有关。

因此，基于糖尿病患者自我学习糖尿病知识、管理和控制血糖变化，我们按照二十四节气特点和养生规律，设计了《2018降糖手账》，旨在助广大糖尿病患者一臂之力。本手账按照二十四节气分节，每个节气分设『节气综述』『五藏应节』『应时起居』『认病识症』『中医视角』『不时不食』『药膳厨房』『穴位调治』『按摩保健』『顺势而动』『血糖管理』等栏目，主要介绍该节气的特点、针对糖尿病患者的养生要求和方法，同时介绍糖尿病的相关知识。

愿本手账成为糖尿病患者的健康伴侣。

张建斌

二〇一七年秋

前言

糖尿病，中医称为『消渴病』，是血液中葡萄糖含量超出正常范围，（和）或引起一系列组织和器官损伤的一类疾病。目前，我国糖尿病的发病率急剧上升，每十个人中就有一个糖尿病患者。糖尿病及其并发症严重威胁人类健康，并给社会、家庭带来了沉重的负担。

糖尿病是一种终身性疾病，目前无法根治。但是，糖尿病又是一种既可以预防、又可以控制的疾病。在专业人员的指导下，糖尿病患者通过学习，掌握糖尿病的相关知识和技能，进行糖尿病自我管理。

首先，早发现、早干预。一些高危人群，容易患糖尿病。一些高危因素，容易引起糖尿病。对于这部分人群，要定期体检，及早发现，及早干预；对于相关危险因素，要尽量避免。

其次，早诊断、规范治。患者一旦确诊为糖尿病，要在专业人员的指导下进行规范性治疗，院外的自我调养尤为重要。如果糖尿病患者掌握了正确的自我管理方法，不仅可以减轻痛苦、延缓并发症的发生，减少住院的次数，降低医疗费用，还可以像正常人一

健康档案：

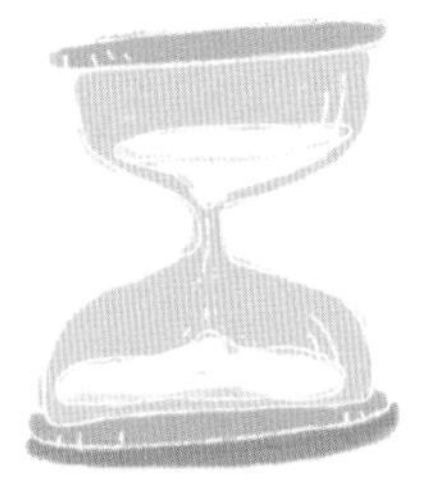

姓名 ______ 性别 ______ 年龄 ______

住址 ______

电话 ______

邮箱 ______

联系人 1 ______ 联系电话 ______

联系人 2 ______ 联系电话 ______

身高（厘米）______ 体重（公斤）______

吸烟情况 ______ 饮酒情况 ______

患病时间 ______ 确诊时间 ______

药物过敏 ______

食物过敏 ______

既往病史

糖尿病 ______ 年 高血压 ______ 年

高血脂 ______ 年 冠心病 ______ 年

其　他 ______

______

手术史 ______

______

2018，给自己制定十个健康计划：

一．--

二．--

三．--

四．--

五．--

六．--

七．--

八．--

九．--

十．--

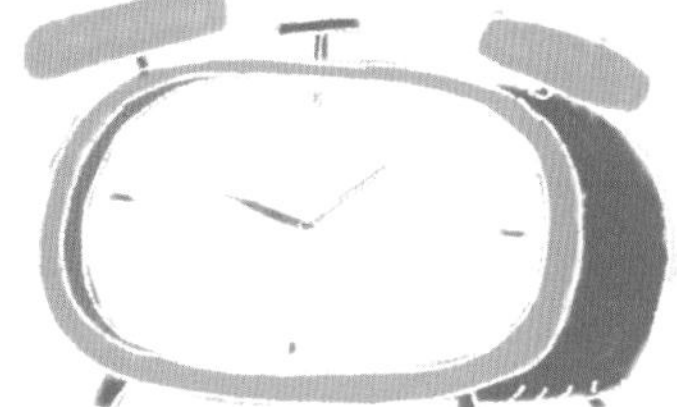

1

周日	周一	周二	周三	周四	周五	周六
	1 元旦	2	3	4	5 小寒	6
7	8	9	10	11	12	13
14	15	16	17	18	19	20 大寒
21	22	23	24	25	26	27
28	29	30	31			

2

周日	周一	周二	周三	周四	周五	周六
				1	2	3
4 立春	5	6	7	8 小年	9	10
11	12	13	14	15 除夕	16 春节	17
18	19 雨水	20	21	22	23	24
25	26	27	28			

3

周日	周一	周二	周三	周四	周五	周六
				1	2 元宵节	3
4	5 惊蛰	6	7	8	9	10
11	12	13	14	15	16	17
18	19	20	21 春分	22	23	24
25	26	27	28	29	30	31

4

周日	周一	周二	周三	周四	周五	周六
1	2	3	4	5 清明	6	7
8	9	10	11	12	13	14
15	16	17	18	19	20 谷雨	21
22	23	24	25	26	27	28
29	30					

5

周日	周一	周二	周三	周四	周五	周六
		1 劳动节	2	3	4	5 立夏
6	7	8	9	10	11	12
13	14	15	16	17	18	19
20	21 小满	22	23	24	25	26
27	28	29	30	31		

6

周日	周一	周二	周三	周四	周五	周六
					1	2
3	4	5	6 芒种	7	8	9
10	11	12	13	14	15	16
17	18 端午节	19	20	21 夏至	22	23
24	25	26	27	28	29	30

2018

周日	周一	周二	周三	周四	周五	周六
1	2	3	4	5	6	7 小暑
8	9	10	11	12	13	14
15	16	17	18	19	20	21
22	23 大暑	24	25	26	27	28
29	30	31				

周日	周一	周二	周三	周四	周五	周六
			1	2	3	4
5	6	7 立秋	8	9	10	11
12	13	14	15	16	17	18
19	20	21	22	23 处暑	24	25
26	27	28	29	30	31	

周日	周一	周二	周三	周四	周五	周六
						1
2	3	4	5	6	7	8 白露
9	10	11	12	13	14	15
16	17	18	19	20	21	22
23 秋分	24 中秋节	25	26	27	28	29
30						

周日	周一	周二	周三	周四	周五	周六
	1 国庆节	2	3	4	5	6
7	8 寒露	9	10	11	12	13
14	15	16	17	18	19	20
21	22	23 霜降	24	25	26	27
28	29	30	31			

周日	周一	周二	周三	周四	周五	周六
				1	2	3
4	5	6	7 立冬	8	9	10
11	12	13	14	15	16	17
18	19	20	21	22 小雪	23	24
25	26	27	28	29	30	

周日	周一	周二	周三	周四	周五	周六
						1
2	3	4	5	6	7 大雪	8
9	10	11	12	13	14	15
16	17	18	19	20	21	22 冬至
23	24	25	26	27	28	29
30	31					

2018.01

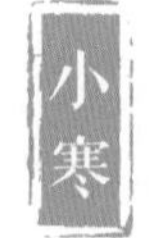

一月上 / 冬

小寒，十二月节。
月初寒尚小，故云。月半则大矣。

2018.01

一	二	三	四	五	六	日
1	2	3	4	5	6	7
8	9	10	11	12	13	14
15	16	17	18	19	20	21
22	23	24	25	26	27	28
29	30	31				

2018.02

一	二	三	四	五	六	日
			1	2	3	4
5	6	7	8	9	10	11
12	13	14	15	16	17	18
19	20	21	22	23	24	25
26	27	28				

周一	周二	周三	周四	周五	周六	周日
01 十二月 元旦	02 十六	03 十七	04 十八	05 小寒	06 二十	07 廿一
08 廿二	09 廿三	10 廿四	11 廿五	12 廿六	13 廿七	14 廿八
15 廿九	16 三十	17 腊月 初一	18 初二	19 初三	20 大寒	21 初五

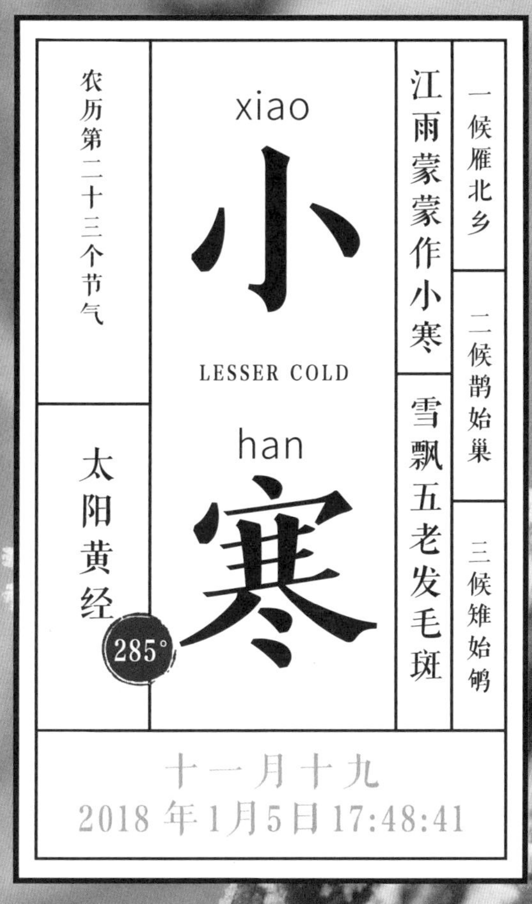
农历第二十三个节气
xiao
小
LESSER COLD
han
寒
太阳黄经
285°
江雨蒙蒙作小寒
雪飘五老发毛斑
一候雁北乡
二候鹊始巢
三候雉始鸲
十一月十九
2018 年1月5日17:48:41

初候，雁北乡。将避热而回，今则乡北飞之，至立春后皆归矣。

二候，鹊始巢。鹊巢之门，每向太岁。

三候，雉始鸲。雌雄之同鸣，感于阳而后有声。

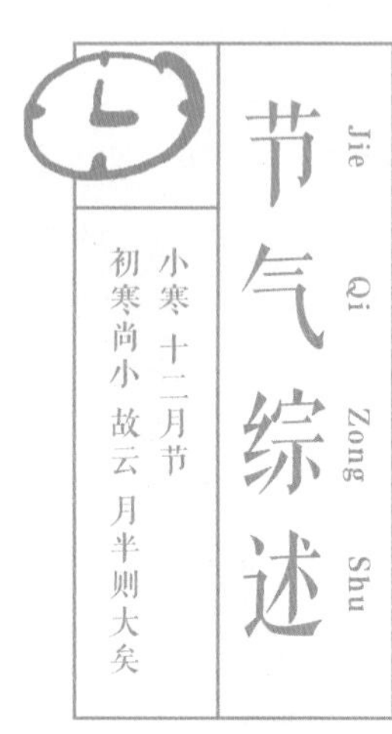
节气综述
Jie Qi Zong Shu
小寒 十二月节
初寒尚小 故云 月半则大矣

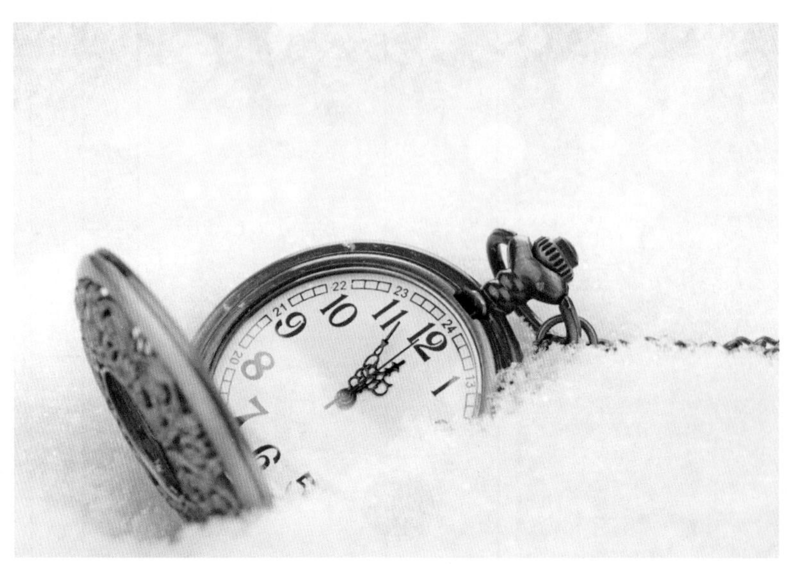

“斗指戊，为小寒。”古人认为冷气积久为寒，寒冷程度未至极点，故称小寒。此时冷空气降温过程频繁，是一年中最冷的时节。故有“小寒大寒，冷成冰团”的说法。小寒、大寒也是一年中雨水最少的时段。

一般来说，小寒要比大寒冷。少数年份，大寒也可能比小寒冷。冬至以后，一阳初生，虽然小寒节气天气寒冷，但是一些动植物已经感受到阳气初生，出现了一些异动，如大雁离开南方开始向北迁移，喜鹊感受阳气而开始筑巢，野鸡也感受阳气滋长而鸣叫。

小寒养生，主要注意防寒防冻，其次要进补一些厚味之品，尤其是体质较弱的中老年人。自古就有“三九补一冬，来年无病痛”的说法。合理进补，可达到事半功倍的养生效果。

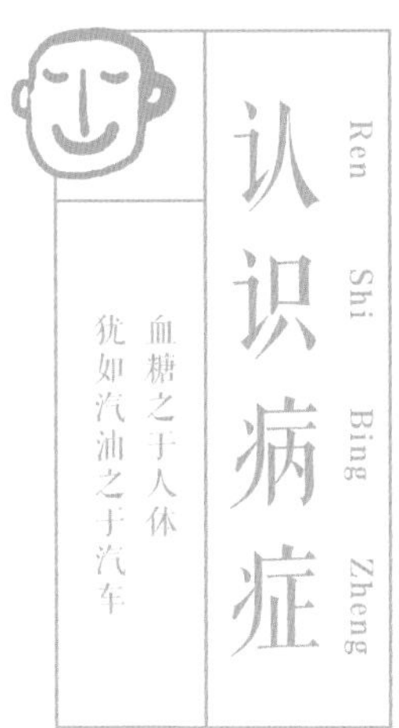

神奇的血糖

血液中的葡萄糖称为血糖。体内各组织器官活动所需的能量大部分来自葡萄糖，所以血糖必须保持一定的水平才能供给体内各器官和组织的需要。血糖之于人体，犹如汽油之于汽车，人体缺少了血糖，身体各个器官将无法正常工作。正常人空腹血糖浓度为3.9~6.1mmol/L，空腹血糖浓度超过7.0mmol/L称为高血糖，血糖浓度低于3.9mmol/L称为低血糖。

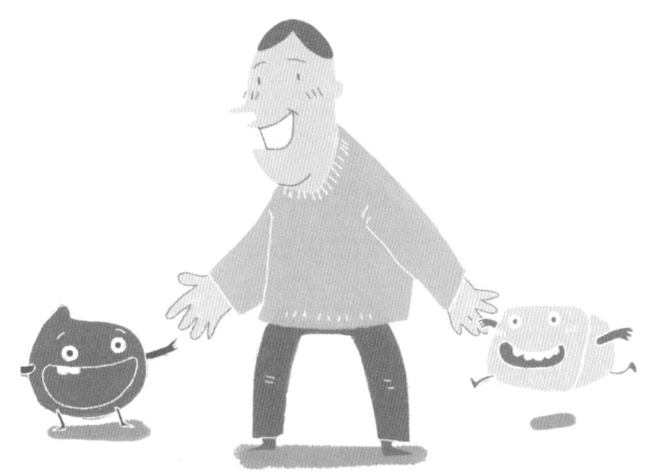

糖尿病 中医学中的“消渴病”

《内经》中记载了一种疾病，主要症状有口渴、多饮、多尿，故称为“消渴病”。《史记·司马相如列传》也有“（司马）相如口吃而善著书，常有消渴疾”的记载。后来也发现，患有这种疾病的患者，排出的尿液也是甜的。

中医学还依据多饮、多食、多尿和消瘦（即“三多一少”）等症状的差异，又进一步分为上消、中消、下消。上消主要表现为烦渴多饮、口干舌燥；中消主要表现为多食易饥、大便干结；下消主要表现为尿频量多、尿有脂膏。临床有时候三消同时存在，仅仅表现程度有轻重不同，治疗上要三焦兼顾、三消同治。

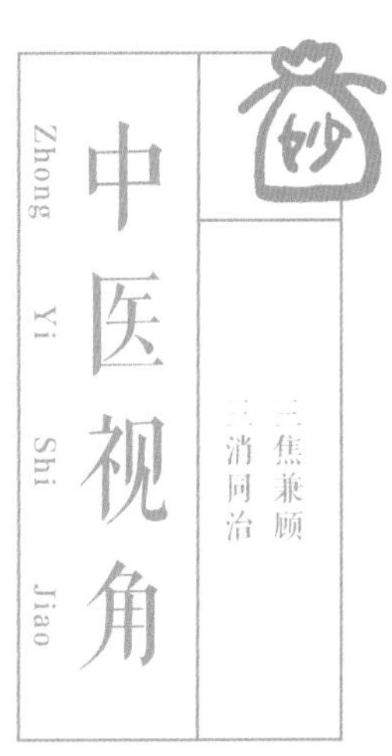

妙
中医视角
Zhong Yi Shi Jiao
三焦兼顾
三消同治

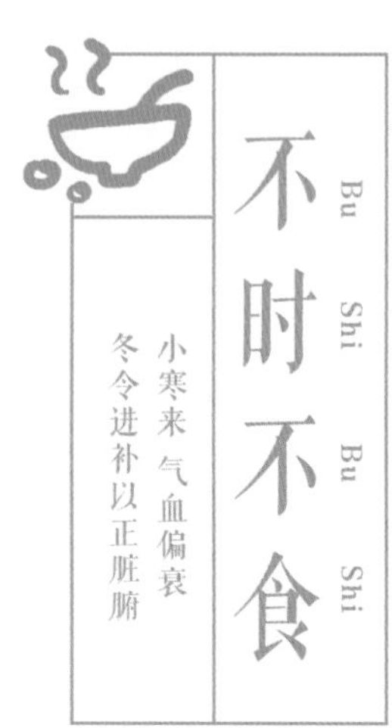
不时不食
Bu Shi Bu Shi
小寒来气血偏衰
冬令进补以正脏腑

小寒时节，冷成冰团。人们在经过了春、夏、秋三个季节的消耗，脏腑的阴阳气血会偏衰，冬令进补可以纠正脏腑的偏衰。随着“三九天”的来临，合理进补既可及时补充气血津液，抵御严寒侵袭，又能使来年少生疾病，从而达到事半功倍的养生效果。

在冬令进补时应食补、药补相结合，以温补为宜。常用补药有人参、黄芪、阿胶、冬虫夏草、首乌、枸杞、当归等；食补要根据阴阳气血的偏盛偏衰，结合食物之性来选择羊肉、狗肉、猪肉、鸡肉、鸭肉、鳝鱼、甲鱼、鲅鱼和海虾等，其他食物如核桃仁、大枣、龙眼肉、芝麻、山药、莲子、百合、栗子等。一般说来，青年人机体代谢旺盛，所需热量较老年人多，故青年人应保证足够的饭量，注意粗细粮的比例搭配，并摄入适量的脂肪；但是，过食肥甘厚味、辛辣之品可能造成内热壅盛。

药膳厨房

山药羊肉汤

[配料] 羊肉500克，山药150克，姜、葱、胡椒、绍酒、食盐适量。

[做法] 羊肉洗净切块，入沸水锅内，焯去血水；姜葱洗净用刀拍破备用；山药切片，用清水浸透，与羊肉一起置于锅中，放入适量清水，将其他配料一同投入锅中，大火煮沸后改用文火炖至熟烂即可食之。

[功效] 补脾胃，益肺肾。

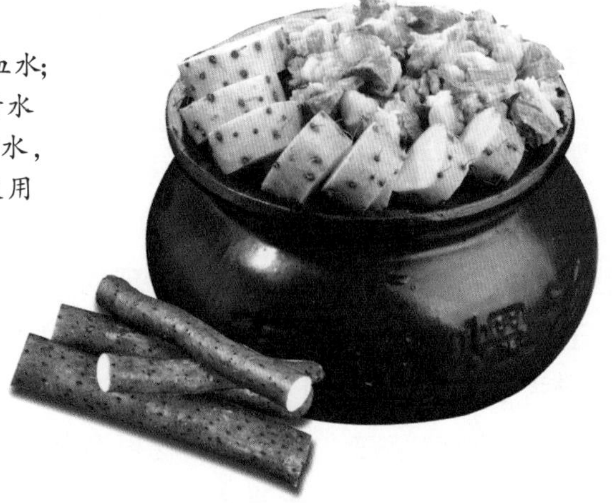

针灸能否治疗糖尿病？

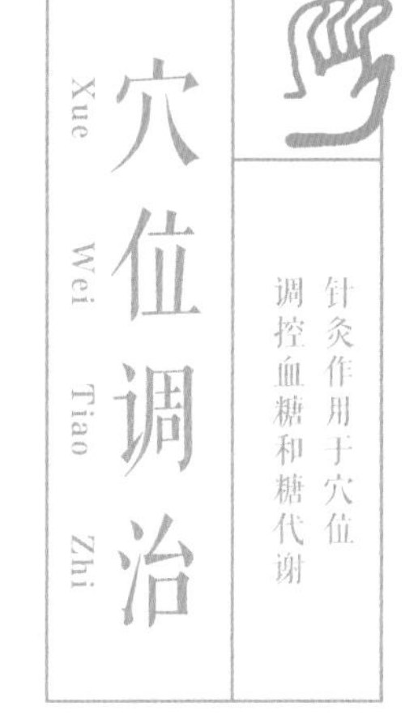
穴位调治
Xue Wei Tiao Zhi
针灸作用于穴位
调控血糖和糖代谢

针灸能够治疗糖尿病。糖尿病是由遗传因素、免疫功能紊乱、微生物感染及其毒素、自由基毒素、精神因素等多种致病因子作用于机体导致胰岛功能减退、胰岛素抵抗等而引发的糖、蛋白质、脂肪、水和电解质等一系列代谢紊乱综合征。针灸通过特定的操作方式，作用于穴位，进一步通过神经 - 体液 - 内分泌途径，纠正和调治体内的多种紊乱，从而达到调控血糖和糖代谢的临床疗效。

由于 2 型糖尿病是一个以遗传性体质因素为基础，涉及脏腑气血功能障碍为主的慢性过程，并容易并发多个器官和组织的病变，因此针灸治疗有两个目标：一是针对血糖，二是针对并发症。

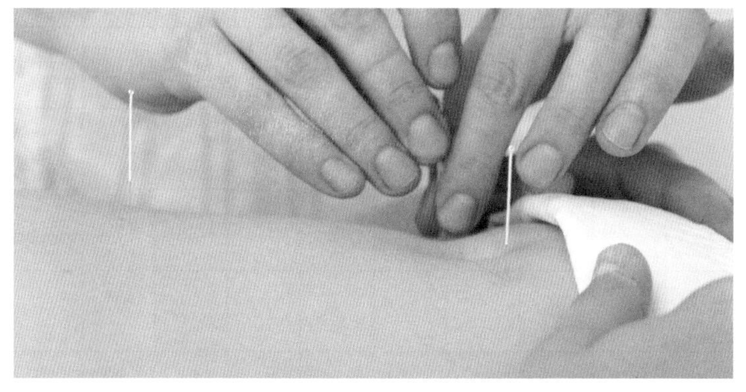

顺势而动

Shun Shi Er Dong

季冬之月 注意防寒
锻炼和运动不宜过

季冬之月（农历十二月），天地闭塞，阴寒至盛而阳气深潜，万物伏藏。在注意防寒的同时，锻炼和运动不宜太过，不宜使皮肤毛孔过度开泄、大汗淋漓，以保护脾胃之气。

导引法：

两手相交，掌心向上，极力伸展三五遍，理四肢之气血、去脾脏诸疾不安。闭气为之，勿得开口。

请勾选下每天

空腹血糖监测的结果

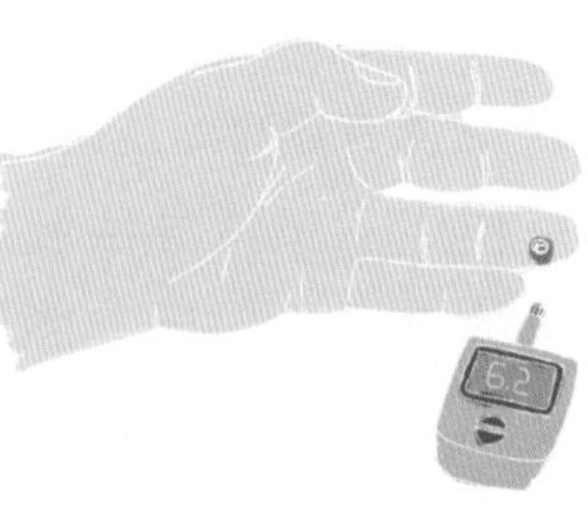

16															
15															
14															
13															
12															
11															
10															
9															
8															
7															
6															
5															
4															
3															
2															
mmol/L 日期	1	2	3	4	5	6	7	8	9	10	11	12	13	14	15

注：人体正常血糖测试范围为 3.9~6.1mmol/L

请记录下每天

各项身体指标的测量结果

指标 / 日期	1	2	3	4	5	6	7	8	9	10	11	12	13	14	15
请填数 体 重 记 录															
公斤															
请填数 腹 围 记 录															
厘米															
请勾选 饮 食 记 录															
过饱															
正常															
不足															
请勾选 运 动 记 录															
过量															
正常															
不足															
请勾选 情 绪 记 录															
开心															
正常															
忧伤															

2018年1月　日

小寒食舟中作

唐·杜甫

佳辰强饮食犹寒
隐几萧条戴鹖冠
春水船如天上坐
老年花似雾中看
娟娟戏蝶过闲幔
片片轻鸥下急湍
云白山青万余里
愁看直北是长安

下一篇 - 大寒篇

2018.01

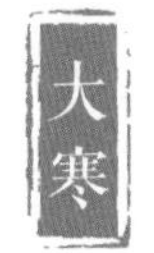

一月下 / 冬

大寒，十二月中。
月初寒尚小，故云。月半则大矣。

2018.01

一	二	三	四	五	六	日
1	2	3	4	5	6	7
8	9	10	11	12	13	14
15	16	17	18	19	20	21
22	23	24	25	26	27	28
29	30	31				

2018.02

一	二	三	四	五	六	日
			1	2	3	4
5	6	7	8	9	10	11
12	13	14	15	16	17	18
19	20	21	22	23	24	25
26	27	28				

周一	周二	周三	周四	周五	周六	周日
15 廿九	16 十一月 三十	17 腊月 初一	18 初二	19 初三	20 大寒	21 初五
22 初六	23 初七	24 腊八节	25 初九	26 初十	27 十一	28 十二
29 十三	30 十四	31 十五	01 十六	02 十七	03 十八	04 立春

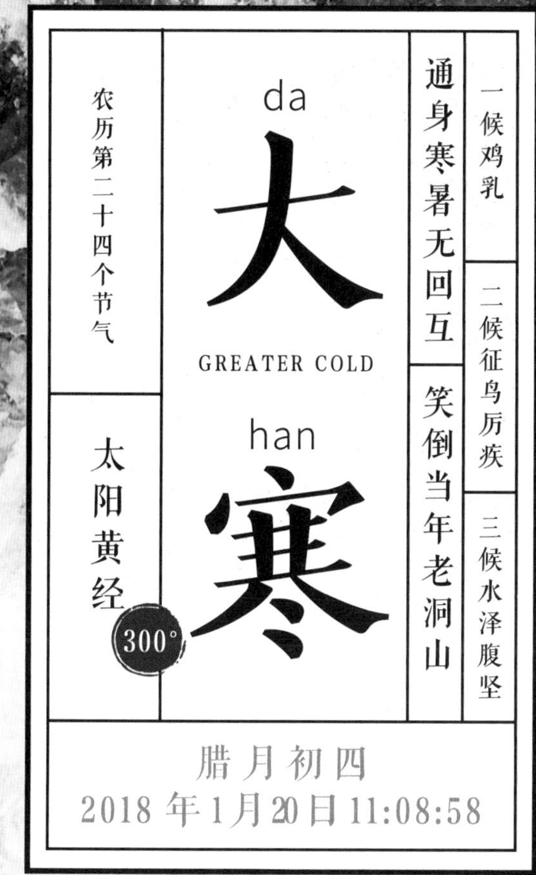

农历第二十四个节气
太阳黄经
300°
da
大
GREATER COLD
han
寒
通身寒暑无回互
笑倒当年老洞山
一候鸡乳
二候征鸟厉疾
三候水泽腹坚
腊月初四
2018年1月20日11:08:58

初候，鸡乳。得阳气而卵育，故云乳。

二候，征鸟厉疾。鹰隼之属，至此而猛厉迅疾也。

三候，水泽腹坚。冰之初凝，水面而已，至此则彻上下皆凝，故云腹坚。

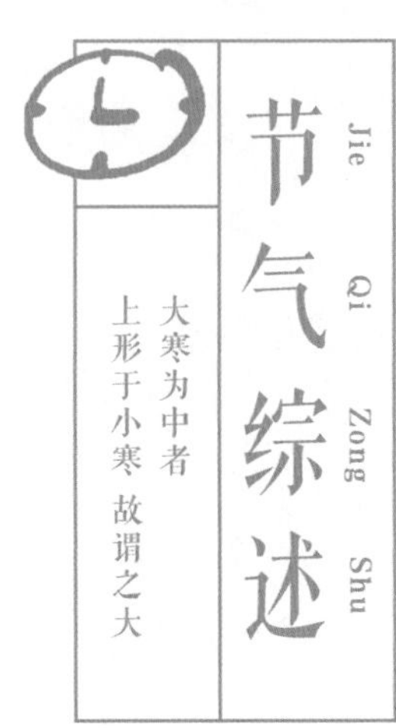

节气综述

Jie Qi Zong Shu

大寒为中者
上形于小寒 故谓之大

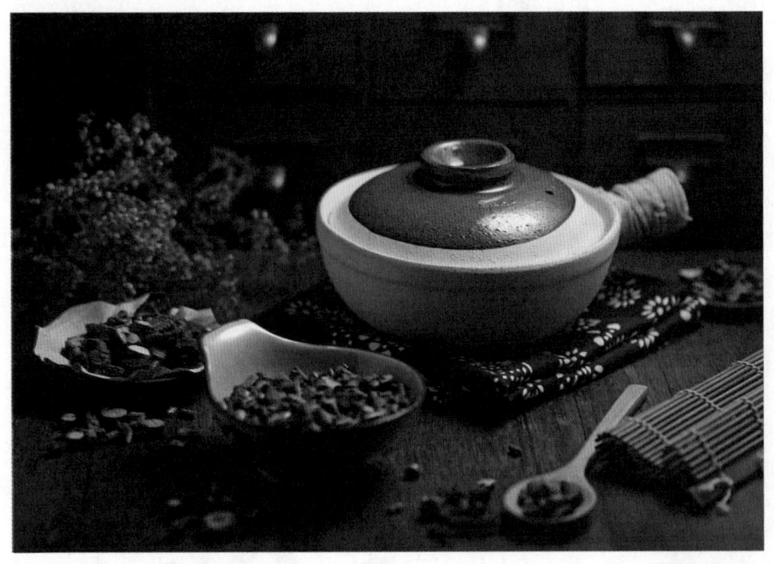

“大寒”是一年中的最后一个节气，虽不如冬至、小寒时节那样酷冷，但仍处于寒冷时期。《授时通考·天时》有“大寒为中者，上形于小寒，故谓之大……寒气之逆极，故谓大寒”的记载。此时，寒潮南下频繁，风大、低温、地面积雪不化，呈现出冰天雪地、天寒地冻的严寒景象。

大寒节气，正值三九刚过、四九之初，气温总体还是很低。但是，大寒也意味着一年中最冷的时刻即将过去。大寒以后，气温由低渐高，往往比小寒时节有所回升，冬季也接近尾声，并能隐隐感受到大地回春的气息。

大寒养生，应顺应此时节气变化而加以调整。《灵枢·本神》有“智者之养神也，必顺四时而适寒暑”的记载。饮食调养，要以温补为主。由于大寒与立春相交接，进补量应逐渐减少，并在进补中应适当增添一些升散的食物，为春天升发做准备。

认识病症

Ren Shi Bing Zheng

糖尿病是一种以高血糖为特征的代谢性疾病

什么是糖尿病?

糖尿病是一种以高血糖为特征的代谢性疾病。

高血糖则是由于胰岛素分泌缺陷，或者其生物作用受损，或两者兼有而引起的。其临床主要表现为烦渴、多饮、多尿、多食、乏力、消瘦等。人体长期存在的高血糖，还会导致各种组织，特别是眼、肾、心脏、血管、神经的慢性损害、功能障碍。

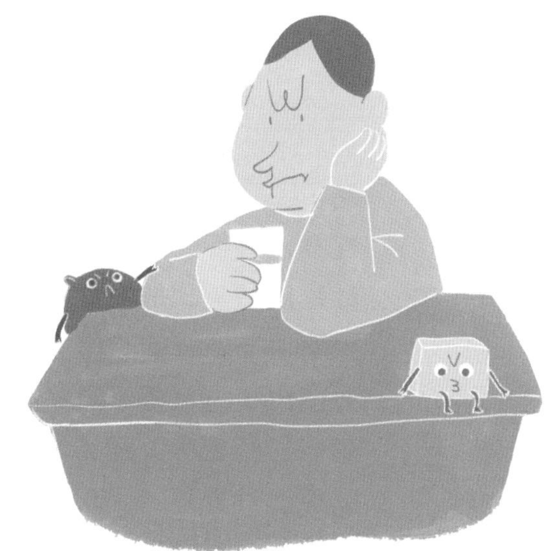

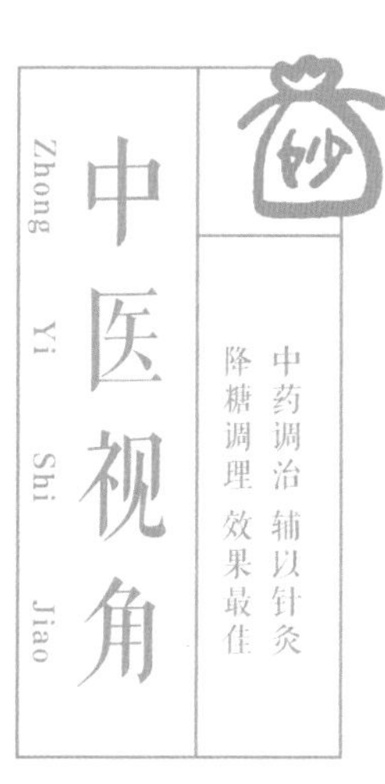

中医视角

Zhong Yi Shi Jiao

中药调治 辅以针灸 降糖调理 效果最佳

中医药治疗糖尿病的优势

《内经》中记载的消渴病，即是糖尿病。数千年来，中医对糖尿病的认识逐渐清晰、完整，认为素体阴虚，加之饮食不节、形体肥胖、情志失调、劳欲过度，导致人体阴阳失衡，燥热内生，从而使肺、胃、肾三藏受损而出现本病。

临床可以运用中药调治，辅以针灸、推拿、运动、情志等疗法，不仅可以达到降糖的效果，还可以综合调理全身，达到最佳的治疗效果。

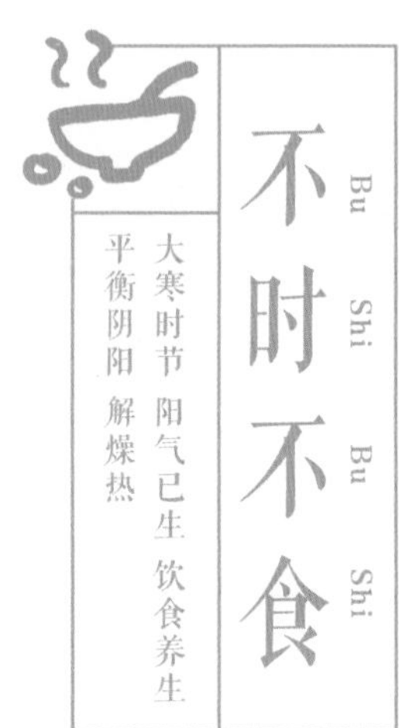
不时不食
Bu Shi Bu Shi
大寒时节 阳气已生 饮食养生
平衡阴阳 解燥热

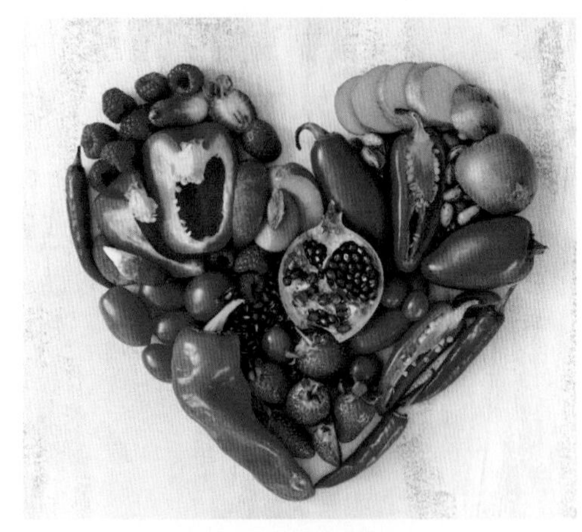

大寒是一年中的最后一个节气，此时阳气已生，隐约可以感受到春的气息。此刻人们的身、心状态，也应随着节气的变化而加以调整，也为春天萌动时刻准备着。

大寒时节，就饮食养生而言，可以食用一些辛辣食品、甜味食品等，如辣椒、姜、胡椒、樱桃、枸杞、红枣、桂圆、银耳、山药、薏米、草莓、番茄、胡萝卜、菠菜、动物肝脏等，既有暖身效果，也为春天升发做好铺垫。大寒时节，还可以多吃红色的食物来进行温补，如胡萝卜、山楂、红枣、樱桃、西红柿、枸杞子、红苹果、红辣椒、红薯等。适当吃肉类，吃狗肉、羊肉时搭配一点山楂、谷麦芽，不仅可以消食，还可以去膻味，从而平衡阴阳、解燥热。

药膳厨房

当归生姜羊肉汤（选自《金匮要略》）

[配料] 当归30克，生姜30克，羊肉500克。

[做法] 当归、生姜清水洗净顺切大片备用；羊肉剔去筋膜，洗净切块，入沸水锅内焯去血水，捞出晾凉备用。砂锅内放入适量清水，将羊肉下入锅内，再下当归和姜片，在武火（大火）上烧沸后，打去浮沫，改用文火（小火）炖1.5小时至羊肉熟烂为止，取出当归、姜片，喝汤食肉。

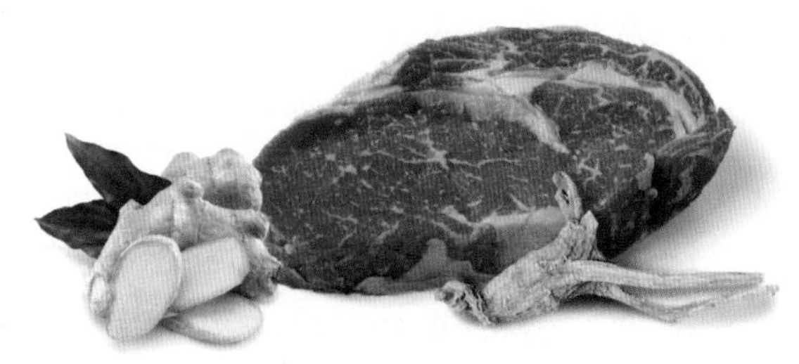

[功效] 温中，补血，散寒。

针灸治疗糖尿病的基本穴位处方

针对2型糖尿病的血糖控制，以“调理脏腑功能”为基本疗法，所以选择背俞穴为主进行治疗，配合四肢部穴位，调和五脏和津液代谢。

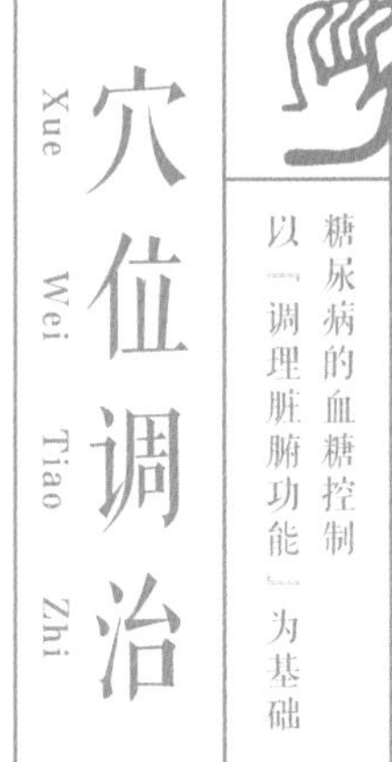

穴位调治
Xue Wei Tiao Zhi
糖尿病的血糖控制
以「调理脏腑功能」为基础

基本穴位处方为：

肺俞 在背部，当第3胸椎棘突下，旁开1.5寸。

心俞 在背部，当第5胸椎棘突下，旁开1.5寸。

膈俞 在背部，当第7胸椎棘突下，旁开1.5寸。

胃脘下俞 在背部，当第8胸椎棘突下，旁开1.5寸。

肝俞 在背部，当第9胸椎棘突下，旁开1.5寸。

脾俞 在背部，当第11胸椎棘突下，旁开1.5寸。

肾俞 在背部，当第2腰椎棘突下，旁开1.5寸。

鱼际 在手拇指本节（第1掌指关节）后凹陷处，约当第1掌骨中点桡侧，赤白肉际处。

太溪 在足踝区，内踝尖与跟腱之间的凹陷处。

三阴交 在小腿内侧，当足内踝尖上3寸，胫骨内侧缘后方。

推拿按摩是如何治糖尿病的？

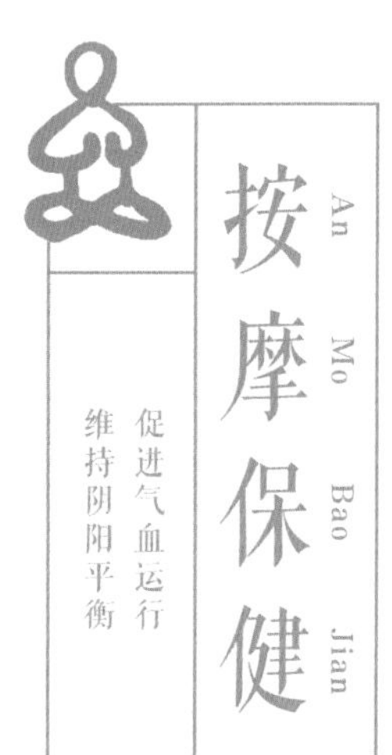

推拿，也称按摩，就是在人身体上特定部位或者穴位，运用推、按、捏、揉等手法，以疏通经络，调整脏腑，促进气血运行，维持人体阴阳平衡，从而治疗疾病、维护健康。

作为一种非药物疗法，推拿疗法有悠久的历史。《黄帝内经》中就有“形数惊恐，经络不通，病生于不仁，治之以按摩醪药……”的记载。

而对于深受糖尿病之苦的患者来说，同样也可以通过按摩来进行调养和治疗。其原理是通过按摩手法刺激身体的穴位，通过经络传导来调节胰岛的内分泌功能，促进肌肉等提高葡萄糖的利用率，纠正人体代谢紊乱，从而达到防治糖尿病的目的。

请勾选下每天
空腹血糖监测的结果

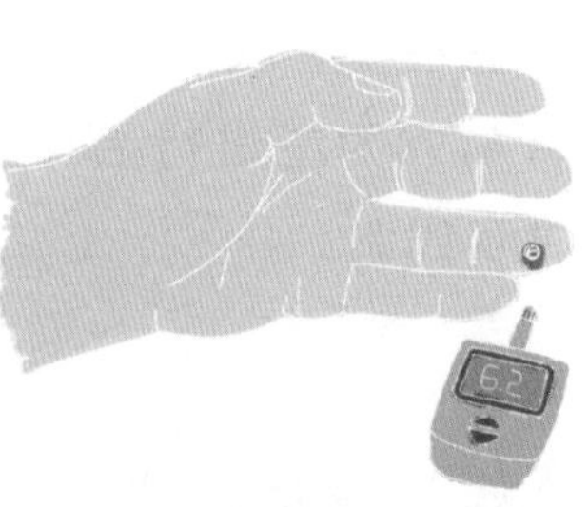

16																
15																
14																
13																
12																
11																
10																
9																
8																
7																
6																
5																
4																
3																
2																
mmol/L / 日期	16	17	18	19	20	21	22	23	24	25	26	27	28	29	30	31

注：人体正常血糖测试范围为 3.9~6.1mmol/L

2018

农历丁酉【鸡】年

JANUARY

一月/下

请记录下每天

各项身体指标的测量结果

	请填数 体 重 记 录															
公斤																
	请填数 腹 围 记 录															
厘米																
	请勾选 饮 食 记 录															
过饱																
正常																
不足																
	请勾选 运 动 记 录															
过量																
正常																
不足																
	请勾选 情 绪 记 录															
开心																
正常																
忧伤																
指标/日期	16	17	18	19	20	21	22	23	24	25	26	27	28	29	30	31

2018 年 1 月　日

大寒出江陵西门

宋・陆游

平明羸马出西门，
淡日寒云久吐吞。
醉面冲风惊易醒，
重裘藏手取微温。
纷纷狐兔投深莽，
点点牛羊散远村。
不为山川多感慨，
岁穷游子自消魂。

下一篇 - 立春篇

2018.02

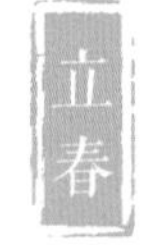

二月上 / 春

立春，正月节。
于此而春木之气始至，故谓之立也。

2018.02

一	二	三	四	五	六	日
			1	2	3	4
5	6	7	8	9	10	11
12	13	14	15	16	17	18
19	20	21	22	23	24	25
26	27	28				

2018.03

一	二	三	四	五	六	日
			1	2	3	4
5	6	7	8	9	10	11
12	13	14	15	16	17	18
19	20	21	22	23	24	25
26	27	28	29	30	31	

周一	周二	周三	周四	周五	周六	周日
29 十三	30 十四	31 十五	01 腊月 十六	02 十七	03 十八	04 立春
05 二十	06 廿一	07 廿二	08 小年	09 廿四	10 廿五	11 廿六
12 廿七	13 廿八	14 廿九	15 除夕	16 正月 春节	17 初二	18 初三

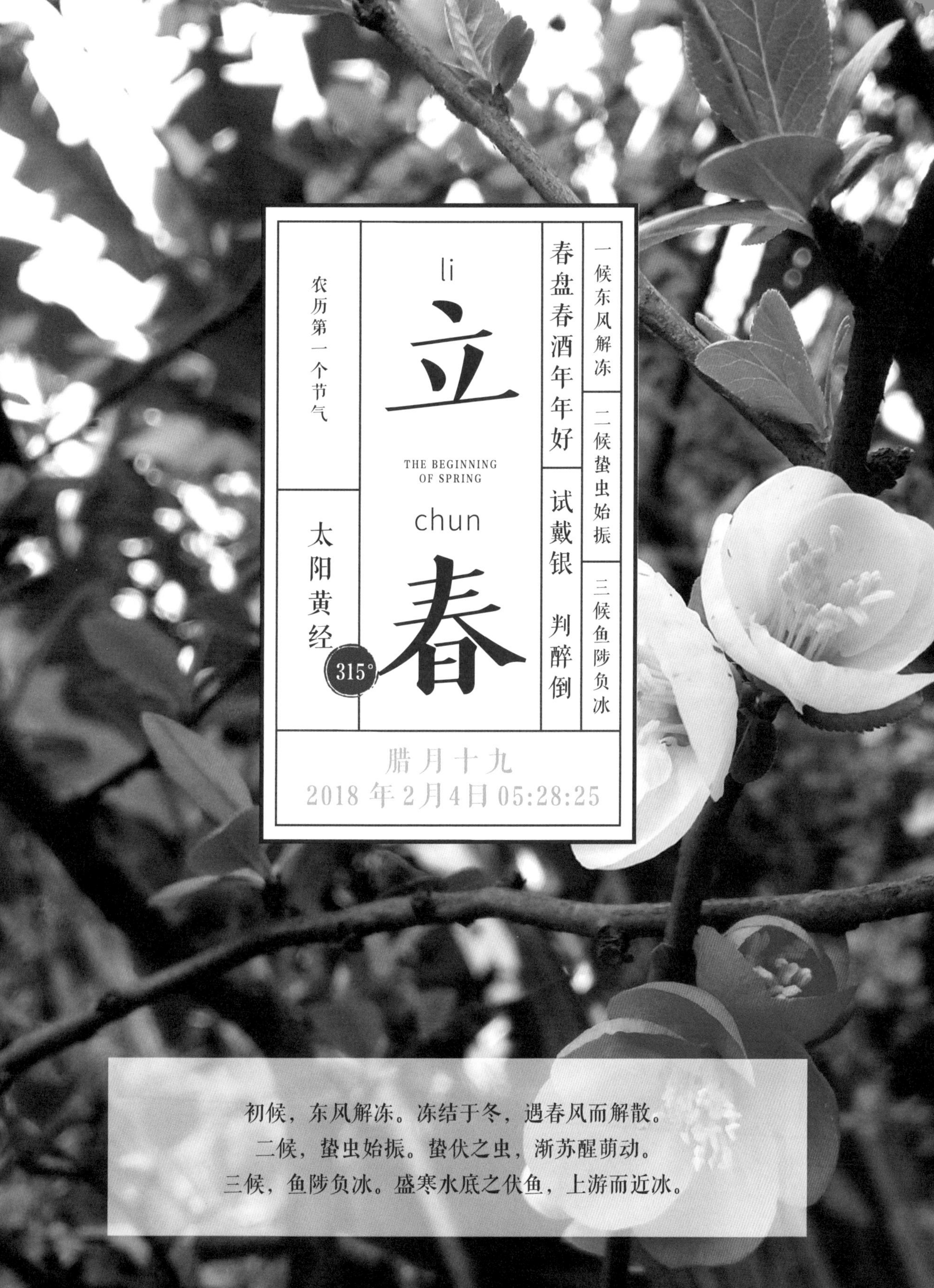
一候东风解冻
二候蛰虫始振
三候鱼陟负冰
春盘春酒年年好
试戴银 判醉倒
li
立
THE BEGINNING
OF SPRING
chun
春
农历第一个节气
太阳黄经
315°
腊月十九
2018 年 2月4日 05:28:25

初候，东风解冻。冻结于冬，遇春风而解散。
二候，蛰虫始振。蛰伏之虫，渐苏醒萌动。
三候，鱼陟负冰。盛寒水底之伏鱼，上游而近冰。

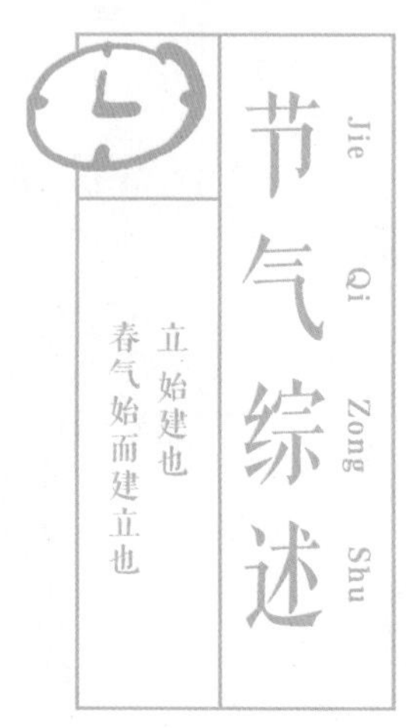

节气综述

Jie Qi Zong Shu

立 始建也

春气始而建立也

按照古代天文学的划分，立春是二十四节气中的第一个节气。

“阳和启蛰，品物皆春”，立春也意味着春天的开始。春回大地，万物复苏。随着立春的到来，人们可以明显地感觉到白天渐长、天气暖了，气温、日照、降水也趋于上升和增多。自然界的各种生物，也感受到春天的气息，按照自己的节律，逐渐从“冬眠”中苏醒过来。

立春更是从“秋冬养阴”向“春夏养阳”的转折点。人体的生理功能，也要顺应季节而变化。立春后人体阳气渐升渐长，可以充分利用春季大自然“发陈”之时，借阳气上升、万物萌生、人体新陈代谢旺盛之机，通过适当的调摄，使春阳之气得以宣达，代谢得以正常运行。

有些地方和少数年份，立春时节还会出现“白雪却嫌春色晚，故穿庭树作飞花”的景象，特别要注意此年五运六气的变化。

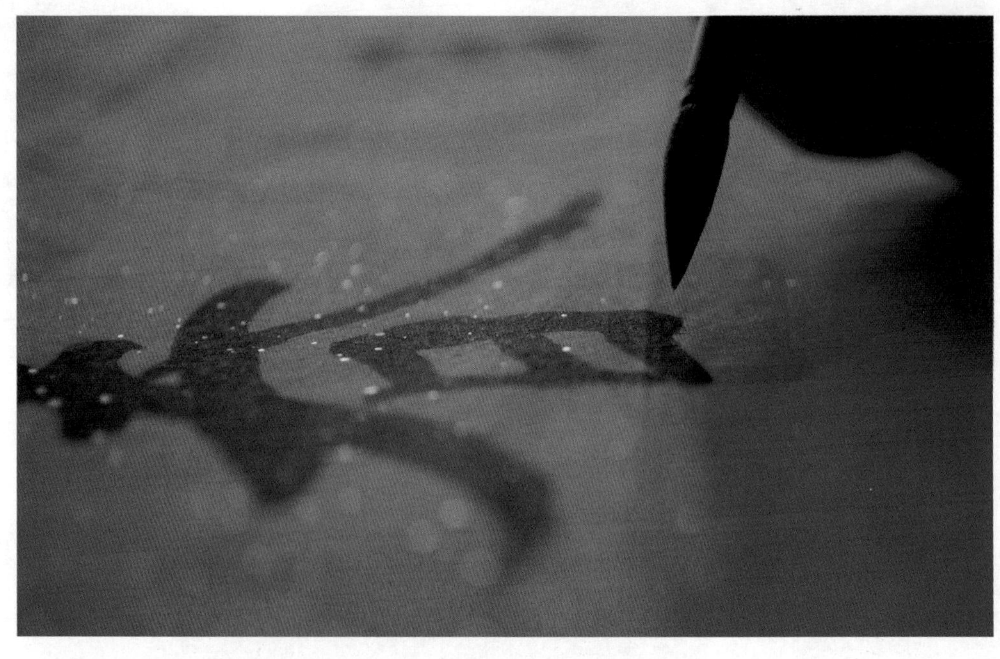

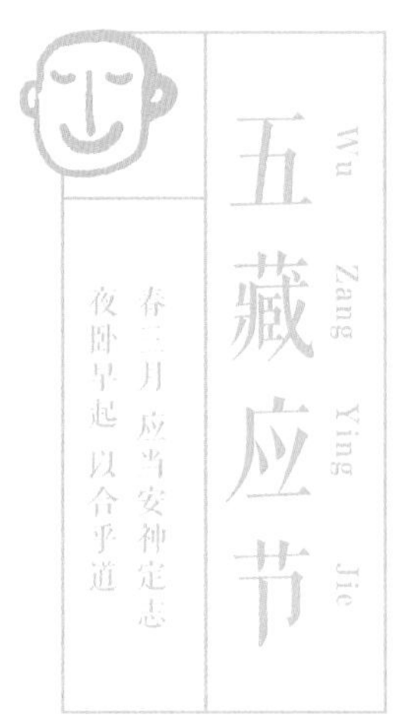
五藏应节
Wu Zang Ying Jie
春三月 应当安神定志
夜卧早起 以合乎道

肝藏居胁下，在形为筋，开窍于目，故肝气通则分五色。肝气不足，则视物不清、目昏昏然，筋脉缓而不自持，毛发和爪甲没有血色，好吃味酸的食物。肝气有余，则筋脉急，皮肤干枯、肌肉有斑点，面色和肤色发青。

春三月木旺，天地气生，应当安神定志、好生勿杀，以合天地生育之气。夜卧早起，以合乎道。此时，正是修养肝藏的好时机。具体方法如下。

以春三月朔旦，东面平坐，叩齿三通，闭气九息，吸震宫青气入口，九吞之，以补肝虚受损。

六气治肝法：

治肝藏用嘘法，以鼻渐渐引长气，以口嘘之，肝病用大嘘三十遍，以目睁起，以出肝邪气……数嘘之，绵绵相次不绝为妙。疾平即止，不可过多为之，则损肝气。病止又恐肝虚，当以嘘字作吸气之声以补之，使肝不虚，而他藏之邪不得以入也。

春三月，此谓发陈，天地俱生，万物以荣。夜卧早起，广步于庭，被发缓形，以使志生。生而勿杀，与而勿夺，赏而勿罚，此春气之应，养生之道也。

春天是生发的季节，此时起居养生，也应遵循春天气机升发的原理。首先是夜卧早起，促进阳气升发。其次是广步于庭，到户外做做运动，以利于气机发散，不可兀坐以生他郁。

尤其是有慢性疾病的人或者老年人，春气所攻则精神昏倦，一些老毛病可能复发，又加上冬天取暖过度、热性食物摄入过多，成积至春，因而发泄致体热头昏。此时，可以用一些消风和气、凉膈化痰之剂，或选食性稍凉利的食物，饮食调治，自然通畅。若无疾状，不可吃药。春日融和之时，当眺园林亭阁虚敞之处，舒筋活络，以畅生气。

春三月，由于天气时寒时暄，不可顿去棉衣。尤其是老人气弱，骨疏体怯，风冷容易伤及腠理，时备夹衣，遇暖易之。一重渐减一重，不可顿去。

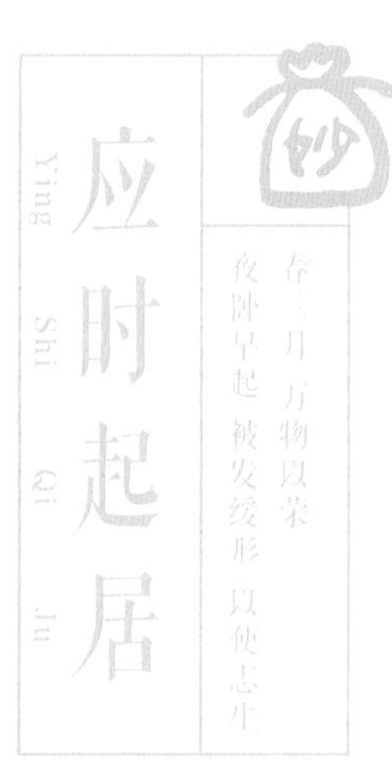

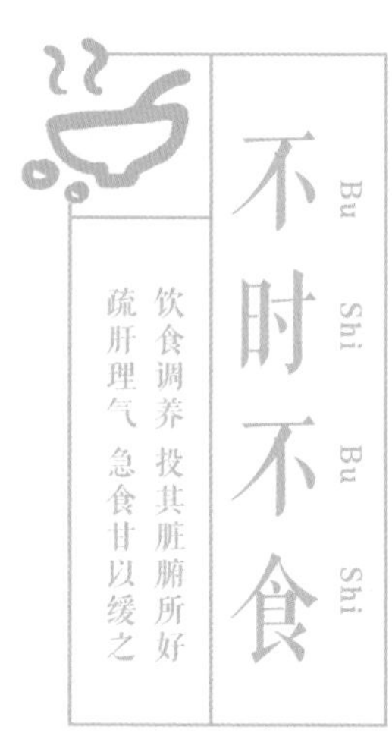
不时不食
Bu Shi Bu Shi
饮食调养 投其脏腑所好
疏肝理气 急食甘以缓之

立春以后，阳气升发，宜食辛甘发散之品，不宜食酸收之味。《素问·藏气法时论》说：“肝主春……肝苦急，急食甘以缓之。”“肝欲散，急食辛以散之，用辛补之，酸泻之。”

在五藏与五味的关系中，酸味入肝，具收敛之性，不利于阳气的升发和肝气的疏泄，饮食调养要投其脏腑所好，即“违其性故苦，遂其性故欲。欲者，是本脏之神之所好也，即补也。苦者，是本脏之神之所恶也，即泻也。”明确了这种关系，就能有目的地选择一些柔肝养肝、疏肝理气的草药和食品，草药如枸杞、郁金、丹参、元胡等，食品选择大枣、豆豉、葱、香菜、花生等灵活地进行配方选膳。

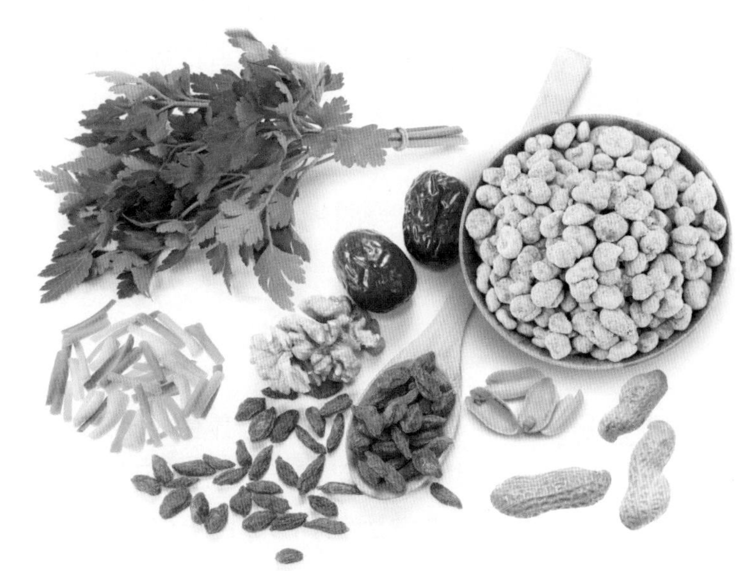

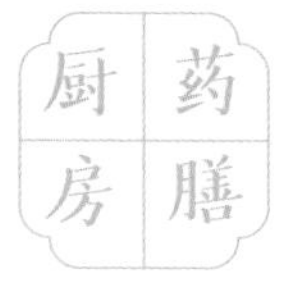
药膳
厨房

首乌肝片

[配料] 猪肝 250 克，首乌 20 克，木耳（水发）25 克，油菜 15 克，黄酒，醋，盐，大葱，酱油，姜，大蒜，淀粉。

[做法] 首乌用煮提法制成浓度为 1∶1 的药液，从中取 20 毫升备用。将猪肝剔去筋，洗净后切成片，加入首乌汁和食盐少许，用湿淀粉 15 克搅拌均匀；另把首乌汁、酱油、绍酒、食盐、醋、湿淀粉 10 克和汤调成滋汁。炒锅置武火上烧热，放入油，烧至七成热时放入拌好的肝片滑透，用漏勺沥去余油。锅内剩油，下入蒜片、姜碎略煸后下入肝片，同时将油菜和木耳下锅翻炒，倒入滋汁炒匀，淋入少许油，下入葱丝，起锅即成。

[功效] 补肝肾，益精血。

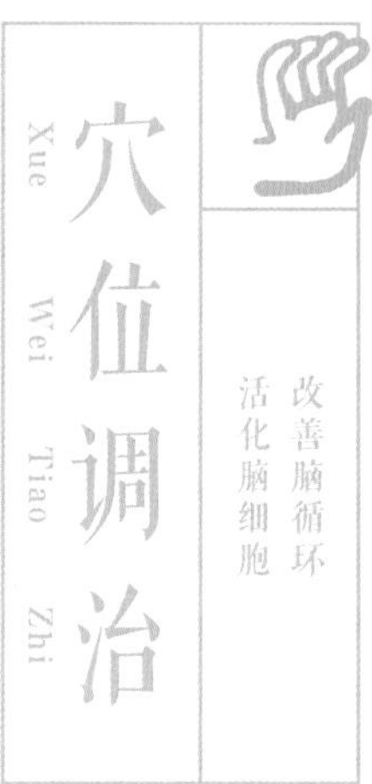
穴位调治
Xue Wei Tiao Zhi
改善脑循环
活化脑细胞

针灸治疗糖尿病性认知功能障碍

主要穴位有：

百会 在头部，当前发际正中直上5寸，或两耳尖连线的中点处。

四神聪 百会穴前后左右各1寸，共4穴。

风池 在项部，当枕骨之下，与风府相平，胸锁乳突肌与斜方肌上端之间的凹陷处。

本神 位于前发际上0.5寸，神庭穴旁开3寸，神庭穴与头维穴连线的内2/3与外1/3的交点处。

内关 位于前臂掌侧，当曲泽穴与大陵穴的连线上，腕横纹上2寸，掌长肌腱与桡侧腕屈肌腱之间。

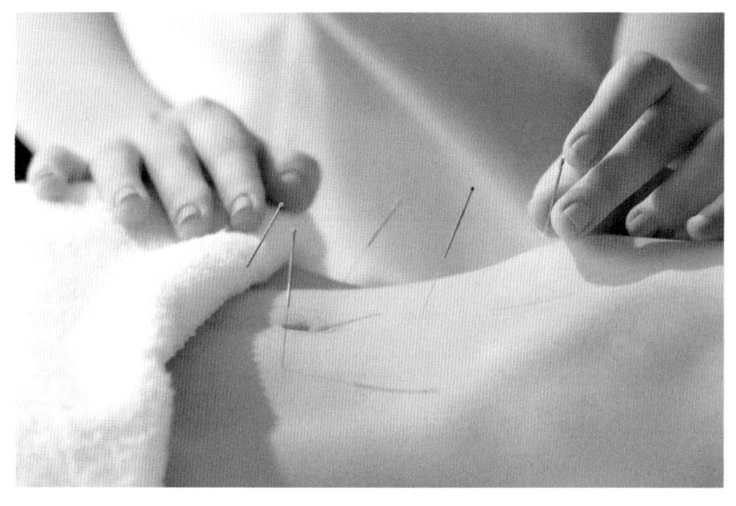

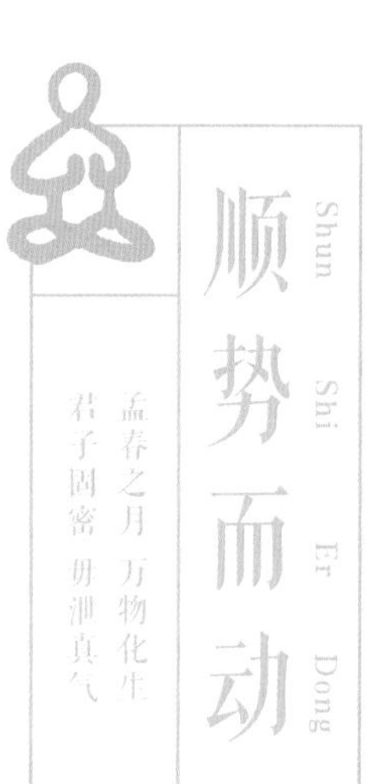
顺势而动
Shun Shi Er Dong
孟春之月 万物化生
君子固密 毋泄真气

孟春之月（正月），天地俱生，谓之发阳。天地资始，万物化生，生而勿杀，与而勿夺。君子固密，毋泄真气。

导引法：

以两手掩口，取热气津润摩面，上下三五十遍，令极热。食后为之，令人华彩光泽不皱。行之三年，色如少艾，兼明目，散诸故疾。

请勾选下每天

空腹血糖监测的结果

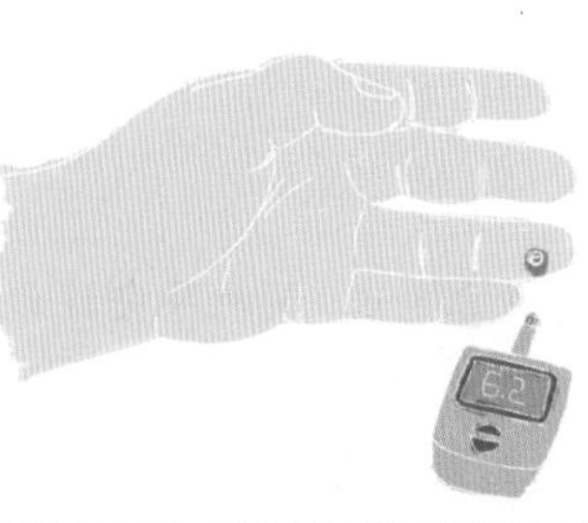

16															
15															
14															
13															
12															
11															
10															
9															
8															
7															
6															
5															
4															
3															
2															
mmol/L 日期	1	2	3	4	5	6	7	8	9	10	11	12	13	14	15

注：人体正常血糖测试范围为 3.9~6.1mmol/L

请记录下每天

各项身体指标的测量结果

指标/日期	1	2	3	4	5	6	7	8	9	10	11	12	13	14	15
请填数 体重记录															
公斤															
请填数 腹围记录															
厘米															
请勾选 饮食记录															
过饱															
正常															
不足															
请勾选 运动记录															
过量															
正常															
不足															
请勾选 情绪记录															
开心															
正常															
忧伤															

2018年2月　日

立春

唐·杜甫

春日春盘细生菜
忽忆两京梅发时
盘出高门行白玉
菜传纤手送青丝
巫峡寒江那对眼
杜陵远客不胜悲
此身未知归定处
呼儿觅纸一题诗。

下一篇 - 雨水篇

2018.02

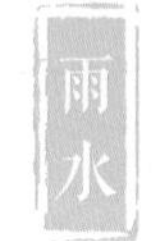

二月下 / 春

雨水，正月中。
东风既解冻，则散而为雨矣。

2018.02

一	二	三	四	五	六	日
			1	2	3	4
5	6	7	8	9	10	11
12	13	14	15	16	17	18
19	20	21	22	23	24	25
26	27	28				

2018.03

一	二	三	四	五	六	日
			1	2	3	4
5	6	7	8	9	10	11
12	13	14	15	16	17	18
19	20	21	22	23	24	25
26	27	28	29	30	31	

周一	周二	周三	周四	周五	周六	周日
12 廿七	13 廿八	14 廿九	15 除夕	16 正月 春节	17 初二	18 初三
19 雨水	20 初五	21 初六	22 初七	23 初八	24 初九	25 初十
26 十一	27 十二	28 十三	01 十四	02 元宵节	03 十六	04 十七

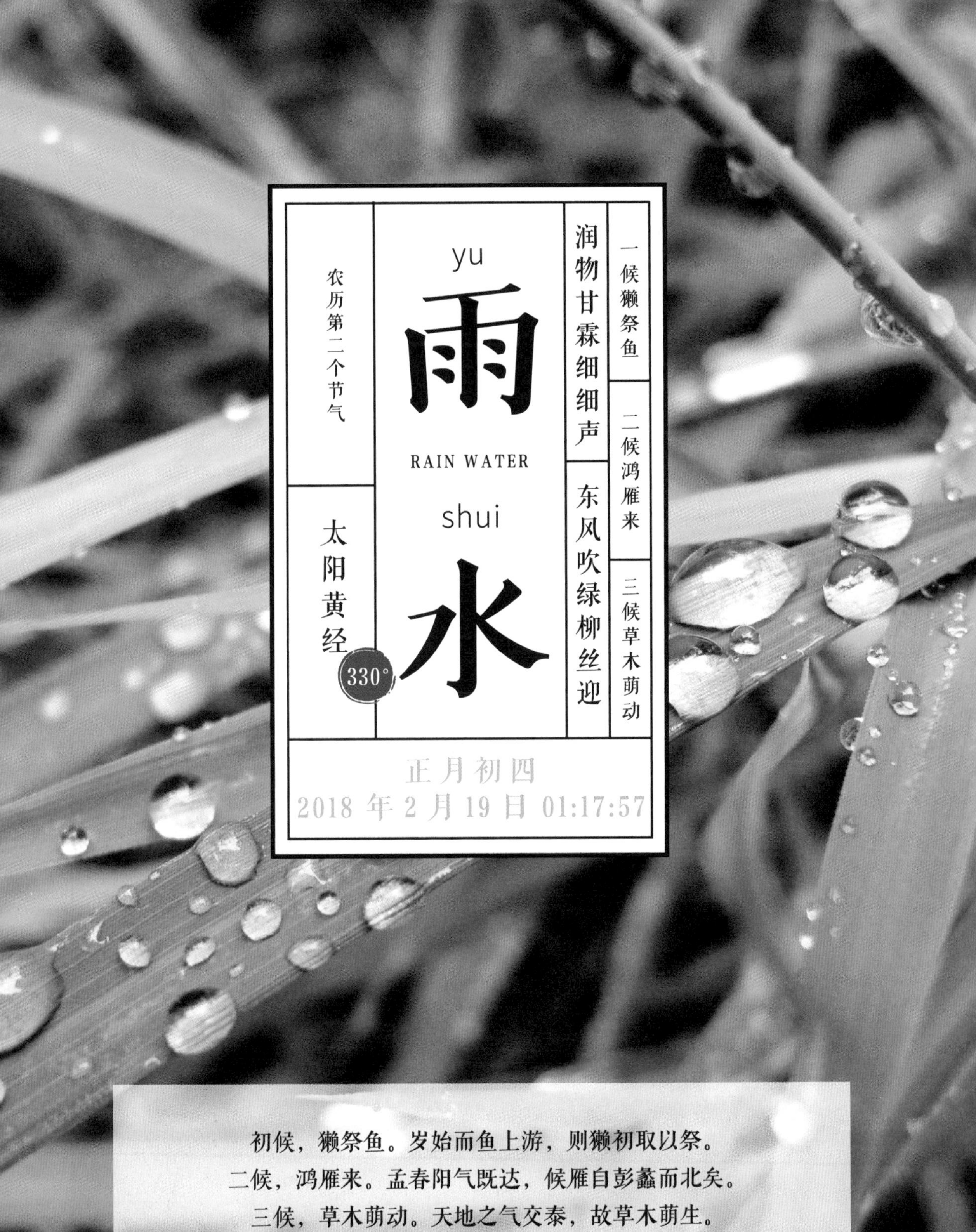
yu
雨
RAIN WATER
shui
水
农历第二个节气
太阳黄经
330°
润物甘霖细细声
东风吹绿柳丝迎
一候獭祭鱼
二候鸿雁来
三候草木萌动
正月初四
2018 年 2 月 19 日 01:17:57

初候，獭祭鱼。岁始而鱼上游，则獭初取以祭。
二候，鸿雁来。孟春阳气既达，候雁自彭蠡而北矣。
三候，草木萌动。天地之气交泰，故草木萌生。

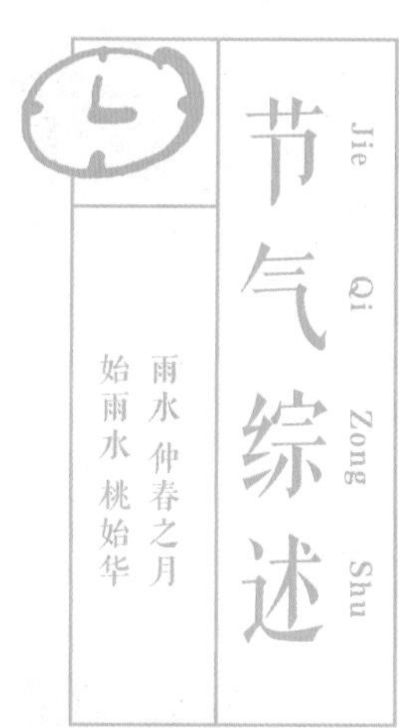

“斗指壬为雨水，东风解冻，冰雪皆散而为水，化而为雨，故名雨水。”雨水节气，不仅表示降雨的开始，也表明雨量的增多。

随着雨水节气的到来，冰雪纷飞、寒气浸骨的天气渐渐消失，而随着阳光温煦、春风和动，冰雪融化、水汽增多，空气变得湿润。如杜甫诗“好雨知时节，当春乃发生。随风潜入夜，润物细无声”所描述的，春雨伴随着和风，悄悄地、无声地、细细地下着，滋润着万物。

由于脾胃喜燥恶湿，雨水节气养生尤要注重“调养脾胃”。中医认为，脾胃为“后天之本”“气血生化之源”，脾胃的强弱是决定人之寿夭的重要因素。具体来说，脾胃虚弱是滋生百病的主要原因，脾胃健旺是人们健康长寿的基础。

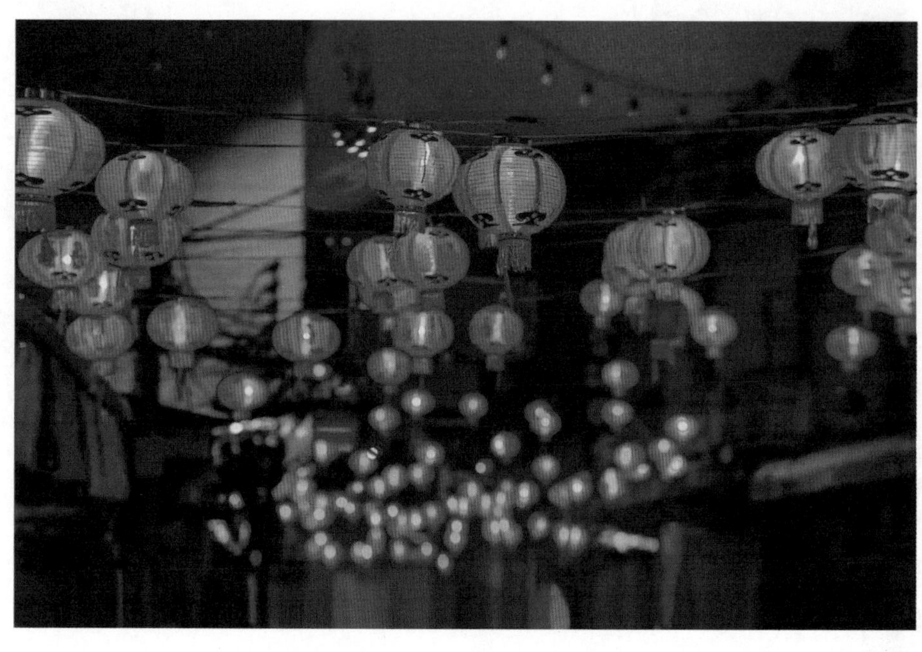

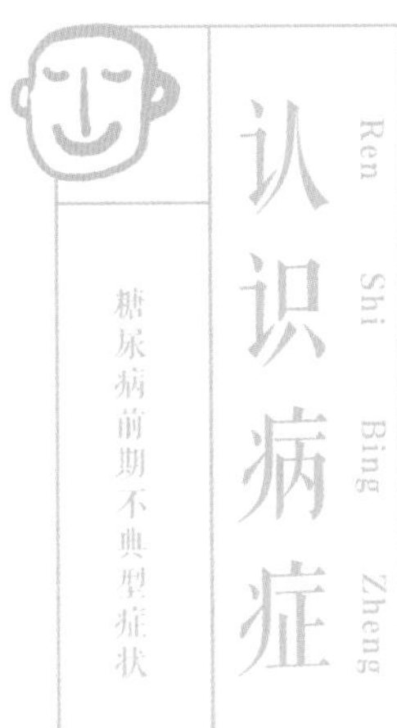

以下情况要高度怀疑糖尿病：

1. 伤口不易愈合；
2. 皮肤瘙痒；
3. 常感体倦疲乏；
4. 视物模糊、视力下降；
5. 手足常感麻木或者刺痛；
6. 容易并发感染；
7. 男性出现阳痿；
8. 女性有阴道干涩。

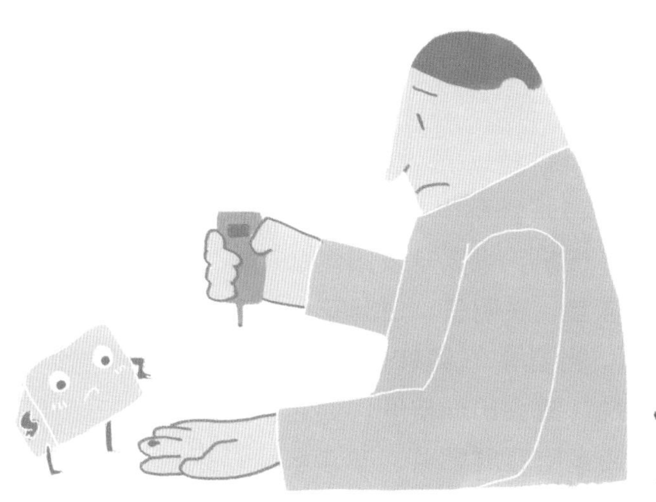

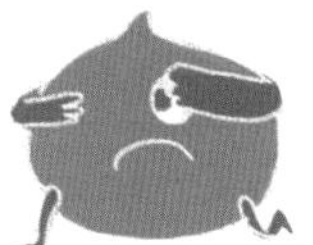

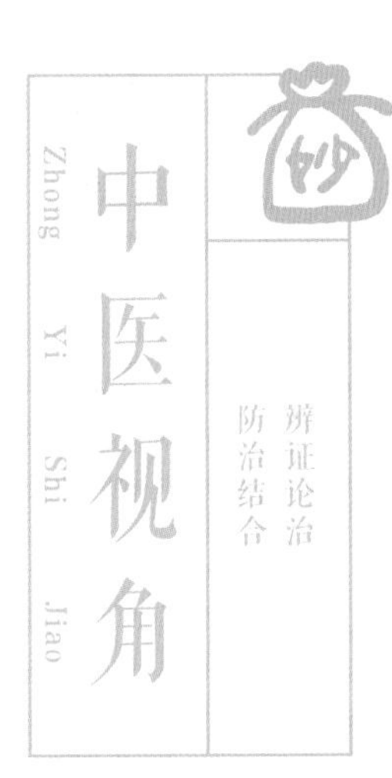

哪些糖尿病患者适合中医药治疗？

主要有以下几种情况：

1. 糖尿病前期病变；
2. 轻中度 2 型糖尿病；
3. 血糖控制良好，但是临床症状无明显缓解；
4. 西药使用剂量过大，或者西药控制血糖不佳者；
5. 预防和治疗早期并发症。

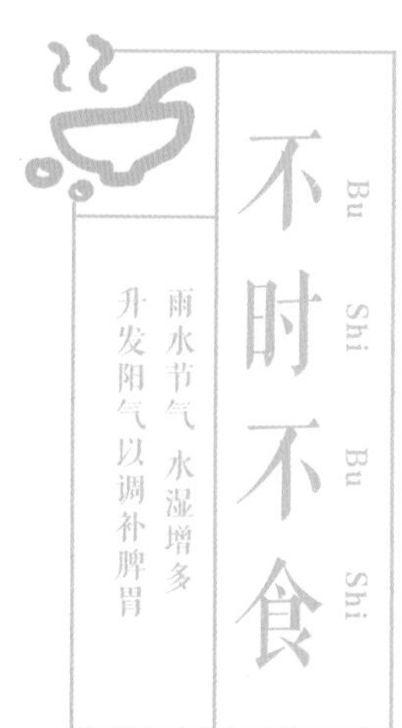
不时不食
Bu Shi Bu Shi
雨水节气 水湿增多
升发阳气以调补脾胃

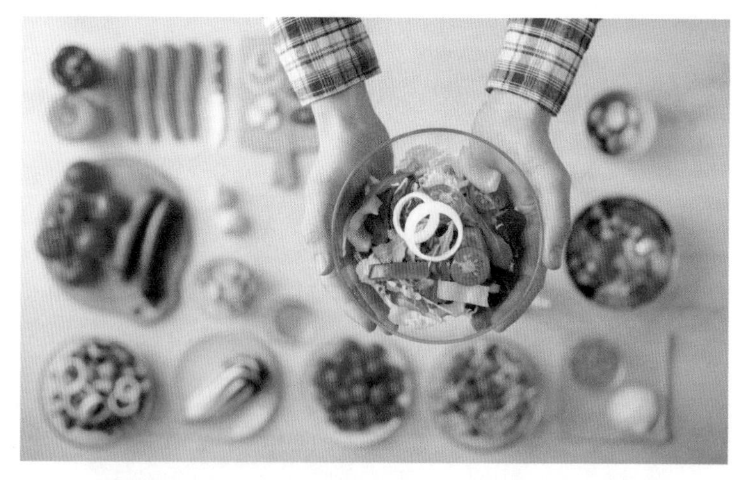

雨水节气，水湿增多，饮食养生，在辛散的同时，注意顾护脾胃。孙思邈在《千金要方》中说：“春七十二日，省酸增甘，以养脾气”。五行中肝属木，味为酸，脾属土，味为甘，木胜土。所以，春季饮食应少吃酸味，多吃甜味，以养脾脏之气。可选择韭菜、香椿、百合、豌豆苗、茼蒿、荠菜、春笋、山药、藕、芋头、萝卜、荸荠、甘蔗等。考虑脾胃升降气机，可以升发阳气以调补脾胃，可选用沙参、西洋参、决明子、白菊花、首乌粉及补中益气汤等。

当春季气候转暖，雨水节气水湿不足时，风多物燥，常会出现皮肤、口舌干燥，嘴唇干裂等现象，故应多吃新鲜蔬菜、多汁水果以补充人体水分。由于春季为万物生发之始，阳气发越之季，应少食油腻之物，以免助阳外泄，否则肝木升发太过，则克伤脾土。

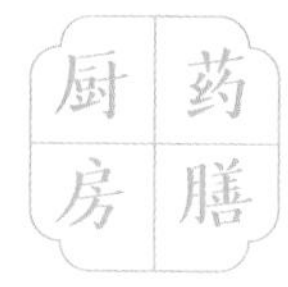

排骨豆芽汤

[配料] 新鲜排骨 300 克，黄豆芽 200 克；葱姜、料酒、盐适量。

[做法] 将排骨剁成小块，洗净后用水焯一下。葱切成段，生姜切成薄片，将黄豆芽清洗干净，与准备好的排骨一同下入锅中，加入适量清水和生姜片，以大火烧开，之后转为小火慢炖。1 个小时左右排骨就差不多炖烂了，挑出姜片扔掉，在锅中加入少量盐和料酒进行调味，最后加入一点葱花提味。

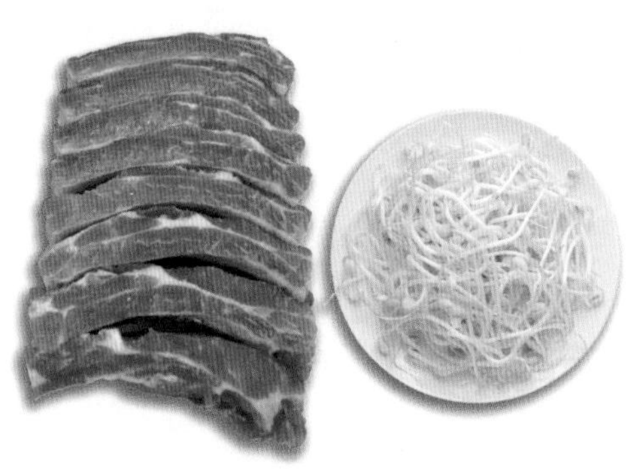

[功效] 消食，清热解毒，平肝补血。

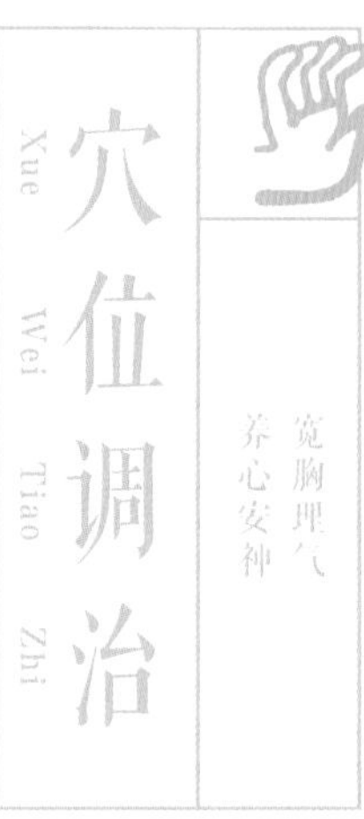

针灸治疗糖尿病性情绪障碍

主要穴位有：

百会 在头部，当前发际正中直上5寸，或两耳尖连线的中点处。

风府 在项部，当后发际正中直上1寸，枕外隆凸直下，两侧斜方肌之间凹陷处。

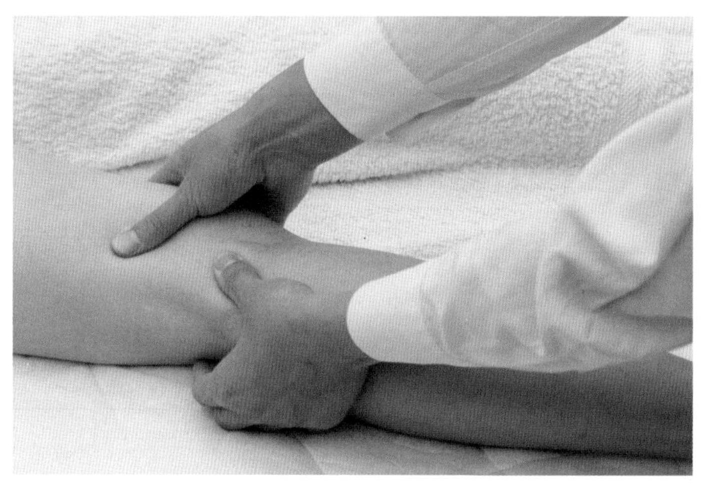

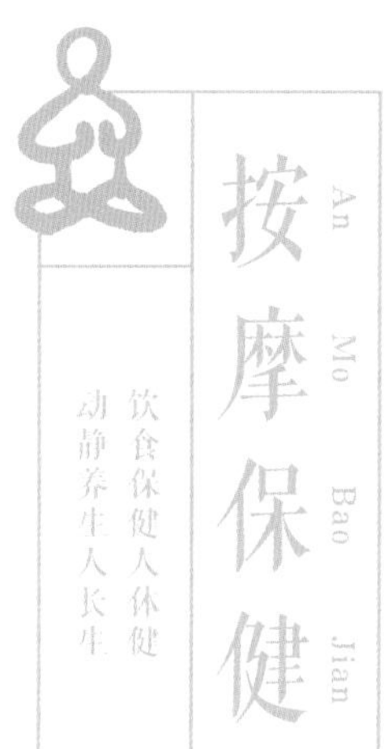

糖尿病患者如何进行推拿按摩治疗？

中医认为，糖尿病患者除了气阴两虚的病理基础外，通常会存在血脉瘀阻。选择合适的推拿按摩方法，作用于合适的部位和穴位，则可以疏通经络，使气血流通，阴阳调和，并最终达到治疗糖尿病的目的。

一般来说，针对仅仅有血糖升高而没有并发症的糖尿病患者，可以重点按摩背部的胰俞、肝俞、脾俞、肾俞，下肢的足三里、太溪、三阴交、地机等，手法可选用点法、按法、揉法等。

对于有并发症的糖尿病患者，除了上述部位和穴位推拿按摩外，还应根据不同并发症和伴随症状，选择相应的部位和穴位。

请勾选下每天

空腹血糖监测的结果

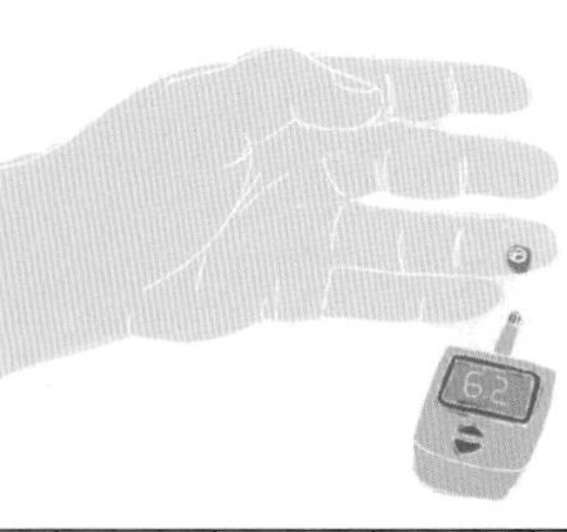

16													
15													
14													
13													
12													
11													
10													
9													
8													
7													
6													
5													
4													
3													
2													
mmol/L 日期	16	17	18	19	20	21	22	23	24	25	26	27	28

注：人体正常血糖测试范围为 3.9~6.1mmol/L

请记录下每天

各项身体指标的测量结果

	请填数 体 重 记 录												
公斤													
	请填数 腹 围 记 录												
厘米													
	请勾选 饮 食 记 录												
过饱													
正常													
不足													
	请勾选 运 动 记 录												
过量													
正常													
不足													
	请勾选 情 绪 记 录												
开心													
正常													
忧伤													
指标/日期	16	17	18	19	20	21	22	23	24	25	26	27	28

2018 年 2 月　日

春雨

唐·李商隐

怅卧新春白袷衣
白门寥落意多违
红楼隔雨相望冷
珠箔飘灯独自归
远路应悲春晼晚
残宵犹得梦依稀
玉珰缄札何由达
万里云罗一雁飞

下一篇 - 惊蛰篇

2018.03

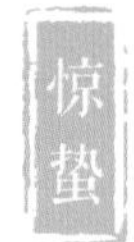

三月上 / 春

惊蛰，二月节。

万物出乎震雷，蛰虫惊而出走矣。

2018.03

一	二	三	四	五	六	日
			1	2	3	4
5	6	7	8	9	10	11
12	13	14	15	16	17	18
19	20	21	22	23	24	25
26	27	28	29	30	31	

2018.04

一	二	三	四	五	六	日
						1
2	3	4	5	6	7	8
9	10	11	12	13	14	15
16	17	18	19	20	21	22
23	24	25	26	27	28	29
30						

周一	周二	周三	周四	周五	周六	周日
26 十一	27 十二	28 十三	01 正月 十四	02 元宵节	03 十六	04 十七
05 惊蛰	06 十九	07 二十	08 妇女节	09 廿二	10 廿三	11 廿四
12 植树节	13 廿六	14 廿七	15 廿八	16 廿九	17 二月 初一	18 龙头节

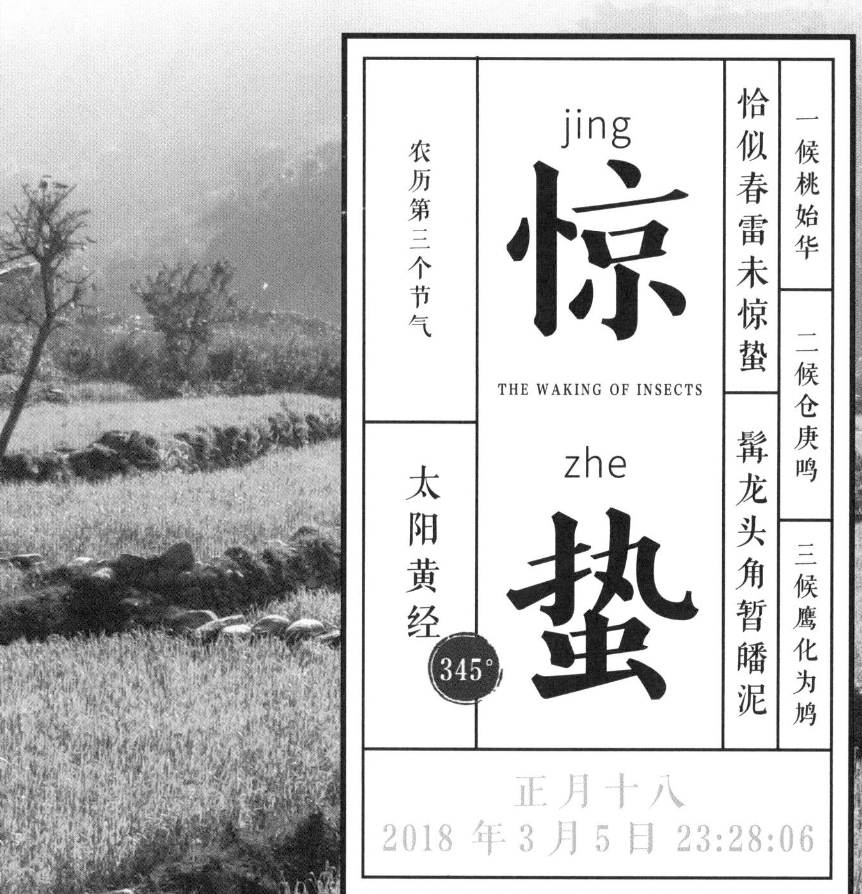
jing
惊
THE WAKING OF INSECTS
zhe
蛰
农历第三个节气
太阳黄经
345°
恰似春雷未惊蛰
鬌龙头角暂皤泥
一候桃始华
二候仓庚鸣
三候鹰化为鸠
正月十八
2018 年 3 月 5 日 23:28:06

初候，桃始华。桃花李花，是月始开。

二候，仓庚鸣。黄莺感春阳清新之气而鸣叫。

三候，鹰化为鸠。

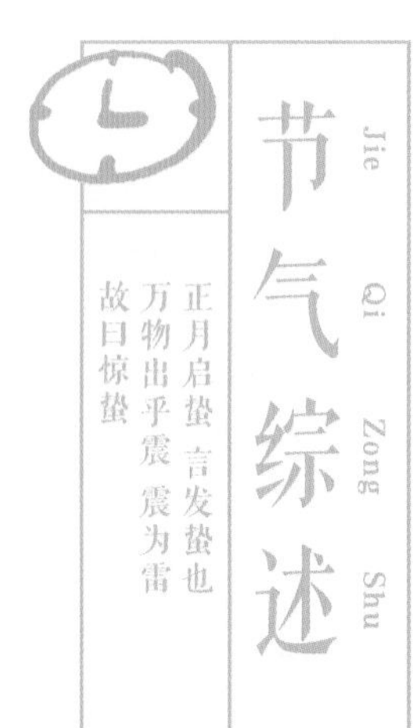

节气综述

Jie Qi Zong Shu

正月启蛰，言发蛰也，万物出乎震，震为雷，故曰惊蛰

“斗指丁为惊蛰，雷鸣动，蛰虫皆震起而出，故名惊蛰。”立春后天气转暖、春雷初响，惊醒了蛰伏在泥土中冬眠的各种昆虫，阳气进一步升腾，不仅催开了桃花红、梨花白，也催响了黄莺和布谷鸟的鸣叫和唱。

有谚语云：“惊蛰过，暖和和，蛤蟆老角唱山歌。”惊蛰日，是一年中初次阳气大动的时节，地气升腾，天地交泰而出现雷鸣闪电，自然界的各种植物和动物都显示了春情萌动的勃勃生机，人体养生，也需要顺势早起，舒展肢体，顺畅气机。

此时，人体阳气急剧上升，但由于天气还冷，腠理闭塞，糖尿病患者容易出现郁热内生，甚至上火等。如不及时畅达肝木之气，则会乘土损伤脾胃。惊蛰养生，应依据体质特点，在平衡阴阳的同时，鼓舞阳气，畅达生机。

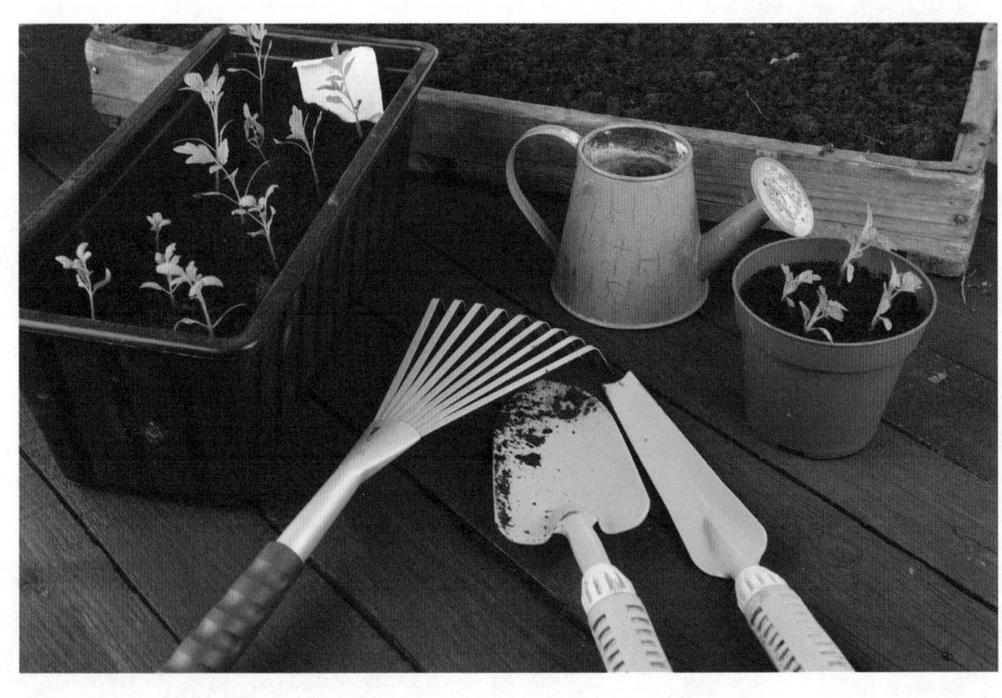

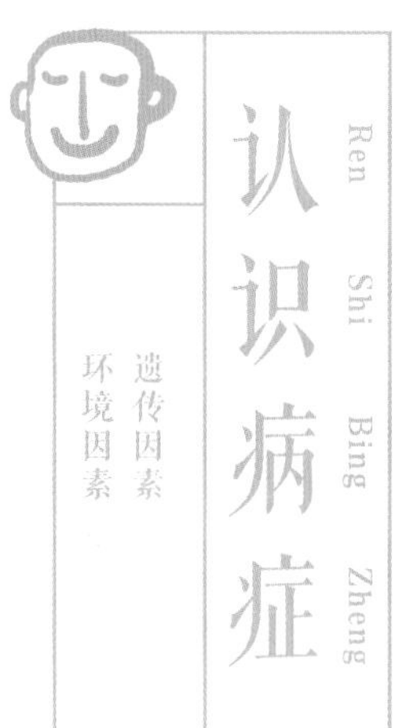

导致糖尿病的主要病因有哪些？

导致糖尿病的主要病因有遗传因素和环境因素两大类：

1. 遗传因素　糖尿病的发病存在家族遗传倾向，约1/4～1/2患者有家族史。临床上至少有60种以上的遗传综合征可伴有糖尿病。

2. 环境因素　不良的生活方式，如进食过多、体力活动减少导致的肥胖等；或者感染柯萨奇病毒、风疹病毒、腮腺病毒等后出现自身免疫反应，胰岛素B细胞破坏。

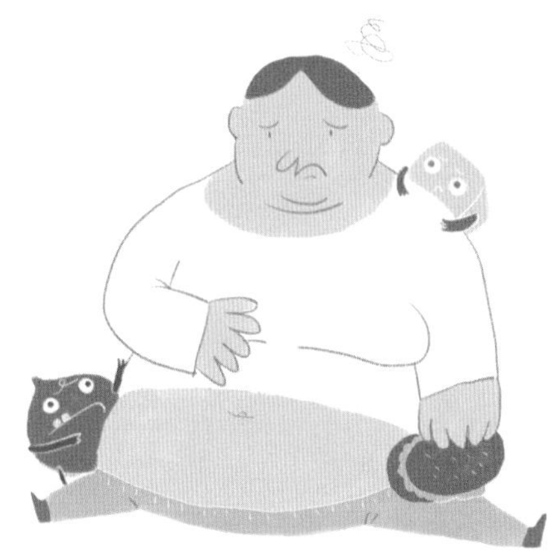

具有降糖功效的常见单味中药有哪些？

[黄连] 煎剂有降低血糖作用。从黄连中提炼的黄连素可减轻体重，显著改善葡萄糖耐量，还可增加脂肪消耗，减少脂肪合成。

[黄芪] 黄芪多糖具有双向调节血糖作用。临床常用黄芪配合滋阴药如生地、玄参、麦冬等治疗糖尿病。

[黄精] 有明显的降血糖作用。

[地黄] 生地、熟地具有降低血糖作用，且可改善血脂异常。

[人参] 人参多糖有降血糖作用。人参还能增强胰岛素对糖代谢的影响。对轻症糖尿病，人参可与生地合用，人参每日用量为3～9克。

[山药] 可显著降低血糖，并可明显对抗血糖升高。

[麦冬] 可降低血糖，并促使胰岛细胞恢复，增加肝糖原。

此外，有降糖作用的中药还有葛根、枸杞子、茯苓、桑叶、桑白皮、天花粉、肉桂等。

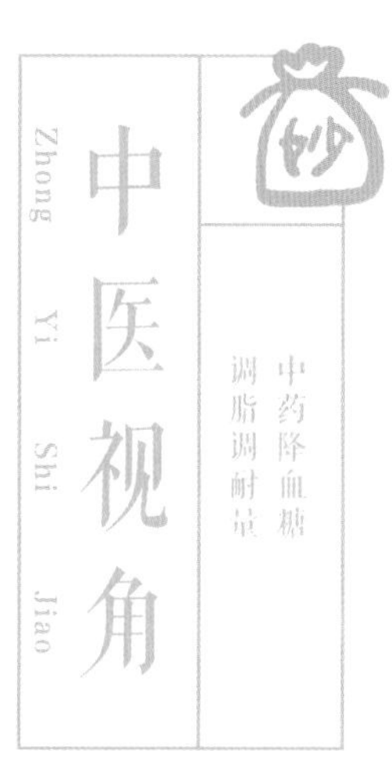

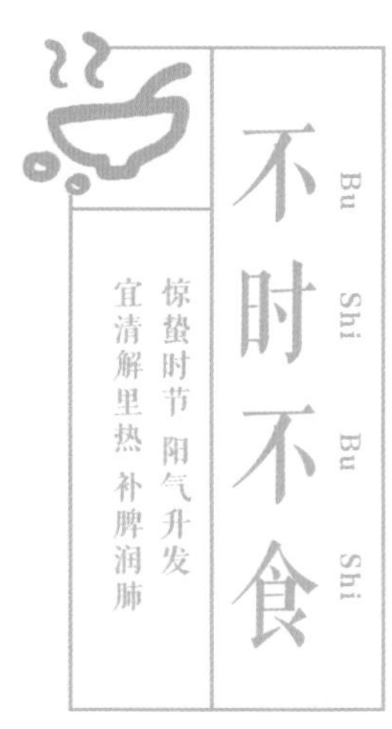
不时不食
Bu Shi Bu Shi
惊蛰时节 阳气升发
宜清解里热 补脾润肺

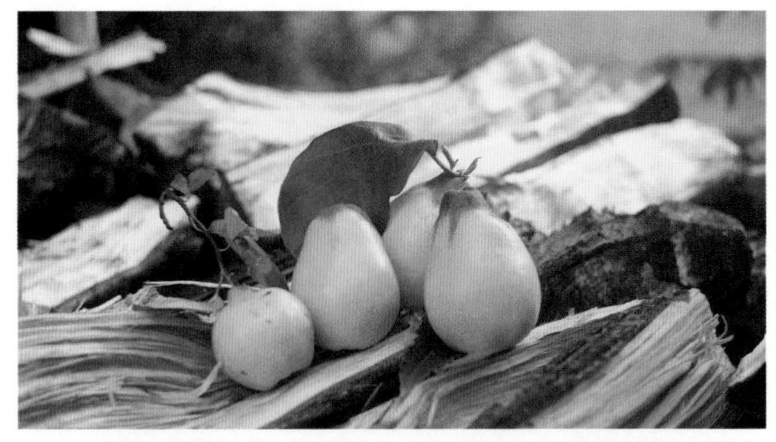

惊蛰时节，阳气升发，容易上火，出现口苦咽干、口唇生疮、牙龈肿痛等症状。因此，饮食宜清淡，忌油（油炸食品）腻、生冷及刺激性食物。可适当吃些清解里热、滋养肝脏、补脾润肺的食物，如枇杷、梨、薏苡仁、荠菜、菠菜、芹菜、菊花苗、莴笋、茄子、荸荠、黄瓜、香蕉等。民间素以“惊蛰吃梨”来“清六腑之热，滋五脏之阴”。

春季切忌妄动肝火，建议肝火旺的人暂别羊肉、狗肉，选择清肝、降火和滋阴的鱼类禽类，养肝护肝，疏肝理气。

孙思邈《千金要方》还有“二三月宜食韭”的记载，就是说葱、生姜、韭菜、蒜苗等性温味辛的食物对于人体春季阳气升发很有好处，类似的食物还有洋葱、魔芋、大头菜、芥菜、香菜等，在疏散风寒的同时，又能抑杀潮湿环境下滋生的病菌。

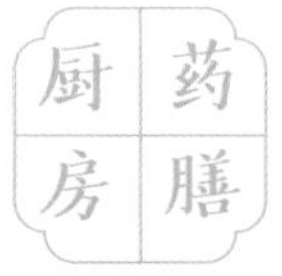

淡菜粳米粥

[配料] 淡菜 50 克，粳米 150 克。

[做法] 将淡菜洗净，粳米除去杂质，洗净。将淡菜、粳米放入锅内加水适量。置武火上烧开，然后改用文火熬煮 30~40 分钟，待粥熟后即成。

[功效] 补中益气，健脾益胃，补肝益肾。

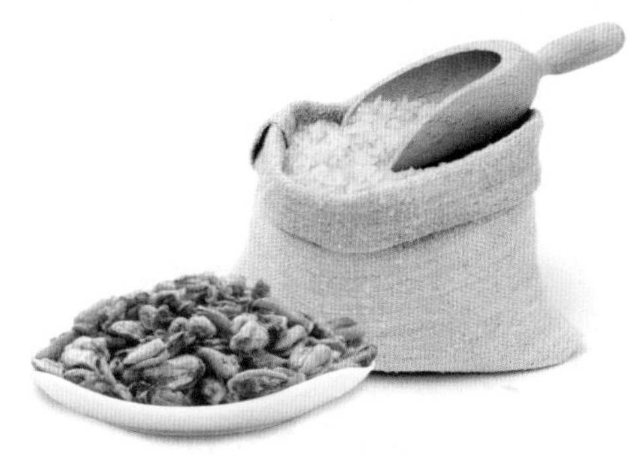

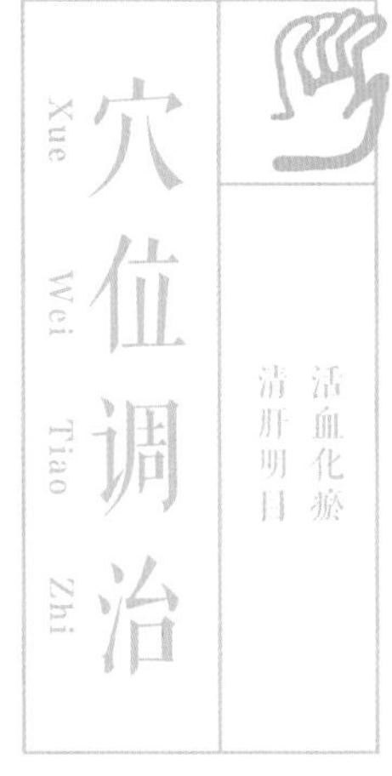

针灸治疗糖尿病视网膜病变

主要穴位有：

睛明 目内眦角稍上方凹陷处。

攒竹 在面部，当眉头凹陷中，眶上切迹处。

球后 在面部，当眶下缘的外1/4与内3/4交界处，正坐仰靠，轻轻闭目取之。

目窗 位于前发际上1.5寸，头正中线旁开2.25寸。

膈俞 在背部，当第7胸椎棘突下，旁开1.5寸。

足三里 在小腿前外侧，当犊鼻下3寸，距胫骨前缘一横指（中指）。

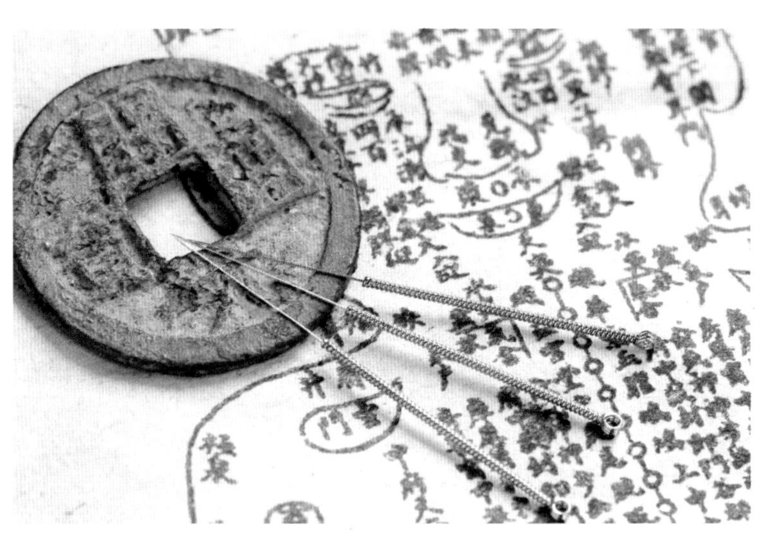

顺势而动

Shun Shi Er Dong

仲春之月 当和其志
安静神气 以法生成

仲春之月（农历二月），号厌于日，当和其志，平其心，勿极寒，勿太热，安静神气，以法生成。生气在丑，卧养宜向东北。

导引法：

正坐，两手相叉，争力为之，治肝中风。以叉手掩项后，使面仰视，使项与手争力，去热毒肩痛，目视不明，……棼之令出散，调冲和之气，补肝。

请勾选下每天

空腹血糖监测的结果

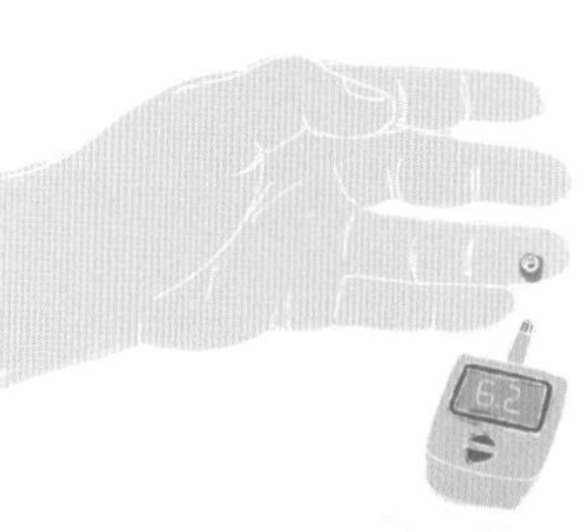

16															
15															
14															
13															
12															
11															
10															
9															
8															
7															
6															
5															
4															
3															
2															
mmol/L 日期	1	2	3	4	5	6	7	8	9	10	11	12	13	14	15

注：人体正常血糖测试范围为 3.9~6.1mmol/L

请记录下每天

各项身体指标的测量结果

请填数 体重记录															
公斤															
请填数 腹围记录															
厘米															
请勾选 饮食记录															
过饱															
正常															
不足															
请勾选 运动记录															
过量															
正常															
不足															
请勾选 情绪记录															
开心															
正常															
忧伤															
指标/日期	1	2	3	4	5	6	7	8	9	10	11	12	13	14	15

2018 年 3 月　日

惊蛰日雷

宋·仇远

坤宫半夜一声雷
蛰户花房晓已开
野阔风高吹烛灭
电明雨急打窗来
顿然草木精神别
自是寒暄气候催
惟有石龟并木雁
守株不动任春回

下一篇 - 春分篇

2018.03

三月下 / 春

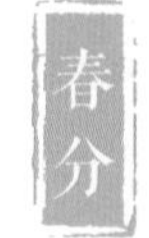

春分，二月中。仲月之节，正阴阳适中，故昼夜无长短。

2018.03

一	二	三	四	五	六	日
			1	2	3	4
5	6	7	8	9	10	11
12	13	14	15	16	17	18
19	20	21	22	23	24	25
26	27	28	29	30	31	

2018.04

一	二	三	四	五	六	日
						1
2	3	4	5	6	7	8
9	10	11	12	13	14	15
16	17	18	19	20	21	22
23	24	25	26	27	28	29
30						

周一	周二	周三	周四	周五	周六	周日
12 植树节	13 廿六	14 廿七	15 廿八	16 正月 廿九	17 二月 初一	18 龙头节
19 初三	20 初四	21 春分	22 初六	23 初七	24 初八	25 初九
26 初十	27 十一	28 十二	29 十三	30 十四	31 十五	01 十六

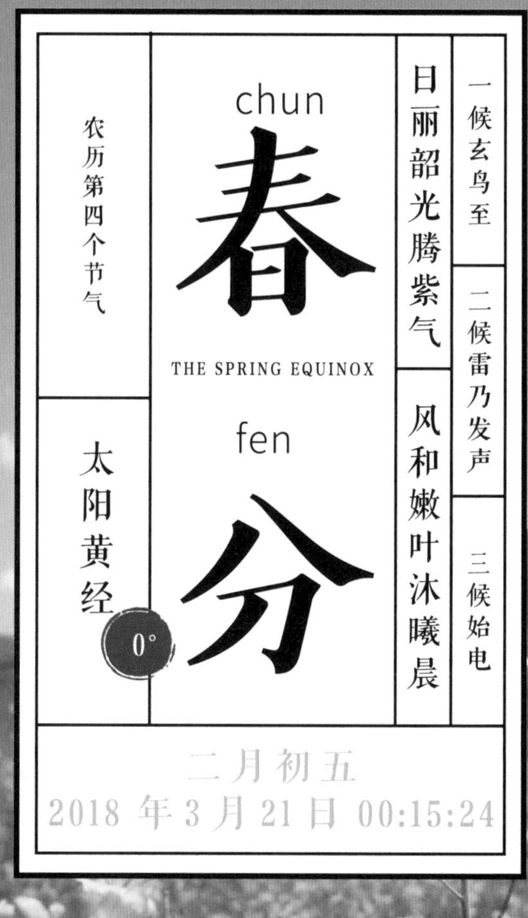

chun
春
THE SPRING EQUINOX
fen
分
农历第四个节气
太阳黄经
0°
日丽韶光腾紫气
风和嫩叶沐曦晨
一候玄鸟至
二候雷乃发声
三候始电
二月初五
2018 年 3 月 21 日 00:15:24

初候，玄鸟至。燕归来。

二候，雷乃发声。阴阳相抟，发声为雷。

三候，始电。四阳盛长，值气泄时而光生。

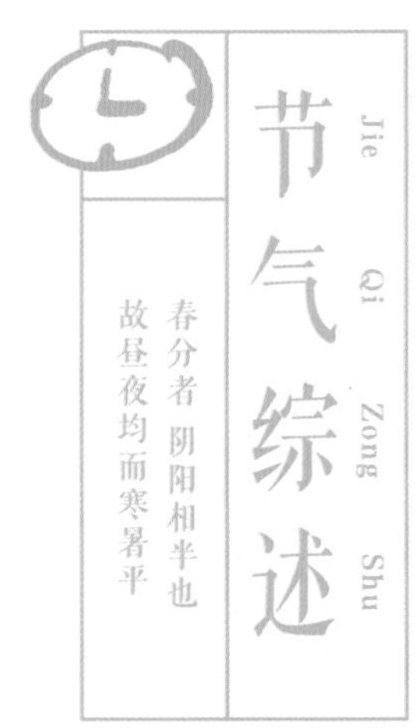

节气综述 Jie Qi Zong Shu

春分者 阴阳相半也 故昼夜均而寒暑平

“春分者，阴阳相半也，故昼夜均而寒暑平。”春分节气后，气候温和，雨水充沛，阳光明媚，越冬作物进入春季生长阶段，也是春播的时节。

由于春分节气平分了昼夜、寒暑，天地阴阳处于平衡的状态。《素问·至真要大论》有“谨察阴阳所在而调之，以平为期”的记载，提醒人体阴阳也需要顺应自然，保持阴阳平衡。保持人体的阴阳平衡，无论在精神、饮食、起居等方面的调摄，还是在自我保健和药物的使用上都是至关重要的。

春分养生，要顺应阴阳平衡的规律，协调机体功能，达到机体内外的平衡状态，使人体整体上始终保持一种相对平静、平衡的状态，使内在的脏腑、气血、精气等生理运动，与外在的脑力、体力和体育运动和谐一致，保持物质供应和能量消耗的平衡。

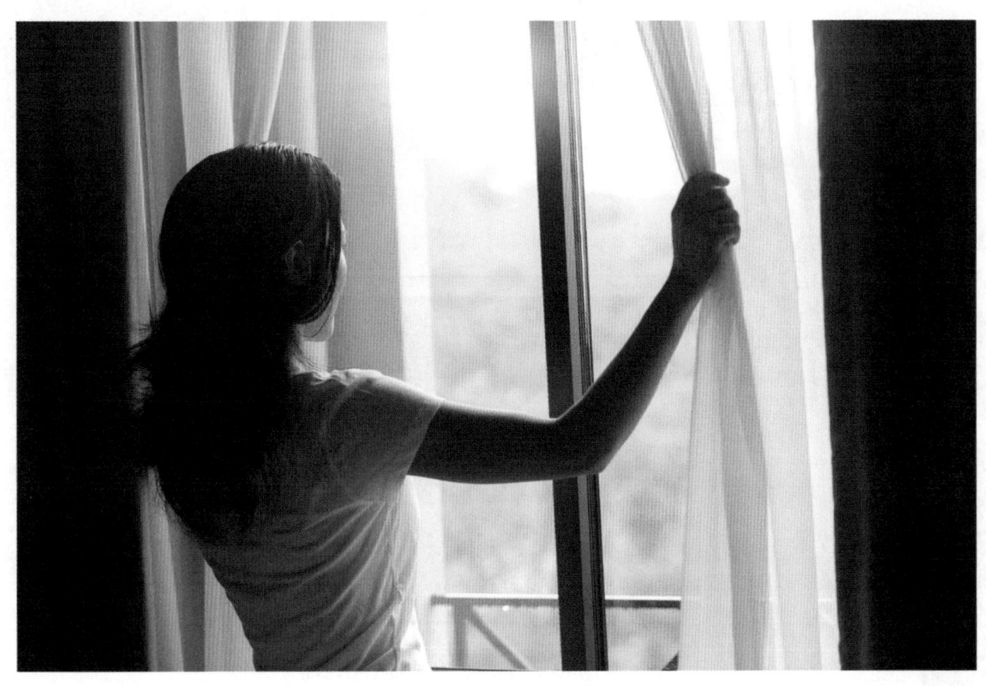

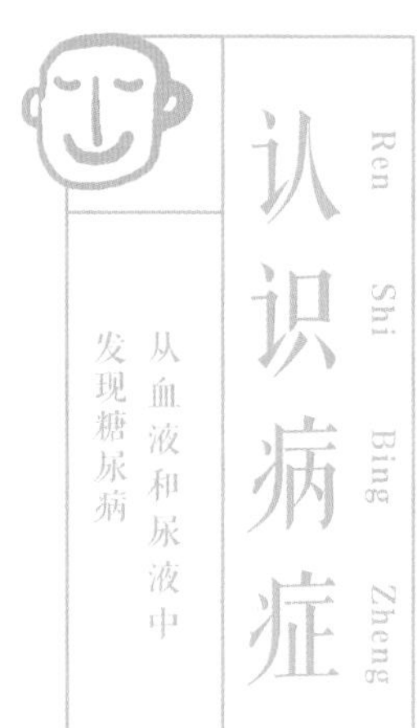

糖尿病的常规检查有哪些？

除了临床症状外，主要可以从血液和尿液中发现糖尿病。

1. 血糖　血糖是诊断糖尿病的最主要依据。有典型糖尿病“三多一少”症状者，只要出现一次异常血糖值即可诊断；无症状者诊断糖尿病需要两次异常血糖值。可疑者需做 75 克葡萄糖耐量试验。

2. 尿糖　糖尿病患者尿糖常为阳性。血糖浓度超过肾糖阈（160 ～ 180 毫克 / 分升）时尿糖阳性。肾糖阈增高时，即使血糖达到糖尿病诊断标准，但尿糖可呈阴性。因此，尿糖测定不作为诊断标准。

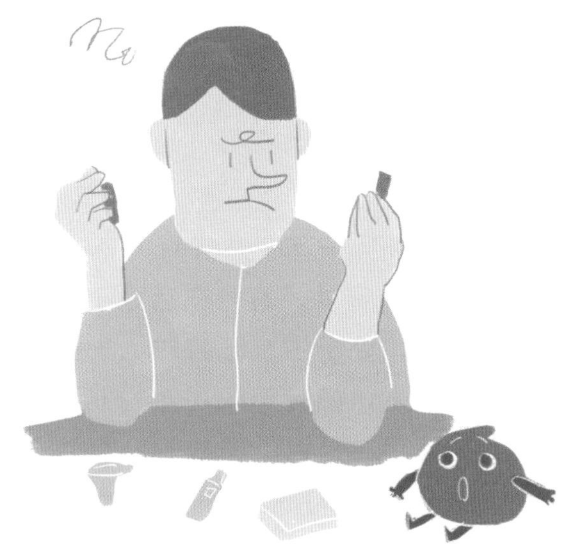

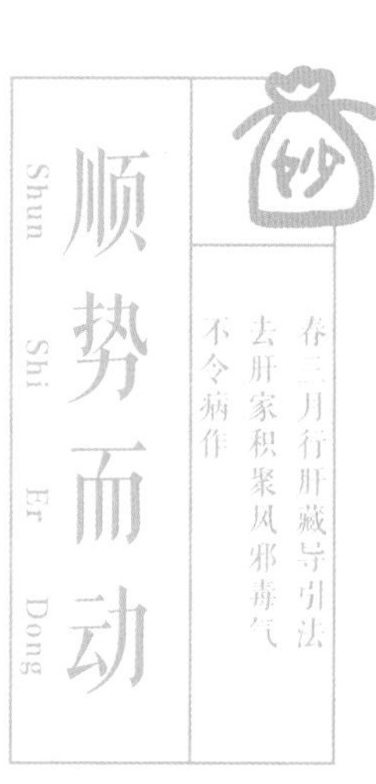
妙
顺势而动
Shun Shi Er Dong
春三月行肝藏导引法
去肝家积聚风邪毒气
不令病作

肝藏导引法（春三月行之）：

治肝以两手相重，按肩上，徐徐缓捩身，左右各三遍。又可正坐，两手相叉，翻覆向胸三五遍。此能去肝家积聚风邪毒气，不令病作。一春早暮，须念念为之，不可懈惰，使一曝十寒，方有成效。

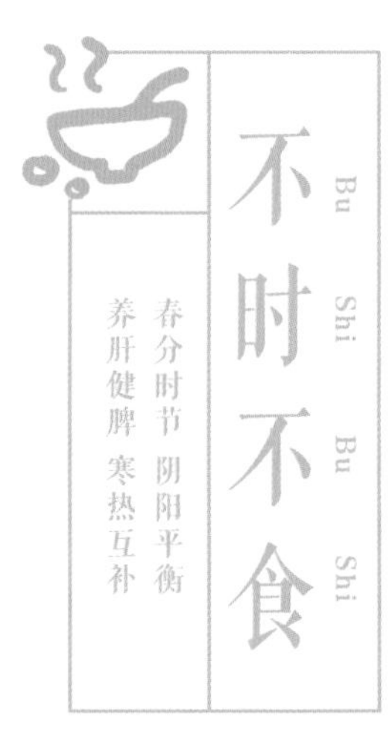
不时不食
Bu Shi Bu Shi
春分时节 阴阳平衡
养肝健脾 寒热互补

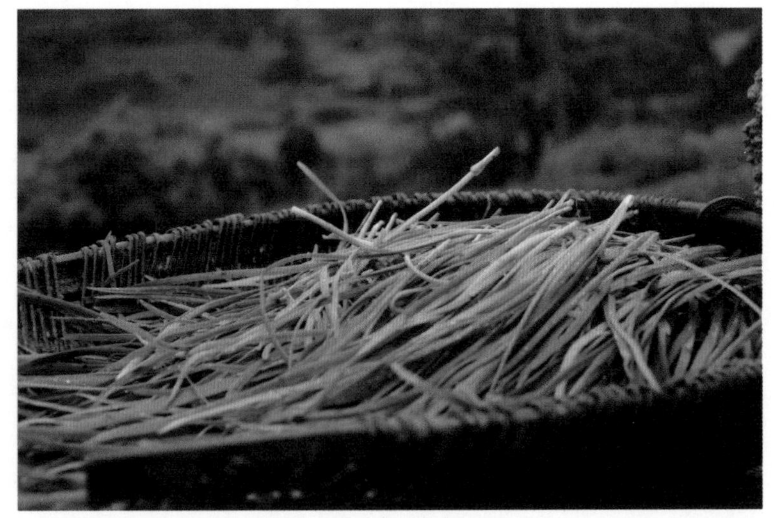

春分时节，人体处于阴阳平衡状态，此时饮食养生，除了养肝健脾外，还要注意食物寒热的互补，如在烹调鱼、虾、蟹等寒性食物时，需要添加葱、姜、酒、醋等温性调料，以防止菜肴性寒偏凉；又如在食用韭菜、大蒜、木瓜等助阳类菜肴，配上蛋类等滋阴食材，达到阴阳互补之目的。

另外，春分前后是草木生长的萌芽期，而此时人体也处于生机旺盛时。一些时令蔬菜有助于人体阳气升发，如有养阳功效的韭菜，可增强人体脾胃之气；豆芽、豆苗、莴苣等，有助于激发身体生长功能；而桑葚、樱桃、草莓等营养丰富的晚春水果，则能润肺生津，滋补养肝。

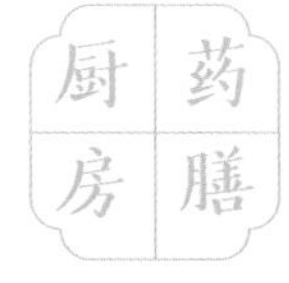

白烧鳝鱼

[配料] 鳝鱼500克，黄酒、葱白、生姜、食盐、胡椒粉、植物油各适量。

[做法] 鳝鱼去骨及内脏，洗净切成寸段备用，锅内到入植物油，烧至七成热时，放入鳝鱼、葱、姜，略炒后加入黄酒、食盐、少量清水，小火烧至熟透撒入胡椒粉即成。

[功效] 补虚损，止便血。

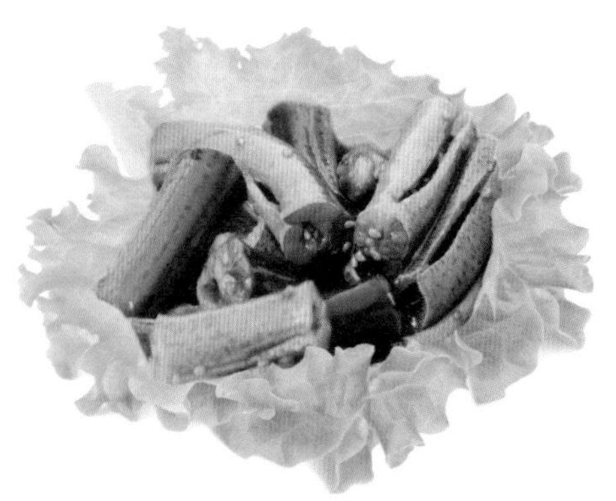

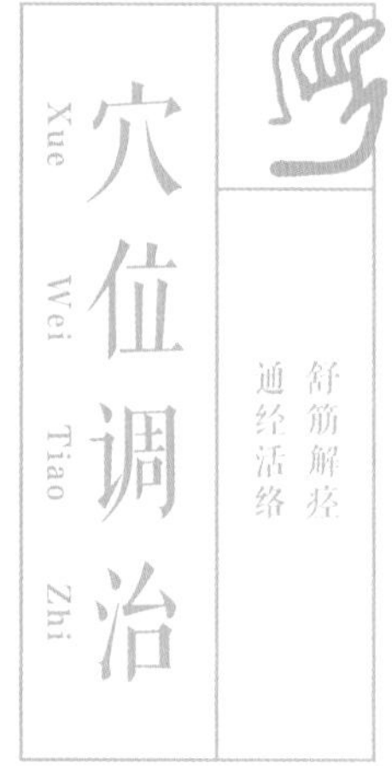

针灸治疗糖尿病性动眼神经麻痹

主要穴位有：

四白 目正视，瞳孔直下，当眶下孔凹陷处。

阳白 在前额部，当瞳孔直上，眉上 1 寸。

太阳 当眉梢和外眼角的中点向后的凹陷处，大约 0.5 寸。

瞳子髎 位于面部，目外眦外侧 0.5 寸凹陷中。

风池 在项部，当枕骨之下，与风府相平，胸锁乳突肌与斜方肌上端之间的凹陷处。

合谷 在手背第 1、2 掌骨间，当第 2 掌骨桡侧的中点处。

糖尿病患者伴随症状的推拿按摩治疗

糖尿病患者常常伴有头昏头晕、失眠、视力下降、多汗、食欲异常、心痛、便秘或腹泻、月经不调、肢体麻木等症状，可以针对性选择相应部位和穴位进行推拿按摩治疗。如：

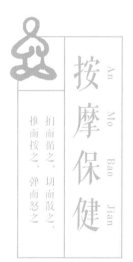

按摩保健
An Mo Bao Jian
捫而循之，切而散之，
推而按之，弹而怒之

头昏头晕：可选择风池、太阳、后溪、养老等穴。

失眠：可选择安眠、上脘、神阙、关元、太溪、肝俞等穴。

视力下降：可选择肝俞、肾俞、太溪、太冲、光明、睛明等穴。

出汗增多：可选择复溜、合谷、足三里、关元、肾俞等穴。

食欲异常：可选择中脘、下脘、天枢、气海、丰隆、内庭等穴。

伴心绞痛：可选择厥阴俞、心俞、至阳、内关、合谷、太溪等穴。

便秘或腹泻：可选择天枢、神阙、足三里、上巨虚、大肠俞、脾俞等穴。

月经失调：可选择气海、关元、三阴交、血海、足三里、公孙、太冲等穴。

上肢麻木或疼痛：可选择合谷、曲池、内关、外关等穴。

下肢麻木或疼痛：可选择风市、阴市、血海、梁丘、阳陵泉、阴陵泉等穴。

请勾选下每天

空腹血糖监测的结果

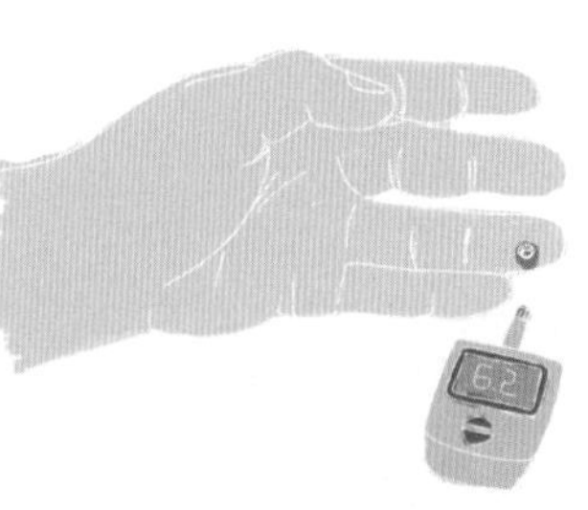

16																
15																
14																
13																
12																
11																
10																
9																
8																
7																
6																
5																
4																
3																
2																
mmol/L / 日期	16	17	18	19	20	21	22	23	24	25	26	27	28	29	30	31

注：人体正常血糖测试范围为 3.9~6.1mmol/L

请记录下每天

各项身体指标的测量结果

	请填数 体 重 记 录															
公斤																
	请填数 腹 围 记 录															
厘米																
	请勾选 饮 食 记 录															
过饱																
正常																
不足																
	请勾选 运 动 记 录															
过量																
正常																
不足																
	请勾选 情 绪 记 录															
开心																
正常																
忧伤																
指标/日期	16	17	18	19	20	21	22	23	24	25	26	27	28	29	30	31

2018年3月　日

春分日

唐·徐铉

仲春初四日
春色正中分
绿野徘徊月
晴天断续云
燕飞犹个个
花落已纷纷
思妇高楼晚
歌声不可闻

下一篇 - 清明篇

2018.04

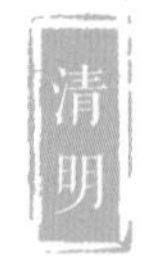

四月上 / 春

清明，三月节。
万物齐乎巽，物皆以洁齐而清明。

2018.04

一	二	三	四	五	六	日
						1
2	3	4	5	6	7	8
9	10	11	12	13	14	15
16	17	18	19	20	21	22
23	24	25	26	27	28	29
30						

2018.05

一	二	三	四	五	六	日
	1	2	3	4	5	6
7	8	9	10	11	12	13
14	15	16	17	18	19	20
21	22	23	24	25	26	27
28	29	30	31			

周一	周二	周三	周四	周五	周六	周日
26 初十	27 十一	28 十二	29 十三	30 十四	31 十五	01 二月 十六
02 十七	03 十八	04 十九	05 清明	06 廿一	07 廿二	08 廿三
09 廿四	10 廿五	11 廿六	12 廿七	13 廿八	14 廿九	15 三十

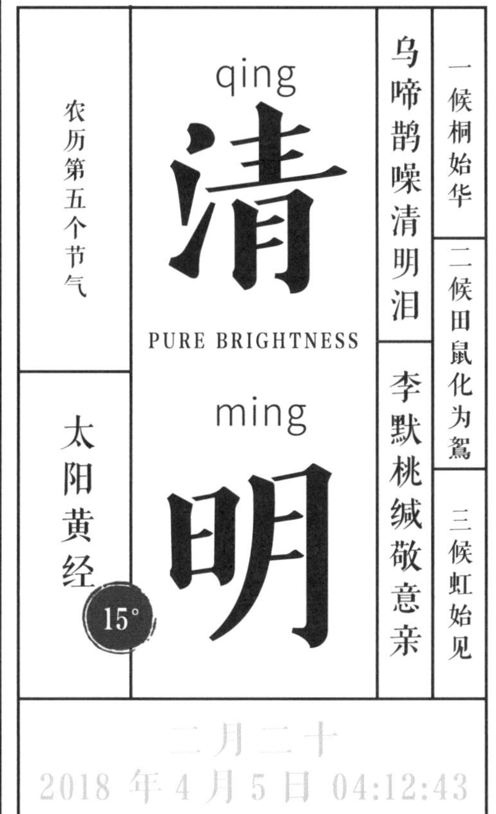
qing
清
PURE BRIGHTNESS
ming
明
农历第五个节气
太阳黄经
15°
乌啼鹊噪清明泪
李默桃绒敬意亲
一候桐始华
二候田鼠化为鴽
三候虹始见
二月二十
2018 年 4 月 5 日 04:12:43

初候，桐始华。白桐木花，合天地气而开放。
二候，田鼠化为鴽。阳气盛，喜阴的田鼠不见了。
三候，虹始见。日与雨交，日照雨滴则虹生。

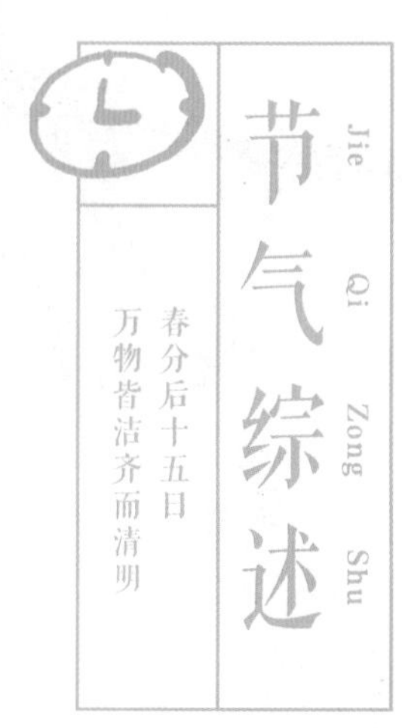

节气综述

Jie Qi Zong Shu

春分后十五日
万物皆洁齐而清明

“春分后十五日，斗指丁，为清明，时万物皆洁齐而清明，盖时当气清景明，万物皆显”。清明，乃天清地明之意。清明节气，桃花初绽，杨柳泛青。

谚语有“清明断雪，谷雨断霜”的说法。时至清明，气候温暖，春意正浓。唐代诗人杜牧用“清明时节雨纷纷”描写了江南的春雨特点。此时，最适合春耕春种。“清明时节，麦长三节”，“梨花风起正清明”，小麦即将孕穗，多种果树进入花期；“明前茶，两片芽”，茶树新芽抽长正旺。春天的生发之象，已处处展现。

清明时节养生，要预防阳气升发太过，出现“上火”“阳亢”等病症，也要预防湿热交杂，出现“春瘟”等疫情。

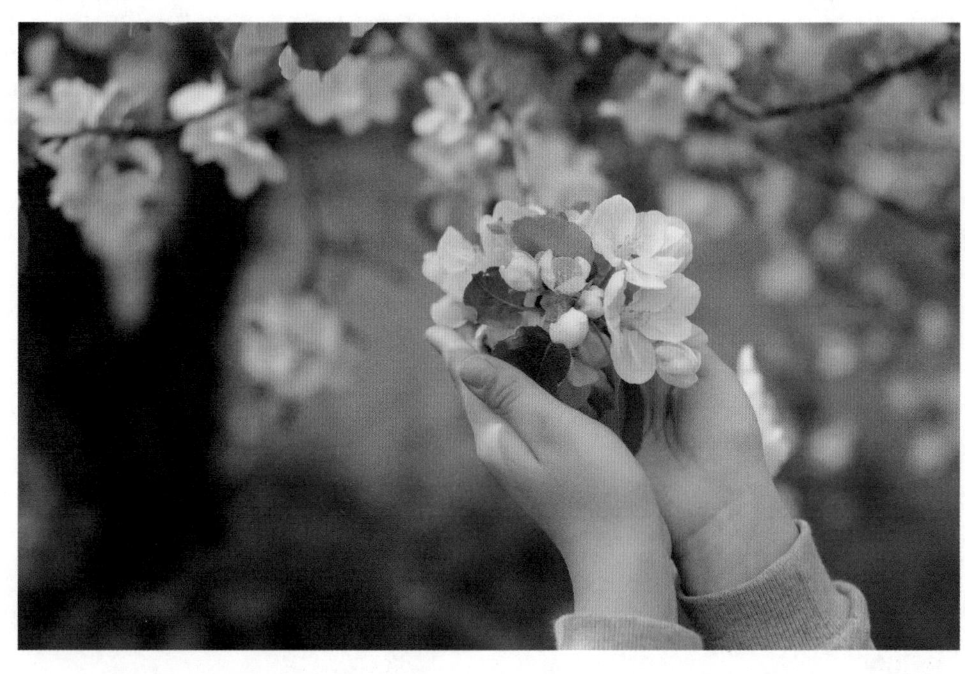

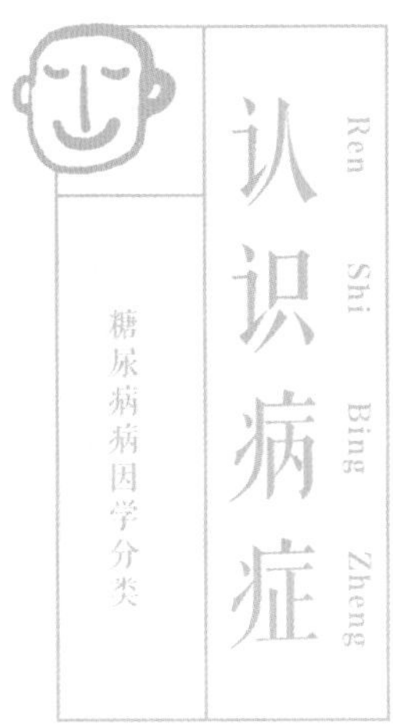

糖尿病的分类有哪些？

1. 1型糖尿病　属于胰岛B细胞破坏和胰岛素绝对缺乏，多数需依赖胰岛素治疗。

2. 2型糖尿病　以胰岛素抵抗为主伴胰岛素相对不足，或以胰岛素分泌不足为主伴胰岛素抵抗，是我国最常见的糖尿病类型，肥胖者多见。

3. 妊娠期高血糖　包括糖尿病合并妊娠、妊娠期新发现的糖尿病和妊娠糖尿病。

4. 特殊类型糖尿病。

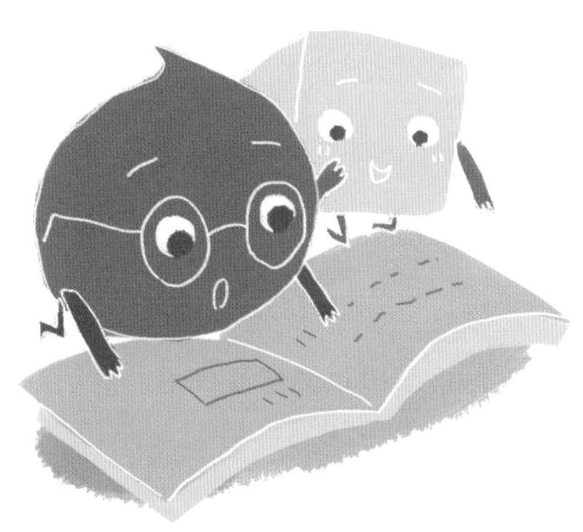

消渴病的常见中医分型

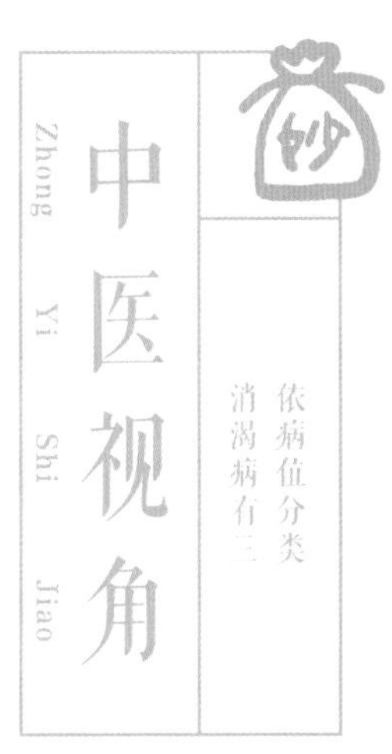

① 上消（肺热津伤）：烦渴多饮，口干舌燥，尿频量多。舌边尖红，苔薄黄；脉洪数。治疗宜清热润肺，生津止渴。

② 中消（胃热炽盛）：消谷善饥，口渴，尿多，身体渐瘦；兼有大便秘结，四肢乏力，皮肤干燥。舌红，苔黄；脉滑数或弦细或细数。治疗宜清胃泻火，养阴增液。

③ 下消（肾阴亏虚）：尿频量多，浊如脂膏，或尿甜，腰酸无力；兼有口干唇燥，口渴引饮，形体虚弱，五心烦热，骨蒸潮热，头晕耳鸣，遗精，失眠，盗汗，皮肤干燥，瘙痒。舌红；脉细数。治疗宜滋阴补肾，润燥止渴。

④ 下消（阴阳两虚）：多饮多尿，尿液混浊如膏，甚则饮一溲一；畏寒，四肢欠温，面色黧黑，耳轮干枯；兼有乏力自汗，或五更泄泻，或水肿尿少，或阳痿，或月经不调。舌淡，苔白而干；脉沉细无力。治疗宜温阳滋阴，补肾固摄。

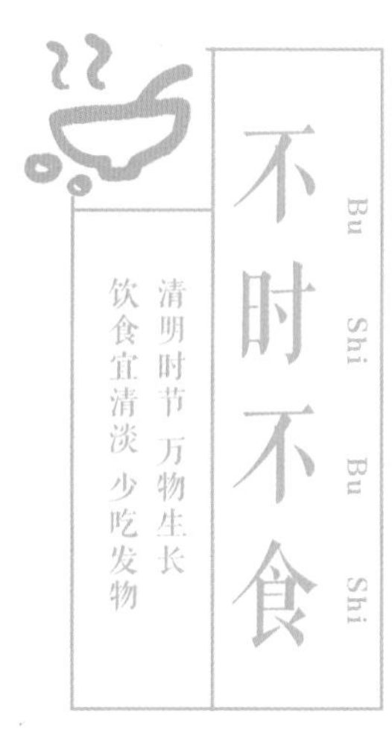

不时不食
Bu Shi Bu Shi
清明时节 万物生长
饮食宜清淡 少吃发物

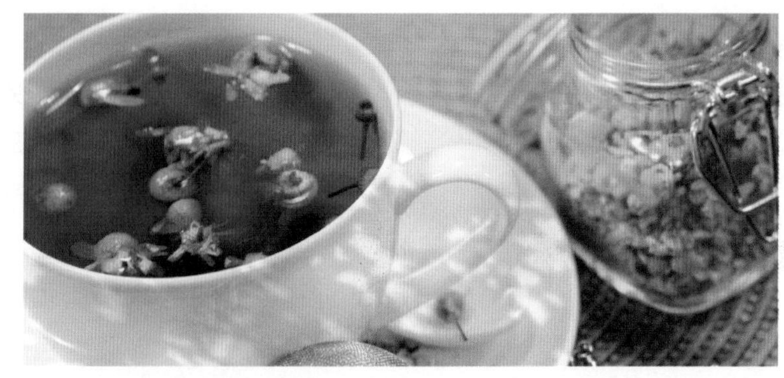

清明时节，“天清地明”。人应四时，春季万物生长，机体也是如此。这个时节很容易“肝旺”，肝气特别旺就会克脾土，伤及脾胃，所以饮食上就要特别注意。除了继续养肝外，饮食宜清淡，少吃发物。否则很可能诱发疾病。发物可能会动风生痰、发毒助火助邪，因此，羊肉、狗肉等食物要少吃，饮食以清淡为主。适宜食物有粳米、芝麻、花生、赤小豆、糯米、鹌鹑、鹅肉、蚌肉、螺蛳、芫茜、莴笋、山药、苹果、橘、荸荠、梨、桃、樱桃等。

养生的汤品，如胡椒煲猪肚、川芎白芷炖鱼头、猫爪草煲猪瘦肉等。清明前后，也不妨喝一些菊花茶。中医认为，菊花能疏风清热，有平肝、预防感冒、降低血压等作用。但菊花茶喝多也会伤肝，因此要适量饮用。

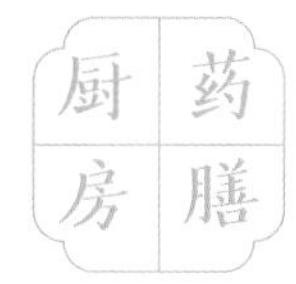

家常公鸡

[配料] 嫩公鸡 250 克，芹菜 75 克，冬笋 10 克，辣椒 20 克，瘦肉汤 30 克，姜、豆瓣酱、酱油、醋、食盐、淀粉、植物油各适量。

[做法] 鸡肉切成小块，用水焯后捞出备用；芹菜切段，冬笋切细条，辣椒剁碎，姜切细末，淀粉兑成湿粉，取一半和酱油、料酒、醋、盐放入同一碗内拌匀；另一半湿淀粉与高汤调和成粉芡备用。植物油入锅加热，先煸鸡块至鸡肉变白，水分将干时，放进冬笋、豆瓣酱、姜等用大火急炒至九成熟，加入切好的芹菜，略炒一会儿，倒入调好的粉芡，随炒随搅至熟，起锅即成。

[功效] 温中补虚，降压安神。

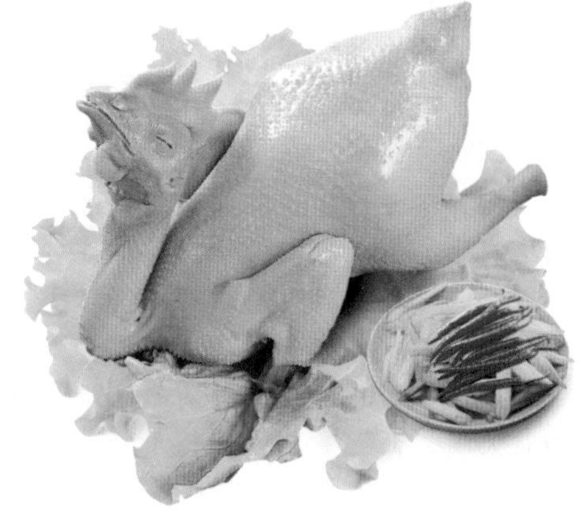

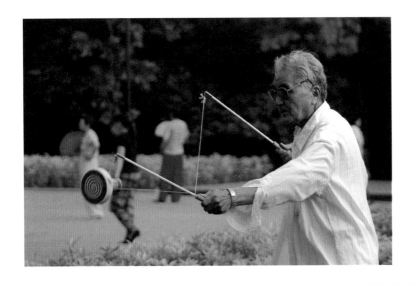

针灸治疗糖尿病周围神经病变

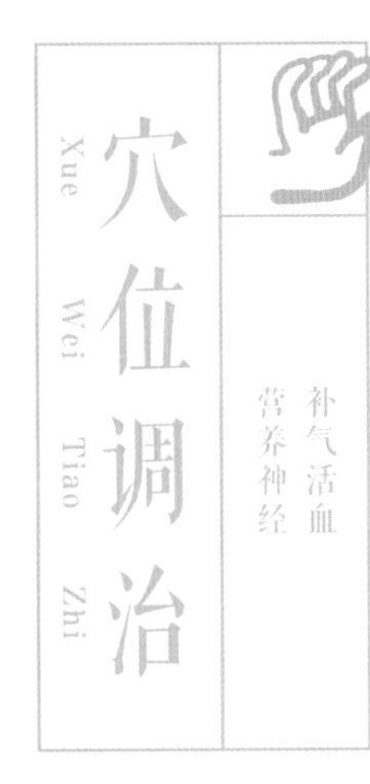

主要穴位有：

肩髃 在肩峰前下方，当肩峰与肱骨大结节之间凹陷处。

曲池 屈肘成直角，在肘横纹外侧端与肱骨外上髁连线中点。完全屈肘时，当肘横纹外侧端处。

合谷 在手背第1、2掌骨间，当第2掌骨桡侧的中点处。

风市 位于大腿外侧中线上，腘横纹水平线上7寸；直立垂手时，中指尖所点处是穴。

阴市 在大腿前面，当髂前上棘与髌底外侧端的连线上，髌底上3寸。

阳陵泉 在小腿外侧，当腓骨头前下方凹陷处。

解溪 足背踝关节横纹中央凹陷处，当踇长伸肌腱与趾长伸肌腱之间。

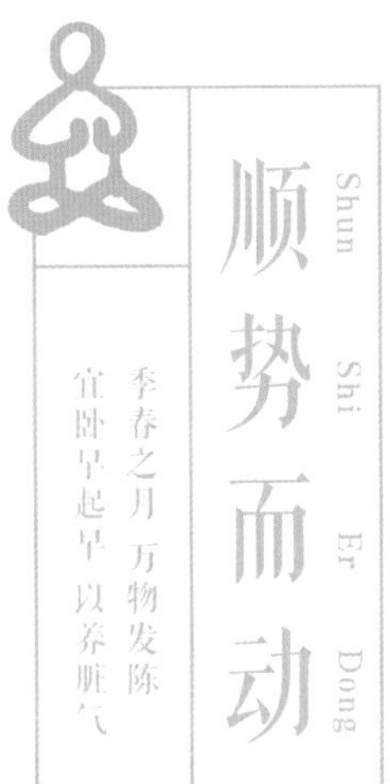

季春之月（农历三月），万物发陈，天地俱生，阳炽阴伏，宜卧早起早，以养脏气。时肝藏气伏，心当向旺，宜益肝补肾，以顺其时。生气在寅，坐卧宜向东北方。

导引法：

补脾坐功一势：左右作开弓势，去胸胁膈结聚风气、脾藏诸气，去来用力为之，凡一十四遍，闭口，使心随气到以散之。

请勾选下每天

空腹血糖监测的结果

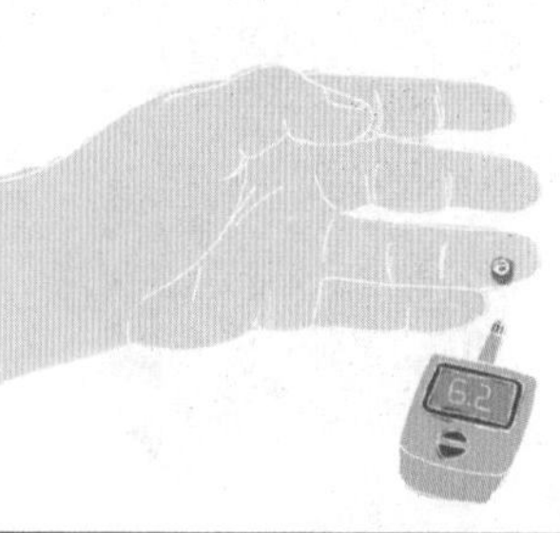

16															
15															
14															
13															
12															
11															
10															
9															
8															
7															
6															
5															
4															
3															
2															
mmol/L / 日期	1	2	3	4	5	6	7	8	9	10	11	12	13	14	15

注：人体正常血糖测试范围为 3.9~6.1mmol/L

请记录下每天

各项身体指标的测量结果

请填数 体 重 记 录															
公斤															
请填数 腹 围 记 录															
厘米															
请勾选 饮 食 记 录															
过饱															
正常															
不足															
请勾选 运 动 记 录															
过量															
正常															
不足															
请勾选 情 绪 记 录															
开心															
正常															
忧伤															
指标/日期	1	2	3	4	5	6	7	8	9	10	11	12	13	14	15

2018年4月　日

清明日曲江怀友

唐·罗隐

君与田苏即旧游
我于交分亦绸缪
二年隔绝黄泉下
尽日悲凉曲水头
鸥鸟似能齐物理
杏花疑欲伴人愁
寡妻稚子应寒食
遥望江陵一泪流

下一篇 - 谷雨篇

2018.04

四月下 / 春

谷雨，三月中。
雨其谷，于水也。

2018.04

一	二	三	四	五	六	日
						1
2	3	4	5	6	7	8
9	10	11	12	13	14	15
16	17	18	19	20	21	22
23	24	25	26	27	28	29
30						

2018.05

一	二	三	四	五	六	日
	1	2	3	4	5	6
7	8	9	10	11	12	13
14	15	16	17	18	19	20
21	22	23	24	25	26	27
28	29	30	31			

周一	周二	周三	周四	周五	周六	周日
16 三月 初一	17 初二	18 初三	19 初四	20 谷雨	21 初六	22 初七
23 初八	24 初九	25 初十	26 十一	27 十二	28 十三	29 十四
30 十五	01 劳动节	02 十七	03 十八	04 青年节	05 立夏	06 廿一

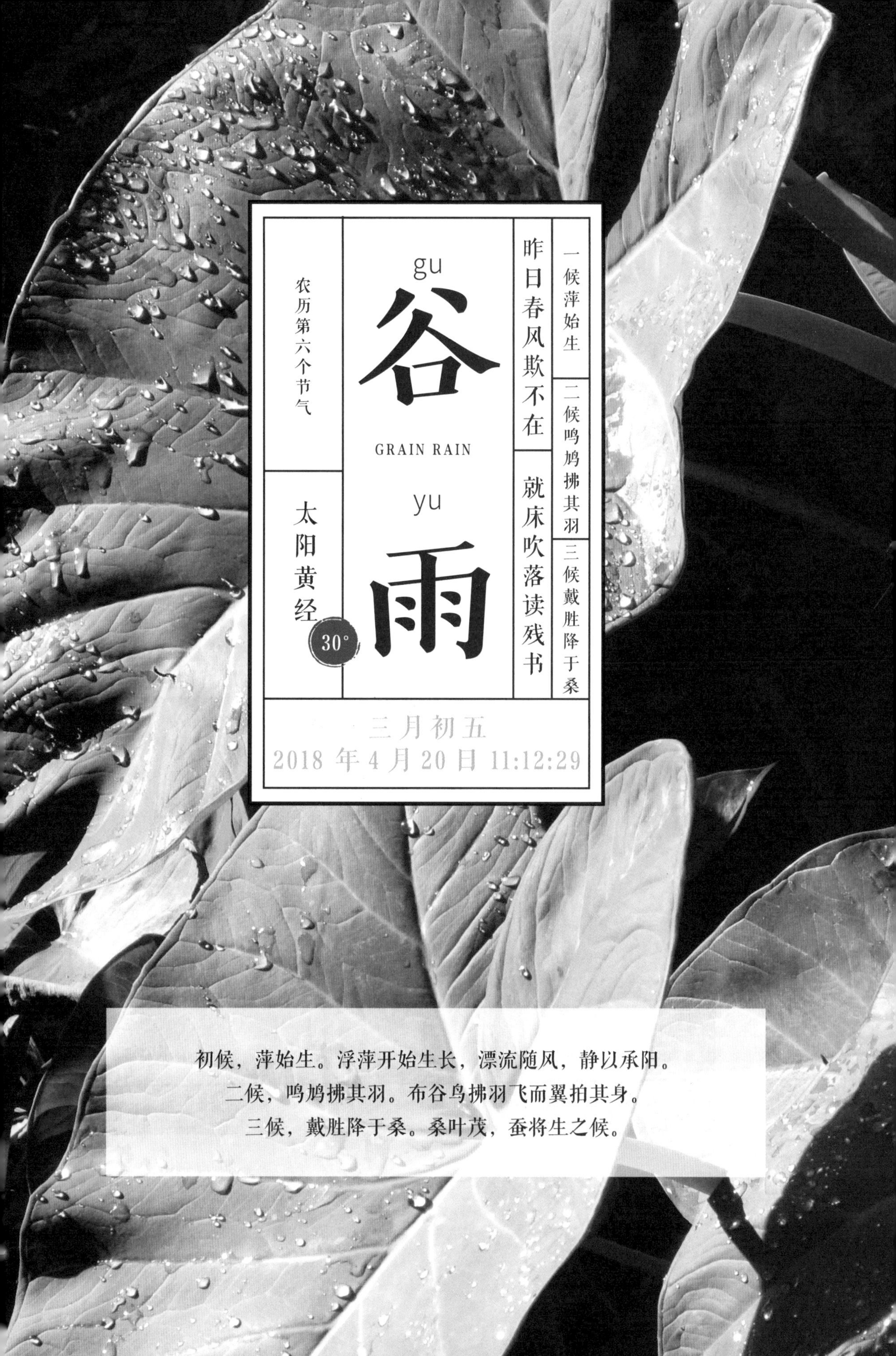
一候萍始生
二候鸣鸠拂其羽
三候戴胜降于桑
昨日春风欺不在
就床吹落读残书
gu
谷
GRAIN RAIN
yu
雨
农历第六个节气
太阳黄经
30°
三月初五
2018 年 4 月 20 日 11:12:29
初候，萍始生。浮萍开始生长，漂流随风，静以承阳。
二候，鸣鸠拂其羽。布谷鸟拂羽飞而翼拍其身。
三候，戴胜降于桑。桑叶茂，蚕将生之候。

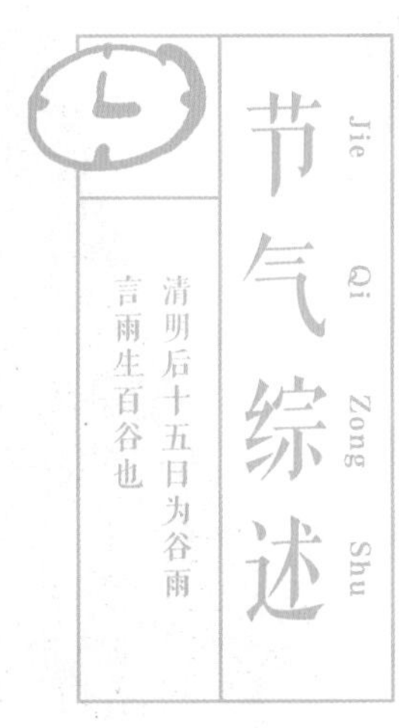

谷雨，是春季的最后一个节气。谷雨是“雨生百谷”的意思，此时田地的秧苗初插、作物新种，最需要雨水的滋润，所以也有“春雨贵如油”的说法。

谷雨后气温回升速度加快，丰沛的雨水灌溉滋润初插的秧苗、新种的作物，五谷才能很好地生长。谷雨节气后降雨增多，空气湿度逐渐加大，湿热的环境既有利于植物的生长，也催生了许多微生物。

湿性黏滞，湿度的进一步加大，可以影响人体气机运行，出现气血受阻、多种疼痛性疾病发作。另外，谷雨节气天气虽以晴暖为主，但早晚仍较凉，对于体质虚弱和阳气偏虚者，需要及时调适，注意寒温。

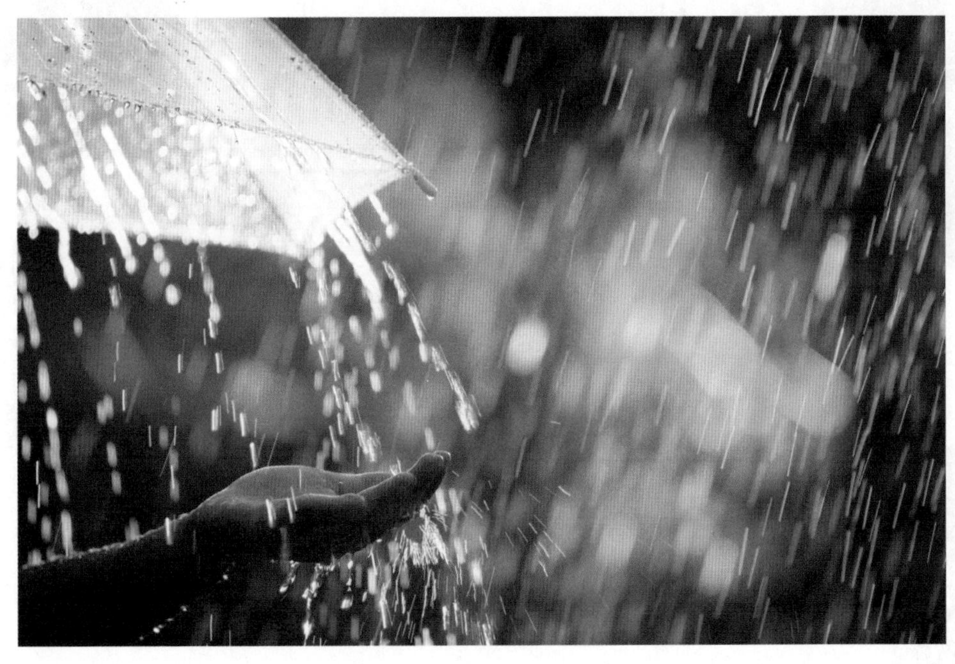

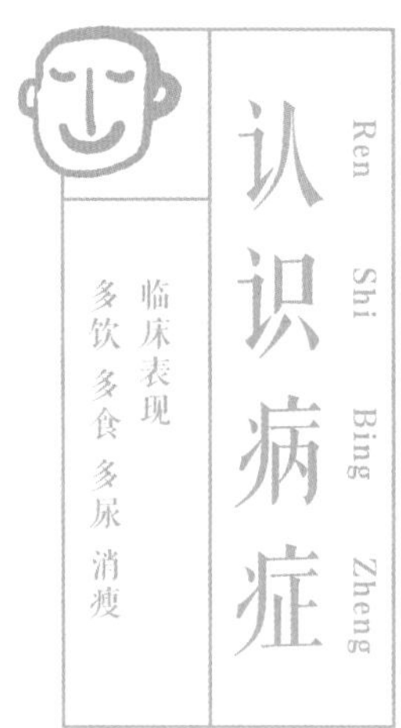

糖尿病的临床表现有哪些？

1. 典型症状有多饮、多尿、多食和消瘦，即“三多一少”，多见于 1 型糖尿病。发生酮症或酮症酸中毒时，“三多一少”症状更为明显。

2. 不典型症状包括神疲乏力、肥胖等，多见于 2 型糖尿病。2 型糖尿病若得不到及时诊断和治疗，体重会逐渐下降，出现消瘦等。

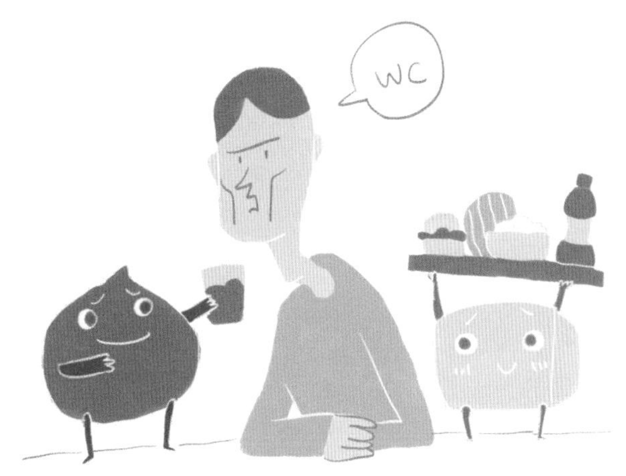

古代医家认为消渴病的主要病因有：

① 禀赋不足：先天禀赋不足是引起消渴病的重要内在因素。《灵枢·五变》有“五脏皆柔弱者，善病消瘅”的记载。

② 饮食失节：长期过食肥甘、醇酒厚味、辛辣香燥，损伤脾胃，致脾胃运化失职，积热内蕴，化燥伤津，消谷耗液，发为消渴。《素问·奇病论》有“此肥美之所发也，此人必数食甘美而多肥也，肥者令人内热，甘者令人中满，故其气上溢，转为消渴”的记载。

③ 情志失调：长期过度的精神刺激，如郁怒伤肝，肝气郁结，或劳心竭虑，营谋强思等，以致郁久化火，火热内燔，消灼肺胃阴津而发为消渴。《临证指南医案·三消》有“心境愁郁，内火自燃，乃消症大病”的记载。

④ 劳欲过度：房室不节，劳欲过度，肾精亏损，虚火内生，则火因水竭益烈，水因火烈而益干，终致肾虚肺燥胃热俱现，发为消渴。《外台秘要·消渴消中》有“房劳过度，致令肾气虚耗，下焦生热，热则肾燥，肾燥则渴”的记载。

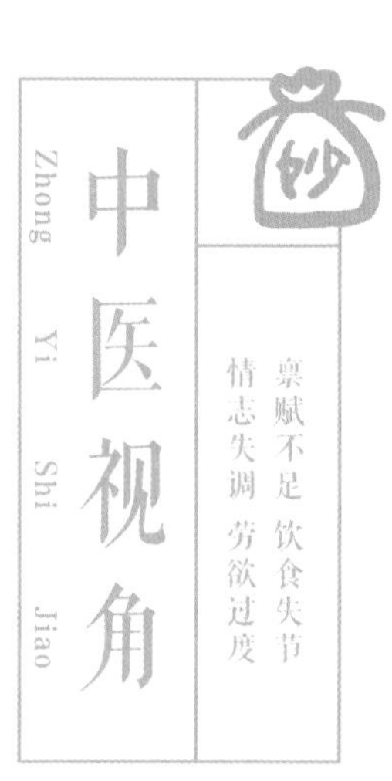

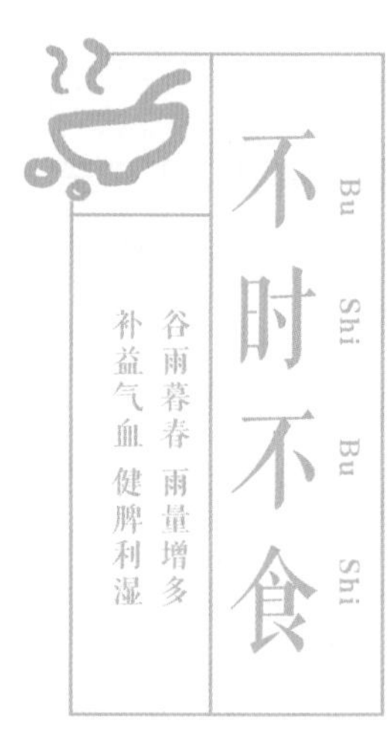
不时不食
Bu Shi Bu Shi
谷雨暮春 雨量增多
补益气血 健脾利湿

谷雨，已经是暮春。“雨生百谷”，谷雨后气温回升速度加快，雨量也开始增多，空气湿度逐渐加大，会让人体由内到外产生不适反应。

谷雨前后，人体脾胃功能强健，消化功能旺盛，有利于营养的吸收，此时是补益身体的好时机。饮食养生，宜食用一些补益气血的食物和药膳。

此外，谷雨期间湿度大，湿邪容易侵入人体，导致头重如裹、胃口不佳、身体困重不爽、关节肌肉酸重等；风湿类疾病、疼痛类疾病，此时容易诱发和加重。所以，谷雨养生，要注意祛湿，可以服用一些健脾利湿的食物或药物。

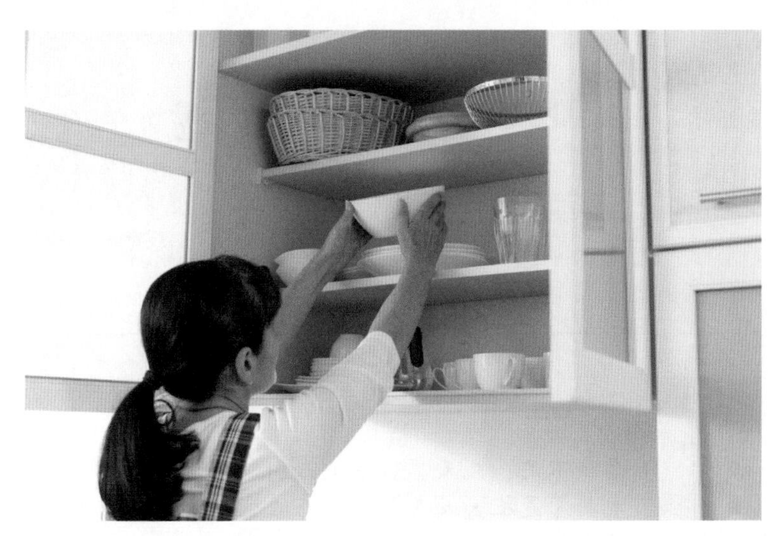

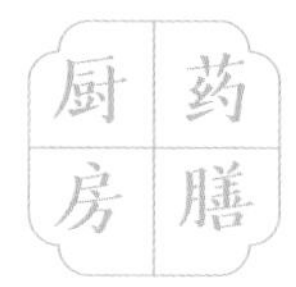

参蒸鳝段

[配料] 鳝鱼1000克，党参10克，当归5克，熟火腿150克，食盐、绍酒、胡椒粉、生姜、大葱各适量，清鸡汤500克。

[做法] 党参、当归浸泡洗净后切片备用；鳝鱼剖后除去内脏，清水洗净再用开水稍烫一下捞出，刮去黏液，剁去头尾，切成6厘米长的段；熟火腿切成大片，姜、葱洗净切片备用。锅内入清水，下入一半的姜、葱、绍酒烧沸后，把鳝鱼段倒入锅内烫一下捞出，装入汤钵内，将火腿、党参、当归、放于面上，加入葱、姜、绍酒、胡椒粉、食盐，再灌入鸡汤，用绵纸湿浸封口，上蒸笼蒸约1小时至蒸熟为止，取出启封，挑出姜、葱，调味即成。

[功效] 温补气血，强健筋骨，活血通络。

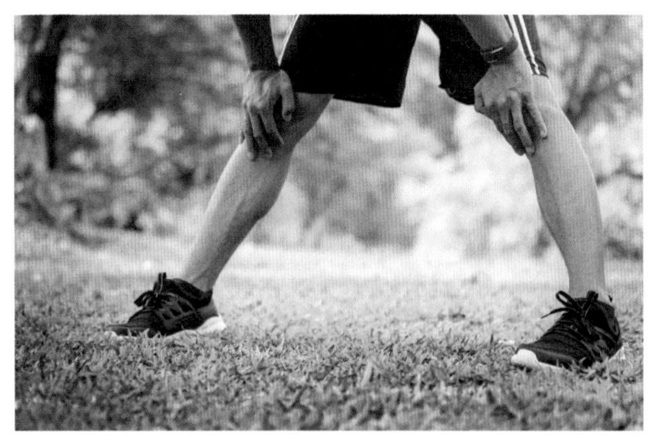

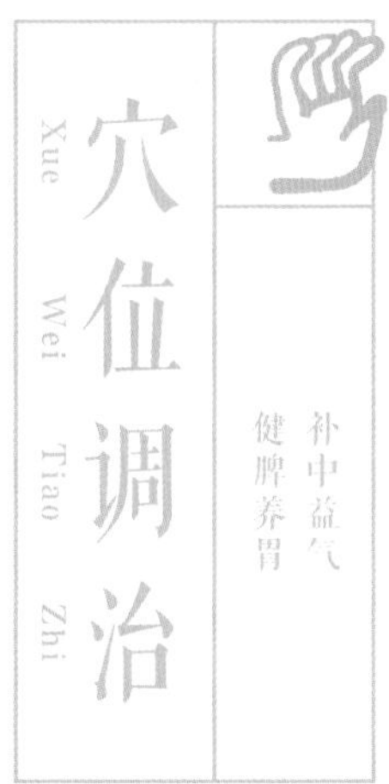

针灸治疗糖尿病胃轻瘫

主要穴位有：

内关 位于前臂掌侧，当曲泽与大陵的连线上，腕横纹上2寸，掌长肌腱与桡侧腕屈肌腱之间。

中脘 在上腹部，前正中线上，当脐上4寸。

足三里 在小腿前外侧，当犊鼻下3寸，距胫骨前缘一横指（中指）。

按摩保健 An Mo Bao Jian

扯拉搓揉健身体 消疲养血又养心

推拿按摩治疗糖尿病的优势

尽管新的降糖药不断涌现，胰岛素广泛应用于临床，但是中医药非药物疗法，尤其是推拿按摩治疗对于糖尿病及其并发症，有着明显的疗效优势。

① 简便易行：推拿按摩疗法，主要通过体表刺激获得疗效。通过学习，掌握常用操作手法、特定的部位和穴位，就可以开始应用。并在实践中不断提高和完善。可以自我操作，也可以在朋友和家人之间相互操作。

② 效果明显：推拿按摩疗法，通过增加胰岛素的分泌，加速糖的利用，使糖的吸收降低，同时可以改善微循环，预防并发症的发生。疗效稳定，无毒副作用。

③ 作用持久：由于推拿按摩疗法是通过调节机体内环境、改善体质、减轻胰岛素抵抗状态、调节糖脂代谢、增强糖自稳等途径实现对糖尿病的治疗，而非直接针对血糖指标的降低，因此疗效作用持久，长期疗效稳定。

请勾选下每天

空腹血糖监测的结果

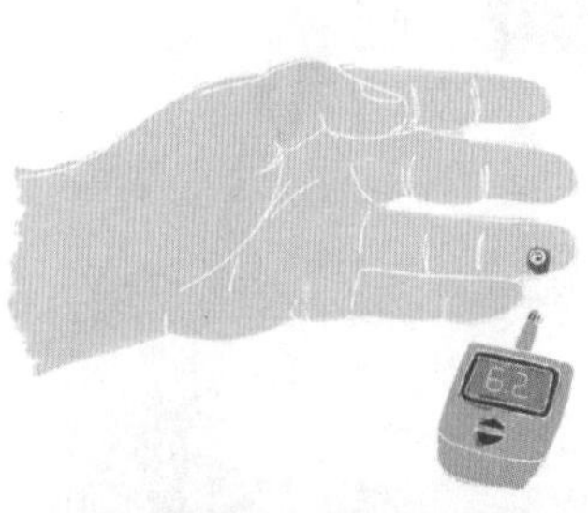

16															
15															
14															
13															
12															
11															
10															
9															
8															
7															
6															
5															
4															
3															
2															
mmol/L 日期	16	17	18	19	20	21	22	23	24	25	26	27	28	29	30

注：人体正常血糖测试范围为 3.9~6.1mmol/L

2018

农历戊戌【狗】年

APRIL

四月/下

请记录下每天

各项身体指标的测量结果

请填数 体重记录															
公斤															
请填数 腹围记录															
厘米															
请勾选 饮食记录															
过饱															
正常															
不足															
请勾选 运动记录															
过量															
正常															
不足															
请勾选 情绪记录															
开心															
正常															
忧伤															
指标/日期	16	17	18	19	20	21	22	23	24	25	26	27	28	29	30

2018 年 4 月　日

芍药

唐·王贞白

芍药承春宠
何曾羡牡丹
麦秋能几日
谷雨只微寒
妒态风频起
娇妆露欲残
芙蓉浣纱伴
长恨隔波澜

下一篇 - 立夏篇

2018.05

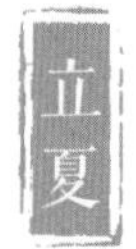

五月上 / 夏

立夏，四月节。立字解见春。
夏，假也，物至此时皆假大也。

2018.05

一	二	三	四	五	六	日
	1	2	3	4	5	6
7	8	9	10	11	12	13
14	15	16	17	18	19	20
21	22	23	24	25	26	27
28	29	30	31			

2018.06

一	二	三	四	五	六	日
				1	2	3
4	5	6	7	8	9	10
11	12	13	14	15	16	17
18	19	20	21	22	23	24
25	26	27	28	29	30	

周一	周二	周三	周四	周五	周六	周日
30 十五	01 三月 劳动节	02 十七	03 十八	04 青年节	05 立夏	06 廿一
07 廿二	08 廿三	09 廿四	10 廿五	11 廿六	12 廿七	13 母亲节
14 廿九	15 四月 初一	16 初二	17 初三	18 初四	19 初五	20 初六

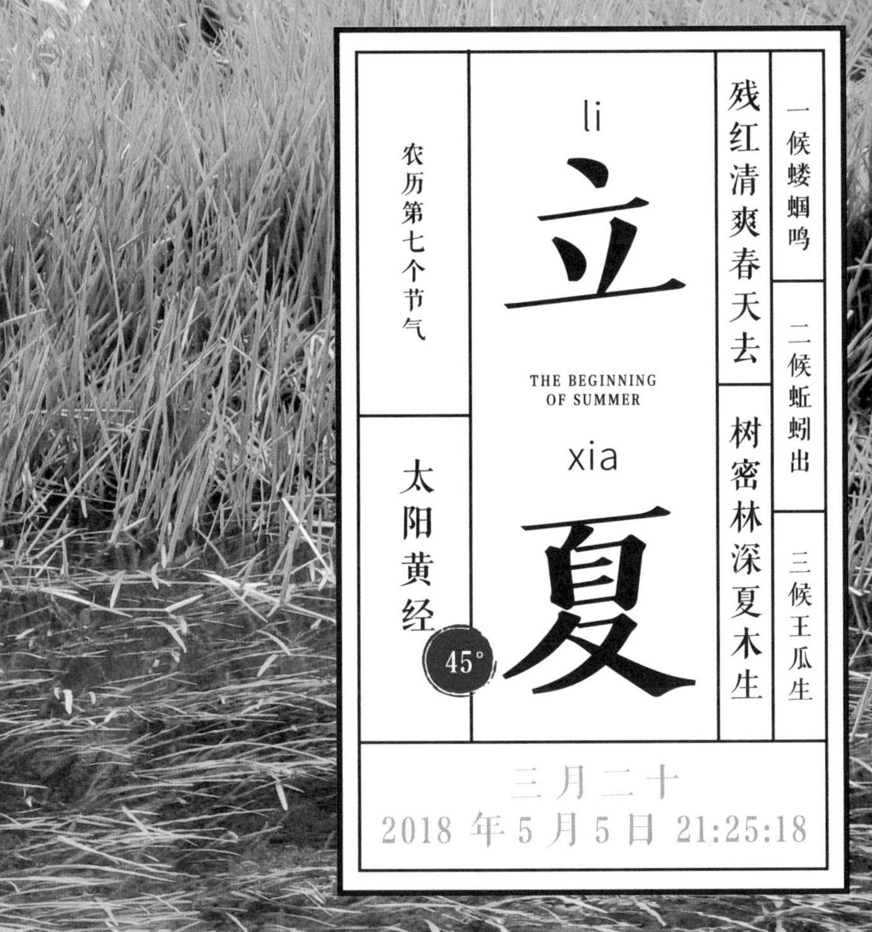
li
立
THE BEGINNING
OF SUMMER
xia
夏
农历第七个节气
太阳黄经
45°
残红清爽春天去
树密林深夏木生
一候蝼蝈鸣
二候蚯蚓出
三候王瓜生
三月二十
2018年5月5日 21:25:18

初候，蝼蝈鸣。蝼蝈，好夜出，在田地鸣。

二候，蚯蚓出。蚯蚓乘阳而伸，见也。

三候，王瓜生。王瓜的蔓藤开始攀爬生长。

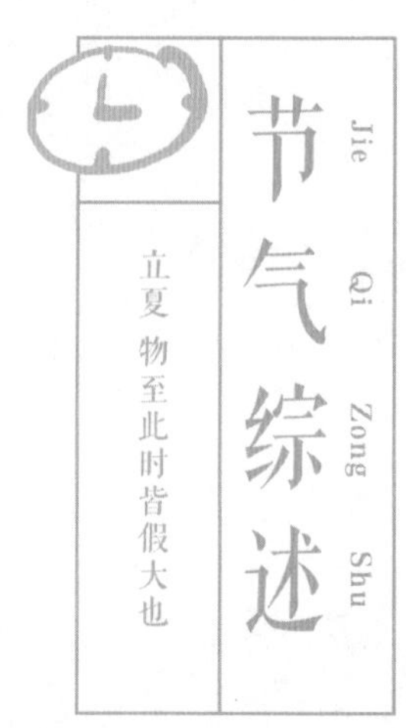
节气综述
Jie Qi Zong Shu
立夏 物至此时皆假大也

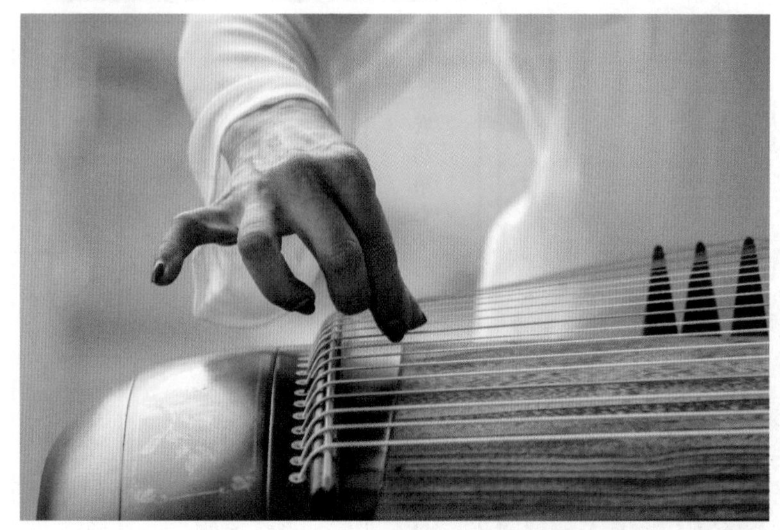

“斗指东南，维为立夏，万物至此皆长大，故名立夏也。”立夏是夏日的开始，温度明显升高，炎暑将临，雷雨增多，作物进入生长旺季的一个重要节气。

《素问·四气调神大论》有“夏三月，此谓蕃秀，天地气交，万物华实”的记载。假如说立春是梦醒时分大地萌发，立夏则是青蛙蹦、蝉始鸣、满眼绿色葱茏、植物繁盛。南宋诗人杨万里“泉眼无声惜细流，树阴照水爱晴柔。小荷才露尖尖角，早有蜻蜓立上头”诗句，描写了初夏的风景。立夏节气的到来，虽还不断有冷空气影响我国，但大范围的降温过程却比较少了，毕竟此时的冷空气已是强弩之末。

立夏乃至整个夏季的养生，要注重对心脏的养护。心通于夏气，心阳在夏季最为旺盛，功能最强。但是，若不注意养护，此时也容易损伤心之阴阳。此外，立夏节气常常衣单被薄，即使体健之人也要谨防外感，一旦患病不可轻易运用发汗之剂，以免汗多伤心。

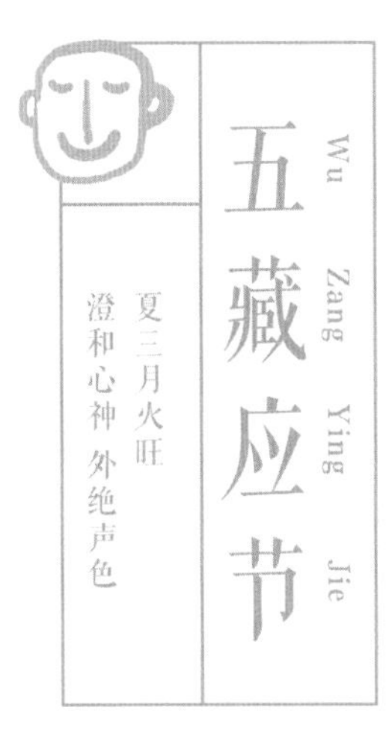

心形如朱雀，像如倒悬莲蕊，居肺下肝上。心为肝子，为脾母。心主血脉，其荣色也；通于神明，开窍于舌。心气通则知五味、其情乐。心气不足，则血脉虚少，不知五味，言多错忘，好食苦味。

夏三月火旺，欲安其神者，则定息火炽，澄和心神，外绝声色，内薄滋味。早卧早起，无厌于日，顺于正阳，以消暑气。

六气治心法：

治心藏用呵，以鼻渐长引气，以口呵之，皆调气如上，勿令自耳闻之。若心有病，大呵三遍。呵时，以手交叉，乘起顶上为之。去心家劳热，一切烦闷。

夏三月，此谓蕃秀，天地气交，万物华实，夜卧早起，无厌于日，使志无怒，使华英成秀，使气得泄，若所爱在外，此夏气之应，养长之道也。

夏三月属火，主于长养。心气火旺，味属苦。心气当呵以疏之，嘘以顺之。夏者，物之修长也，阳气于时任养万物，故君子当因时节宣调摄，以卫其生。三伏内，腹中常冷，特忌下利。夏至后，夜半一阴生，宜服热物，兼服补肾汤药。

夏季纳凉，当防贼风中人。宜虚堂净室，水亭木阴，洁净空敞之处，自然清凉；不宜檐下、过廊、巷堂等穿堂风过处。更宜调息净心，常如冰雪在心，炎热亦于吾心少减。饮食温暖，不令大饱，常常进之。每日宜进温补平顺丸散，宜桂汤、豆蔻熟水，其于肥腻当戒。冰水可以用来浸物驱暑，不可口服，若入腹内，冷热相搏，容易发生疾病。

夏三月，每日梳头一二百下，不得梳着头皮，当在无风处梳之，自然去风明目矣。夏月宜用五枝汤洗浴，浴讫，以香粉傅身，能驱瘴毒，疏风气，滋血脉，且免汗湿阴处，使皮肤燥痒。

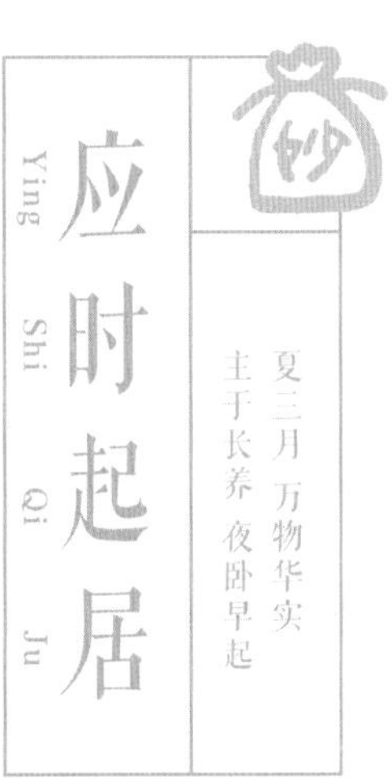

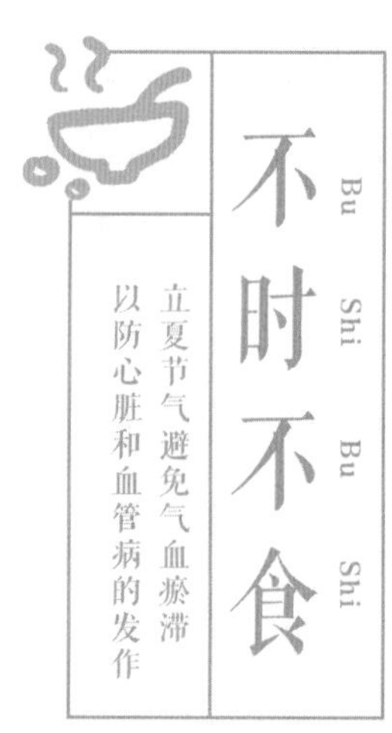
不时不食
Bu Shi Bu Shi
立夏节气避免气血瘀滞
以防心脏和血管病的发作

立夏节气到了，表示正式进入炎热的夏季，不仅很容易出汗，还会滋生各类细菌，容易生病，尤其是心血管疾病和胃肠道疾病。所以，在立夏节气要特别注意养生保健，糖尿病患者和老年人更要注意避免气血瘀滞，以防心脏和血管病的发作。

立夏养生，可以从饮食入手，主要以低脂、低盐、富含维生素、清淡为主。由于大量出汗，体力消耗大，容易疲乏，食欲减退，这时吃上一个鸡蛋，可以快速补充体力，还可以提高自身的抗病能力，对安然地度过盛夏酷暑是非常有利的。所以民间有“立夏吃蛋，石头踩烂”的说法。易出现心火旺者，可选择咸鸭蛋来替代。鸭蛋偏凉性且带点腥味，不但可以去心火，还可补充由于出汗较多所丢失的钠盐，恢复体力。

此外，立夏饮食养生，还可以多食用一些新鲜水果和蔬菜，多喝一些茶。

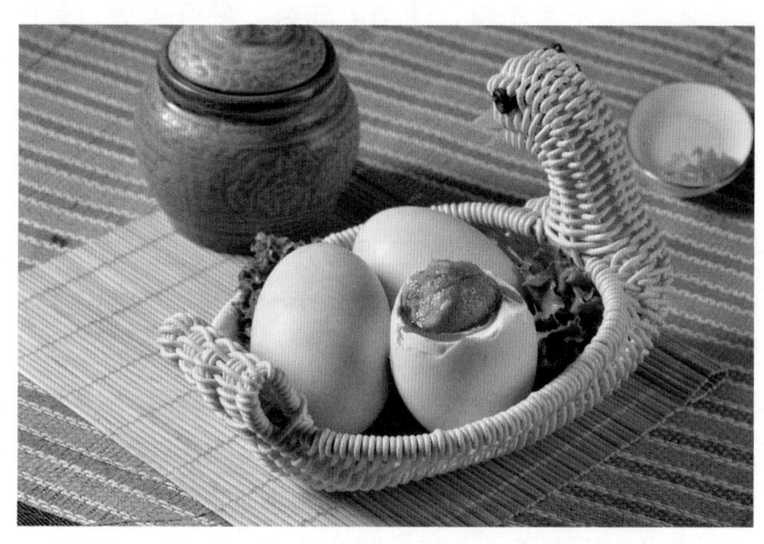

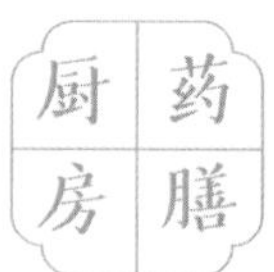

桂圆粥

[配料] 桂圆 25 克，粳米 100 克。

[做法] 将桂圆同粳米共入锅中，加适量的水，熬煮成粥即成。

[功效] 补益心脾，养血安神。

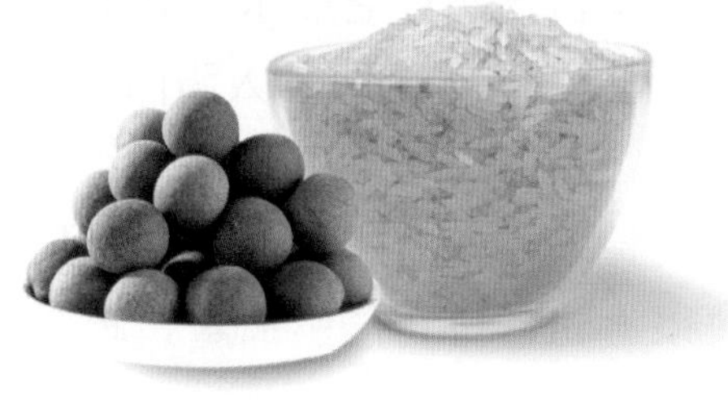

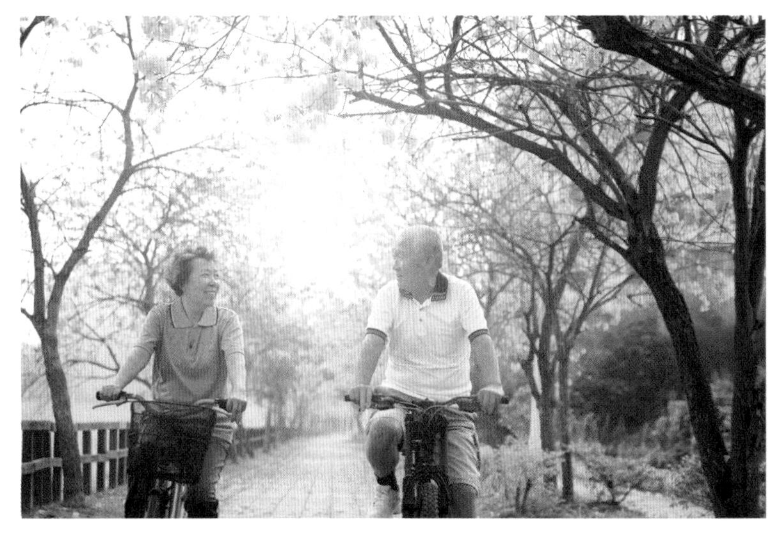

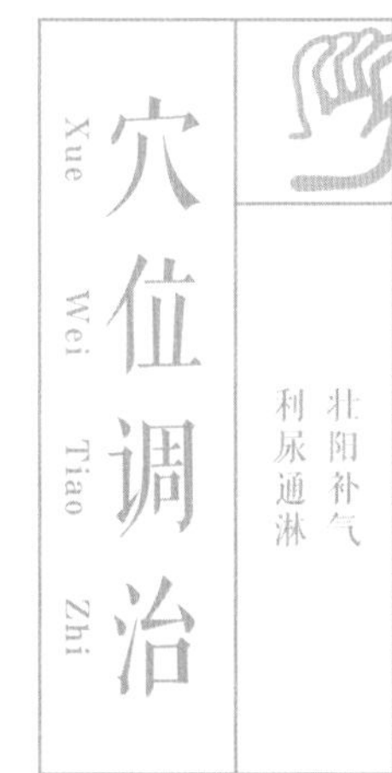
穴位调治
Xue Wei Tiao Zhi
壮阳补气
利尿通淋

针灸治疗糖尿病神经源性膀胱

主要穴位有：

关元 在下腹部，前正中线上，当脐下 3 寸。

中极 在下腹部，前正中线上，当脐下 4 寸。

肾俞 位于第 2 腰椎棘突下，旁开 1.5 寸。

次髎 在髂后上棘与后正中线之间，适对第 2 骶后孔。

会阳 在骶部，尾骨端旁开 0.5 寸。

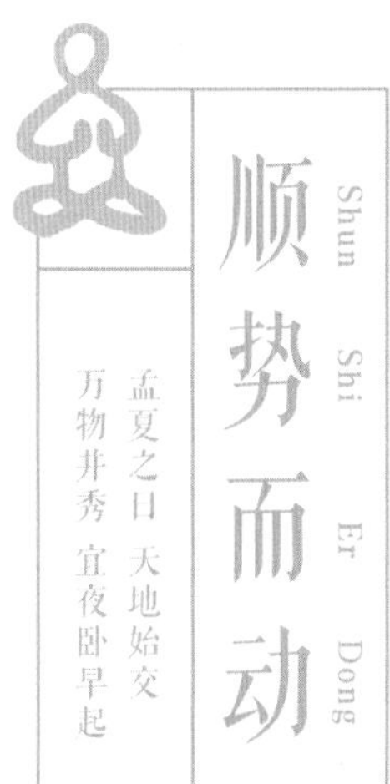
顺势而动
Shun Shi Er Dong
孟夏之日 天地始交
万物并秀 宜夜卧早起

孟夏之日（农历四月），天地始交，万物并秀，宜夜卧早起，以受清明之气。勿大怒大泄。生气在卯，坐卧行动宜向正东方。

导引法：

一势，正坐斜身，用力偏敌如排山势，极力为之，能去腰脊风冷，宣通五藏六腑，散脚气，补心益气。左右以此一势行之。二势，以一手按髀，一手向上，极力如托石，闭气行之，左右同行。去两胁间风毒，治心藏，通和血脉。

请勾选下每天

空腹血糖监测的结果

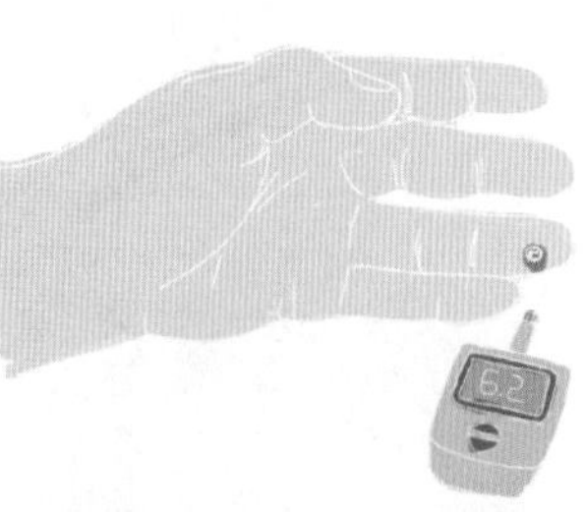

16															
15															
14															
13															
12															
11															
10															
9															
8															
7															
6															
5															
4															
3															
2															
mmol/L 日期	1	2	3	4	5	6	7	8	9	10	11	12	13	14	15

注：人体正常血糖测试范围为 3.9~6.1mmol/L

请记录下每天

各项身体指标的测量结果

请填数 体重记录															
公斤															
请填数 腹围记录															
厘米															
请勾选 饮食记录															
过饱															
正常															
不足															
请勾选 运动记录															
过量															
正常															
不足															
请勾选 情绪记录															
开心															
正常															
忧伤															
指标/日期	1	2	3	4	5	6	7	8	9	10	11	12	13	14	15

2018年5月　日

立夏前二日作

宋·陆游

晨起披衣出草堂
轩窗已自喜微凉
余春只有二三日
烂醉恨无千百场
芳草自随征路远
游丝不及客愁长
残红一片无寻处
分付年华与蜜房

下一篇 - 小满篇

2018.05

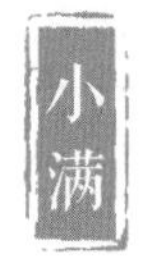

五月下 / 夏

小满，四月中。
物至于此，小得盈满。

2018.05

一	二	三	四	五	六	日
	1	2	3	4	5	6
7	8	9	10	11	12	13
14	15	16	17	18	19	20
21	22	23	24	25	26	27
28	29	30	31			

2018.06

一	二	三	四	五	六	日
				1	2	3
4	5	6	7	8	9	10
11	12	13	14	15	16	17
18	19	20	21	22	23	24
25	26	27	28	29	30	

周一	周二	周三	周四	周五	周六	周日
14 廿九	15 初一	16 四月 初二	17 初三	18 初四	19 初五	20 初六
21 小满	22 初八	23 初九	24 初十	25 十一	26 十二	27 十三
28 十四	29 十五	30 十六	31 十七	01 儿童节	02 十九	03 二十

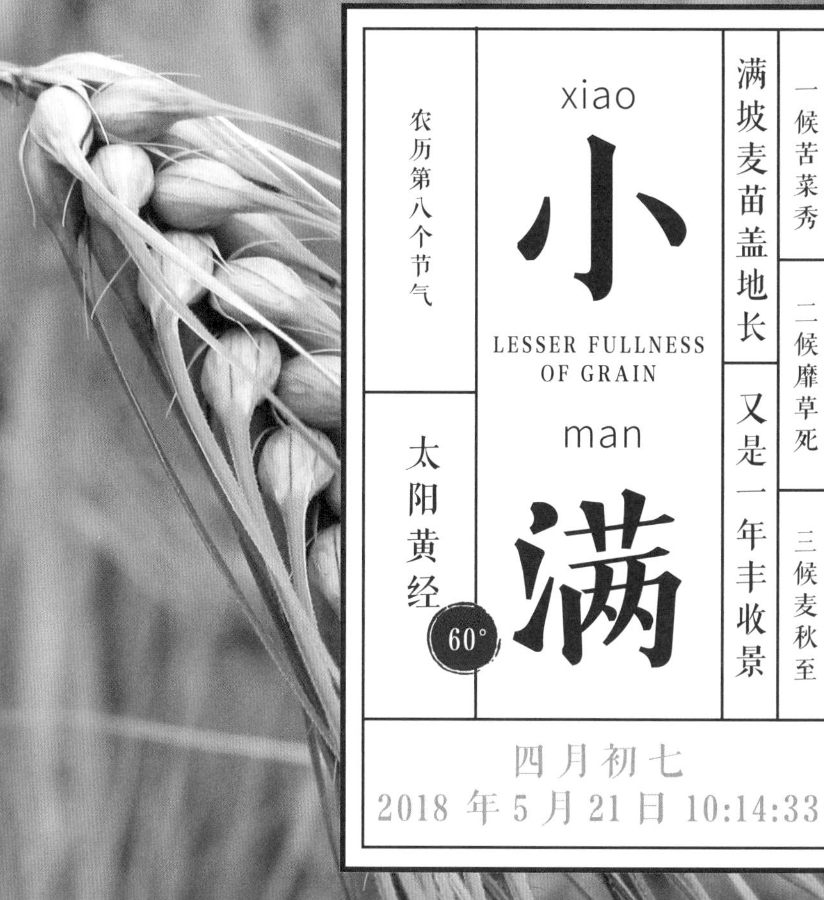

农历第八个节气
太阳黄经
60°
xiao
小
LESSER FULLNESS OF GRAIN
man
满
满坡麦苗盖地长
又是一年丰收景
一候苦菜秀
二候靡草死
三候麦秋至
四月初七
2018 年 5 月 21 日 10:14:33

初候，苦菜秀。感火之气而苦味成，枝繁叶茂。
二候，靡草死。靡草，至阴之所生，故不胜至阳而死。
三候，麦秋至。秋者百谷成熟，此于时虽夏，于麦则秋。

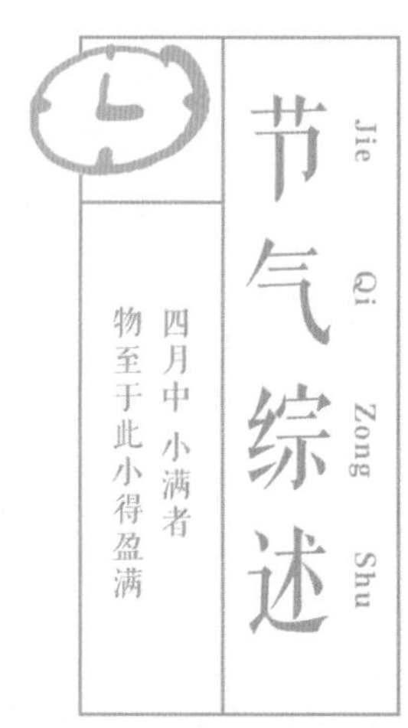

节气综述
Jie Qi Zong Shu
四月中 小满者
物至于此小得盈满

“斗指甲为小满，万物长于此少得盈满，麦至此方小满而未全熟，故名也。”从小满开始，大麦、冬小麦等夏收作物已经结果，籽粒渐见饱满，但尚未成熟，所以叫小满。

小满过后，天气逐渐炎热起来，雨水进一步增多，预示着夏季闷热、潮湿的天气将要来临，也容易出现暴雨、雷雨大风、冰雹等强对流天气。

小满节气正值五月下旬，气温明显增高，如若贪凉卧睡必将引发风湿病、湿性皮肤病等。小满节气还是皮肤病的高发期。

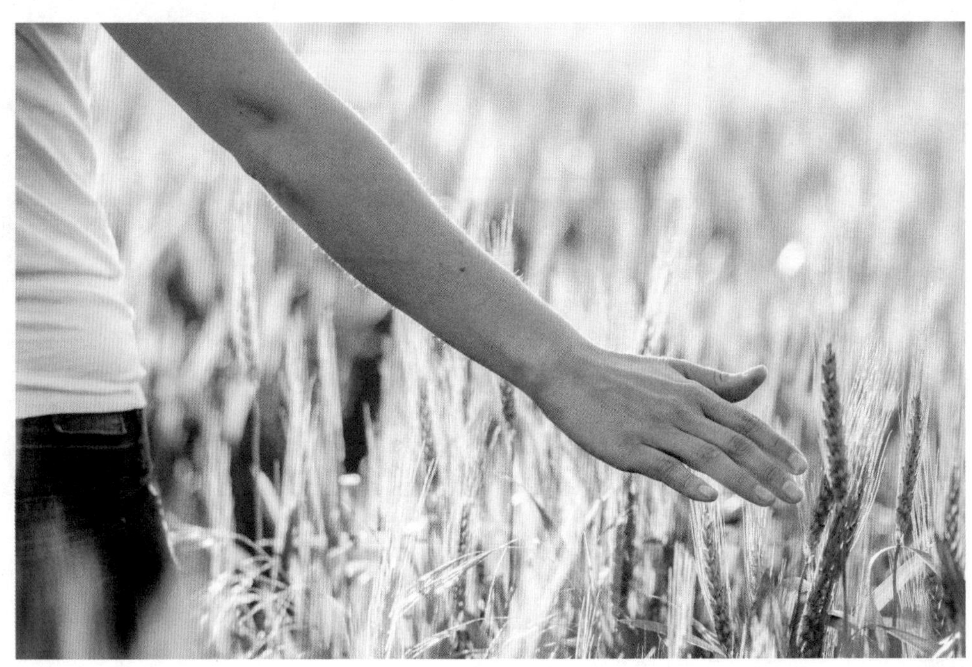

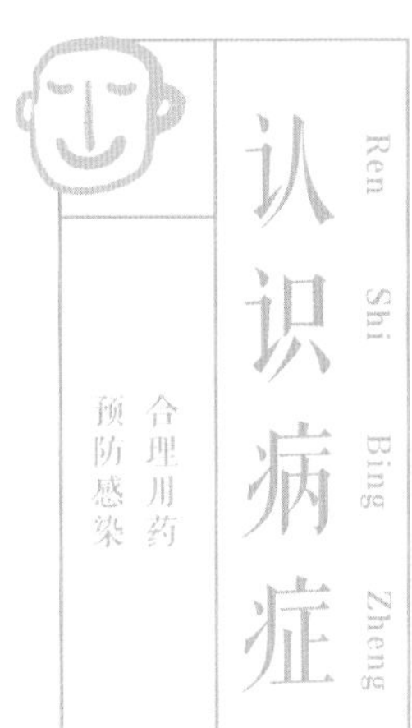

糖尿病酮症酸中毒的诱因有哪些？

糖尿病酮症酸中毒是最常见的糖尿病急症，其最常见的诱因是感染，其他诱因包括胰岛素治疗中断或不适当减量、各种应激、酗酒及某些药物（如糖皮质激素、拟交感药物等）。另有2%~10%原因不明。

消渴病的主要病机是什么？

消渴病的病机主要在于阴津亏损，燥热偏盛，而以阴虚为本，燥热为标，两者互为因果，阴愈虚则燥热愈盛，燥热愈盛则阴愈虚。

消渴病的病位主要在肺、胃、肾，尤以肾为关键。其中：

肺主气，为水之上源，敷布津液。肺受燥热所伤，则津液不能敷布而直趋下行，随小便排出体外，故小便频数量多；肺不布津，则口渴多饮。

胃为水谷之海，主腐熟水谷，脾为后天之本，主运化，为胃行其津液。脾胃受燥热所伤，胃火炽盛，脾阴不足，则口渴多饮，多食善饥；脾气虚不能转输水谷精微，则水谷精微下流注入小便，故小便味甘；水谷精微不能濡养肌肉，故形体日渐消瘦。

肾为先天之本，主藏精而寓元阴元阳。肾阴亏虚则虚火内生，上燔心肺则烦渴多饮，中灼脾胃则胃热消谷；肾失濡养，开阖固摄失权，则水谷精微直趋下泄，随小便而排出体外，故尿多味甜。

三脏之中，虽可有所偏重，但往往又互相影响。如肺燥津伤，则脾胃不得濡养，肾精不得滋助；脾胃燥热偏盛，上可灼伤肺津，下可耗伤肾阴；肾阴不足则阴虚火旺，亦可上灼肺胃，终至肺燥胃热肾虚。

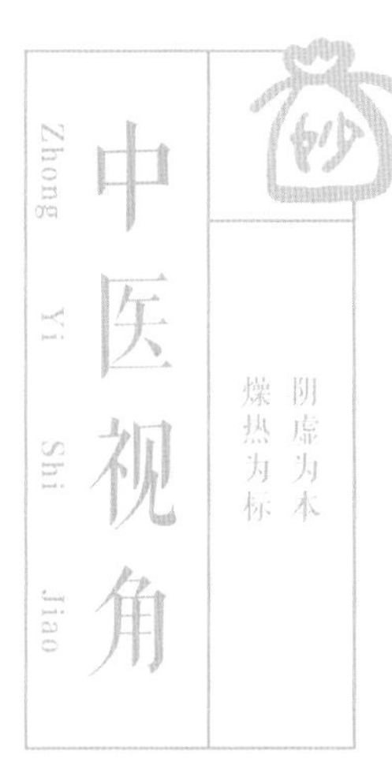

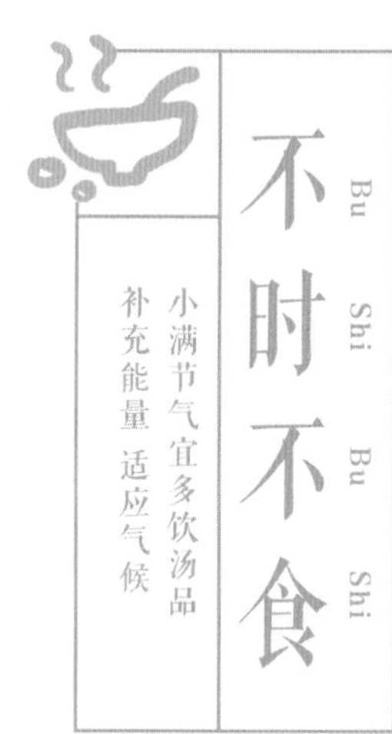
不时不食
Bu Shi Bu Shi
小满节气宜多饮汤品
补充能量 适应气候

小满节气的饮食养生，首先应及时适当补充营养，才能使五脏六腑不受损伤。可以多饮用营养丰富的汤品，既可以补充能量，又可以适应夏季的气候，如绿豆芽蛤蜊汤、苦瓜木棉花牛肉汤、西洋参红枣生鱼汤等，这些汤品具有清热、养阴、祛湿、暖胃、温补等功效。

其次，针对体质特点，食用一些疏风祛湿、清泻内热的食物或药膳。具有清利湿热作用的食物，如赤小豆、薏苡仁、绿豆、冬瓜、丝瓜、黄瓜、黄花菜、水芹、荸荠、黑木耳、藕、胡萝卜、西红柿、西瓜、山药、蛇肉、鲫鱼、草鱼、鸭肉等。忌食膏粱厚味、甘肥滋腻、生湿助湿的食物，如动物脂肪、海腥鱼类、酸涩辛辣、性属温热助火之品及油煎熏烤之物，如生葱、生蒜、生姜、芥末、胡椒、辣椒、茴香、桂皮、韭菜、各种海鲜发物等。

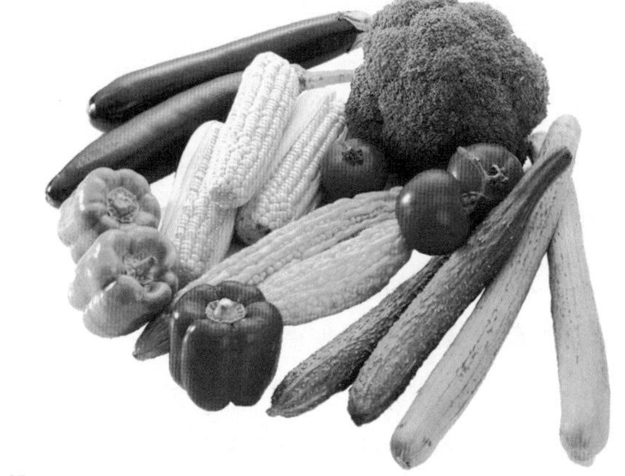

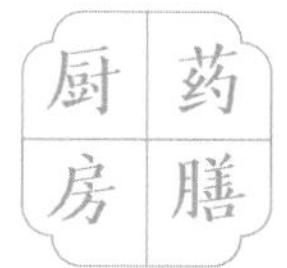

冬瓜草鱼煲

[配料] 冬瓜 500 克，草鱼 250 克，食盐、植物油适量。

[做法] 冬瓜去皮，洗净切三角块，草鱼剖净，留尾洗净待用。先用油将草鱼（带尾）煎至金黄色，在砂锅内放入适量清水，把鱼、冬瓜一同放入砂锅内，先武火烧开后，改用文火炖 2 小时左右，汤见白色，加入食盐调味即可食用。

[功效] 平肝，祛风，利湿，除热。

针灸治疗糖尿病肾病

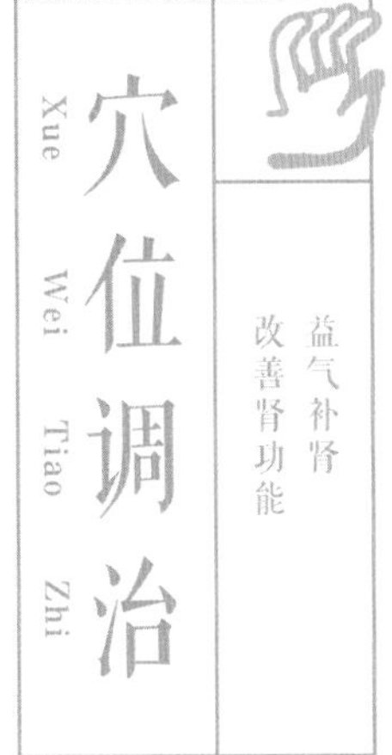

主要穴位有：

曲池 屈肘成直角，在肘横纹外侧端与肱骨外上髁连线中点。完全屈肘时，当肘横纹外侧端处。

支沟 在前臂背侧，当阳池与肘尖的连线上，腕背横纹上3寸，尺骨与桡骨之间。

合谷 在手背第1、2掌骨间，当第2掌骨桡侧的中点处。

血海 屈膝在大腿内侧，髌底内侧端上2寸，当股四头肌内侧头的隆起处。

足三里 在小腿前外侧，当犊鼻下3寸，距胫骨前缘一横指（中指）。

阴陵泉 在小腿内侧，胫骨内侧髁下缘与胫骨内侧缘之间的凹陷中，在胫骨后缘与腓肠肌之间，比目鱼肌起点上。

丰隆 在小腿前外侧，当外踝尖上8寸，条口外，距胫骨前缘二横指。

地机 正坐或仰卧位，在阴陵泉直下3寸，当阴陵泉与三阴交的连线上，胫骨内侧面后缘处取穴。

三阴交 在小腿内侧，当足内踝尖上3寸，胫骨内侧缘后方。

太冲 足背第1、2跖骨结合部之前凹陷中.

天枢 位于腹部，横平脐中，前正中线旁开2寸，当腹直肌及其鞘处。

膏肓 位于第4胸椎棘突下，旁开3寸。

肾俞 位于第2腰椎棘突下，旁开1.5寸。

白环俞 位于骶正中嵴（第4骶椎棘突下）旁开1.5寸。

中脘 在上腹部，前正中线上，当脐上4寸。

中极 在下腹部，前正中线上，当脐下4寸。

如何进行自我按摩预防糖尿病?

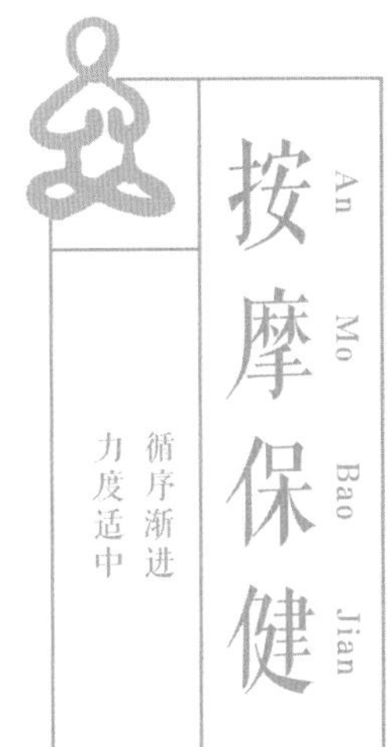

自我按摩预防糖尿病，需要做一些准备活动，学习和掌握一些治疗原则。

首先，要想自我按摩，除了了解穴位准确定位以外，还要锻炼自己的手指和指力。锻炼自己的手指，让手指更有劲一点，这样点穴的时候可以达到一定的效果。

第二，在家做自我推拿按摩时，房间里要保持比较温暖的环境，一般为20~25℃。

第三，要循序渐进。一般来说，糖尿病人的体质比较弱。推拿按摩治疗开始的时候，刺激不宜太强，手法不宜太重，时间不宜太长。要根据自我感觉，逐渐增加推拿按摩的时间和力量。

第四，要持之以恒。推拿按摩治疗，并非针对降糖的直接治疗，疗效的获取，也是一个逐渐累积的过程，因此，要持之以恒，至少坚持2周左右，再进行一次评估。

请勾选下每天

空腹血糖监测的结果

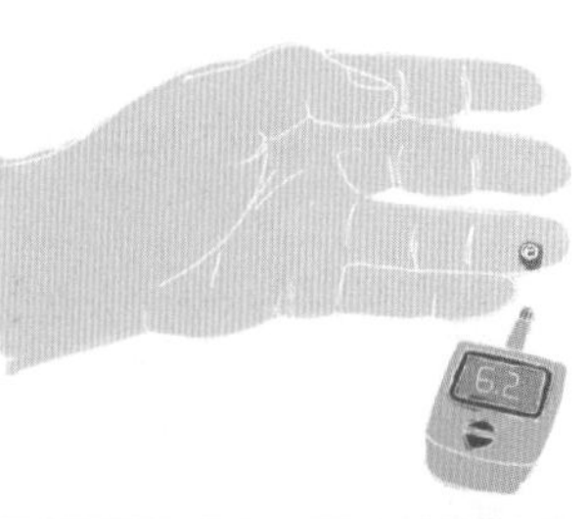

16																
15																
14																
13																
12																
11																
10																
9																
8																
7																
6																
5																
4																
3																
2																
mmol/L / 日期	16	17	18	19	20	21	22	23	24	25	26	27	28	29	30	31

注：人体正常血糖测试范围为 3.9~6.1mmol/L

2018

农历戊戌〔狗〕年

MAY

五月/下

请记录下每天

各项身体指标的测量结果

	请填数 体 重 记 录															
公斤																
	请填数 腹 围 记 录															
厘米																
	请勾选 饮 食 记 录															
过饱																
正常																
不足																
	请勾选 运 动 记 录															
过量																
正常																
不足																
	请勾选 情 绪 记 录															
开心																
正常																
忧伤																
指标/日期	16	17	18	19	20	21	22	23	24	25	26	27	28	29	30	31

2018 年 5 月　日

晨征

宋·巩丰

静观群动亦劳哉
岂独吾为旅食催
鸡唱未圆天已晓
蛙鸣初散雨还来
清和入序殊无暑
小满先时政有雷
酒贱茶饶新而熟
不妨乘兴且徘徊

下一篇 - 芒种篇

2018.06

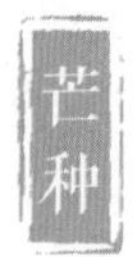

六月上 / 夏

芒种，五月节。

有芒之种谷可稼种矣。

2018.06

一	二	三	四	五	六	日
				1	2	3
4	5	6	7	8	9	10
11	12	13	14	15	16	17
18	19	20	21	22	23	24
25	26	27	28	29	30	

2018.07

一	二	三	四	五	六	日
						1
2	3	4	5	6	7	8
9	10	11	12	13	14	15
16	17	18	19	20	21	22
23	24	25	26	27	28	29
30	31					

周一	周二	周三	周四	周五	周六	周日
28 十四	29 十五	30 十六	31 十七	01 四月 儿童节	02 十九	03 二十
04 廿一	05 廿二	06 芒种	07 廿四	08 廿五	09 廿六	10 廿七
11 廿八	12 廿九	13 三十	14 五月 初一	15 初二	16 初三	17 初四

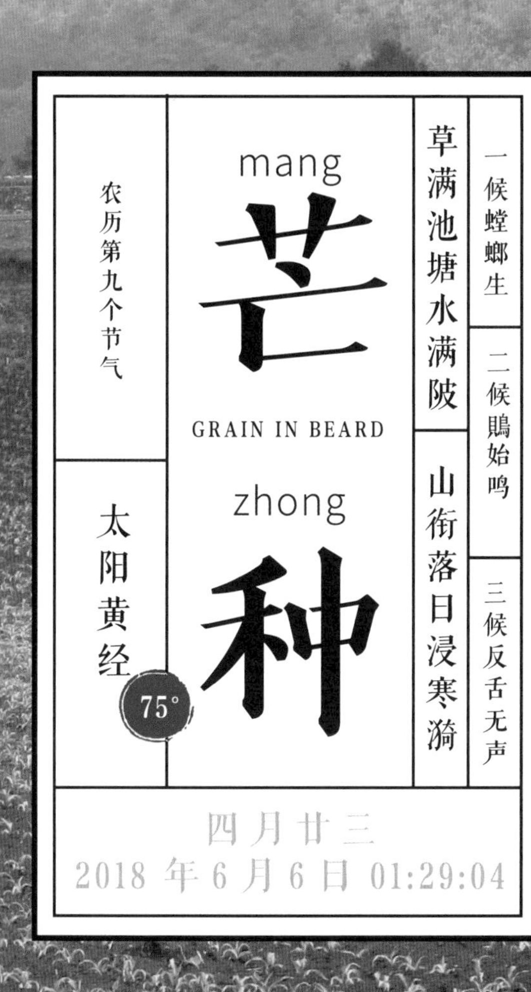

mang
芒
GRAIN IN BEARD
zhong
种
农历第九个节气
太阳黄经
75°
草满池塘水满陂
山衔落日浸寒漪
一候螳螂生
二候䴗始鸣
三候反舌无声
四月廿三
2018 年 6 月 6 日 01:29:04

初候，螳螂生。感一阴之气，破卵而生。
二候，䴗始鸣。伯劳鸟以五月鸣，其声䴗䴗然。
三候，反舌无声。百舌鸟遇微阴而无声也。

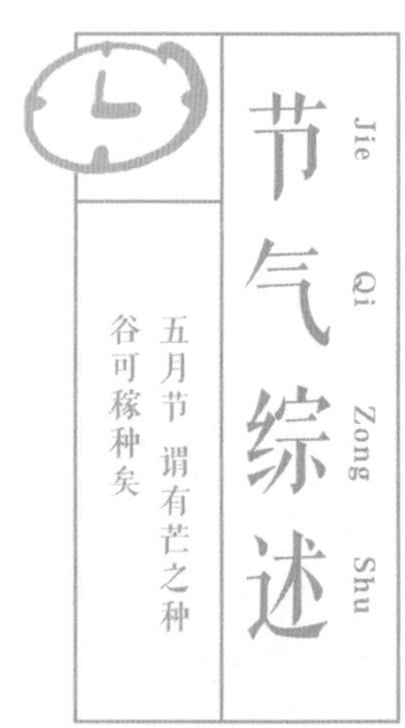
节气综述
Jie Qi Zong Shu
五月节 谓有芒之种
谷可稼种矣

“斗指巳为芒种，此时可种有芒之谷，过此即失效，故名芒种也。”就是说，芒种节气是最适合播种有芒的谷类作物，如晚谷、黍、稷等。芒种也是种植农作物时机的分界点，由于天气炎热，已经进入典型的夏季，过了这一节气，农作物的成活率就越来越低，即有“芒种，忙忙种”之说。

芒种时节，长江中、下游地区，雨量增多，气温升高，进入连绵阴雨的梅雨季节，空气十分潮湿，天气异常湿热，各种衣物器具极易发霉。民间还有“未食端午粽，破裘不可送”的说法，芒种日前后的“端午节”没过，御寒的衣服不要脱去，湿邪阴寒，以免受寒。

芒种养生，重点要根据季节的气候特征，在精神上保持轻松、愉快的状态；起居方面，要晚睡早起，适当地接受阳光照射，以顺应阳气的充盛，利于气血的运行。夏日昼长夜短，中午小憩可助缓解疲劳，有利于健康。

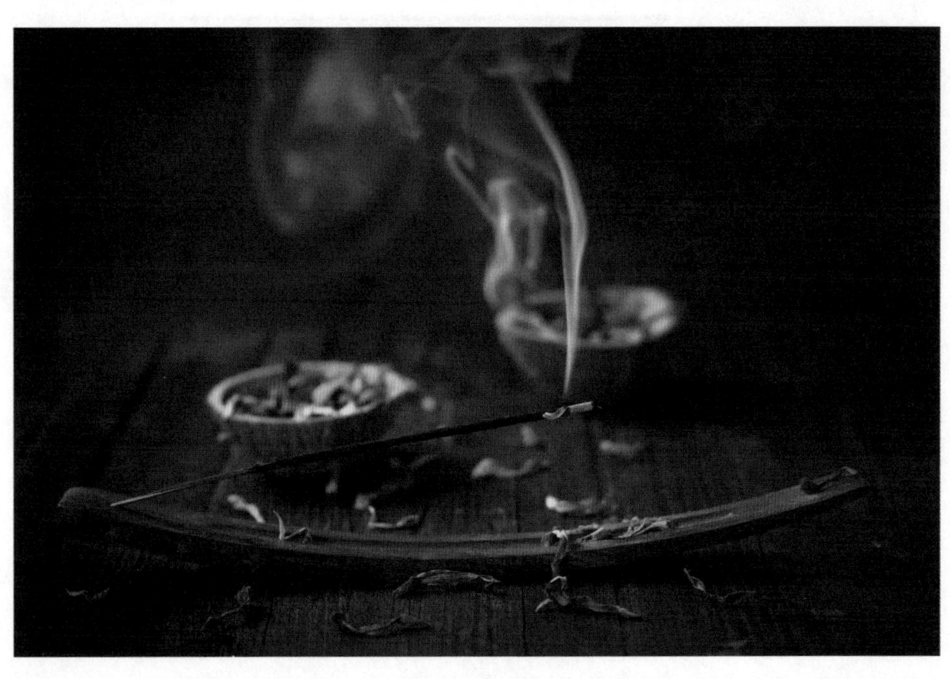

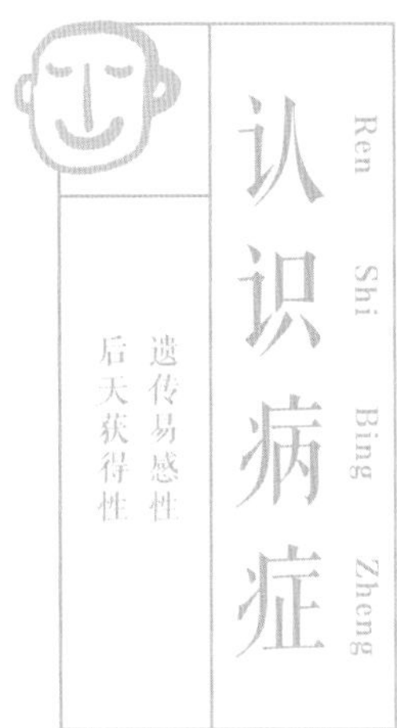

糖尿病是否有遗传性？

糖尿病发病率在血缘亲属与非血缘亲属中有显著差异。单卵孪生之一患 1 型糖尿病，另一个发生糖尿病的几率约为 50%。双胞胎中之一患 2 型糖尿病，另一人也发生糖尿病的几率达 90% 以上。糖尿病遗传给下一代的不是糖尿病本身，而是糖尿病的易感性。2 型糖尿病比 1 型糖尿病具有更强的遗传倾向。所谓遗传易感性，指的是有遗传背景的人更容易得糖尿病，而不是必然得糖尿病，因为糖尿病的发病还有后天因素作用的结果。

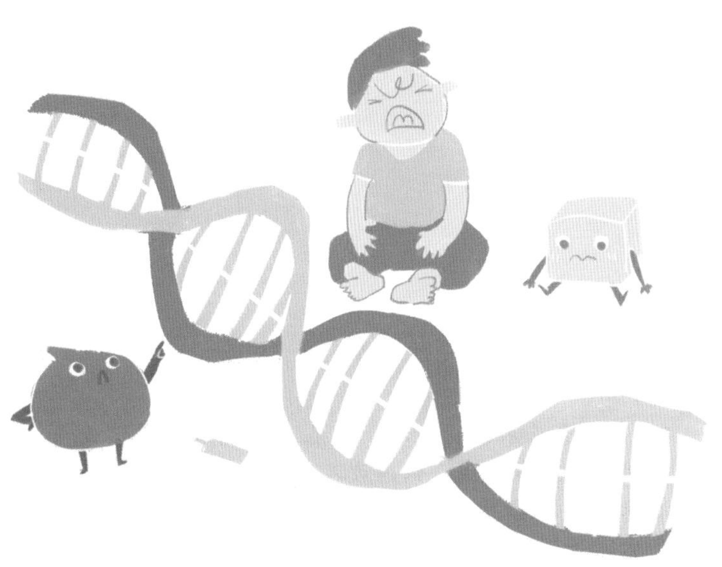

消渴病的严重证候是怎样的？

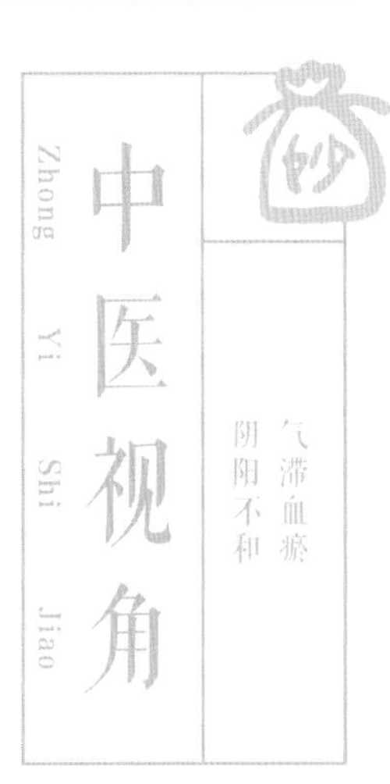

消渴病日久，则易发生以下两种病变：

1. 阴损及阳，阴阳俱虚。消渴虽以阴虚为本，燥热为标，但由于阴阳互根，阳生阴长，若病程日久，阴损及阳，则致阴阳俱虚。其中以肾阳虚及脾阳虚较为多见。

2. 病久入络，血脉瘀滞。消渴病是一种累及多个脏腑的疾病，影响气血的正常运行，且阴虚内热，耗伤津液，亦使血行不畅而致血脉瘀滞。血瘀是消渴病的重要病机之一，且消渴病多种并发症的发生也与血瘀密切相关。

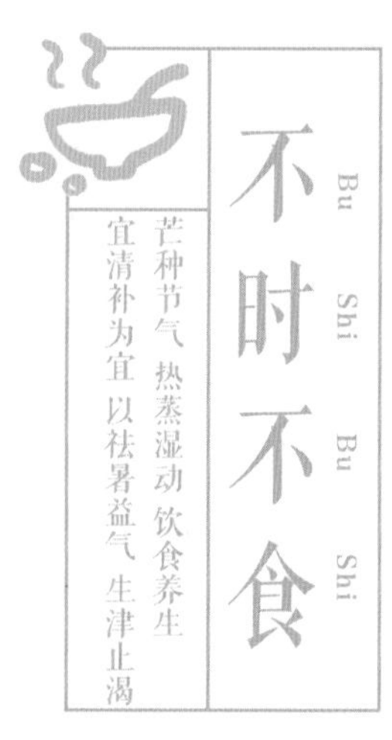
不时不食
Bu Shi Bu Shi
芒种节气 热蒸湿动 饮食养生
宜清补为宜 以祛暑益气 生津止渴

芒种节气，气温升高，湿度增加，汗液无法通畅地排泄出来，即热蒸湿动。人身之所及，呼吸之所受，均不离湿热之气。暑令湿胜必多兼感，使人感到四肢困倦，萎靡不振。

芒种时节的养生重点，要使气机得以宣畅，通泄得以自如。其中，饮食养生，宜清补为宜，多吃具有祛暑益气、生津止渴作用的食物和药膳。老年人因机体功能减退，心脑血管不同程度的硬化，加之热天消化液分泌减少，饮食宜清补为主，辅以清暑解热护胃益脾和具有降压、降脂功效的食品。

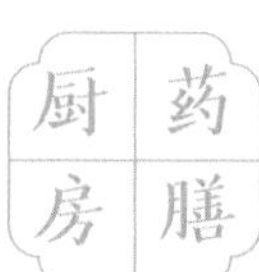
药膳
厨房

香菇冬瓜球

[配料] 香菇、鸡汤、淀粉各适量，冬瓜300克，植物油、精盐、姜、麻油各适量。

[做法] 香菇水发、洗净，冬瓜去皮洗净，用钢球勺挖成圆球备用，姜洗净切丝。锅内放入适量植物油烧热，下姜丝煸炒出香味，放入香菇继续煸炒数分钟，倒入适量鸡汤煮开后，将冬瓜球下锅烧至熟时，用水淀粉勾芡，翻炒几下，淋上香油，即可出锅。

[功效] 补益肠胃，生津除烦。

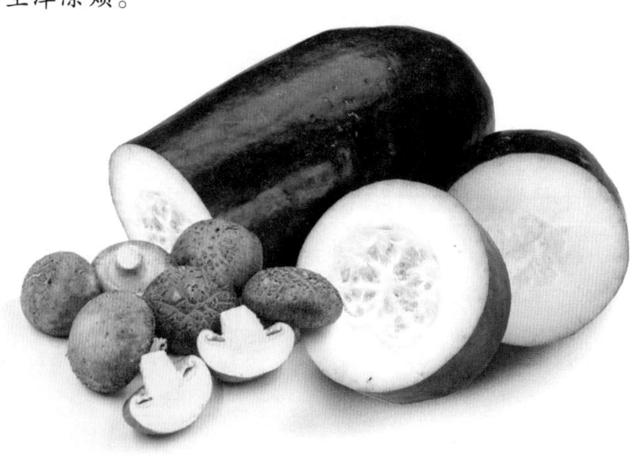

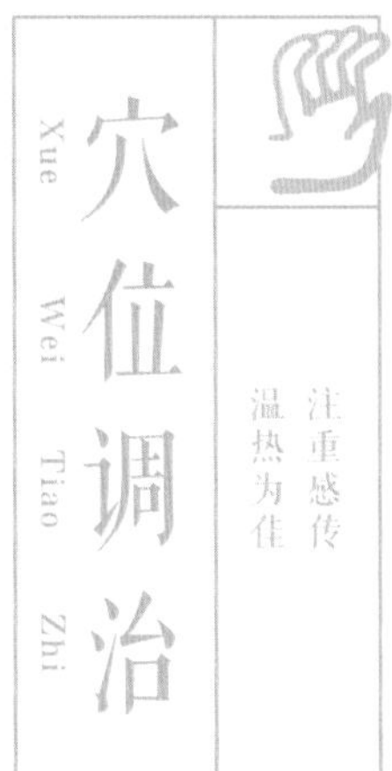

穴位调治

Xue Wei Tiao Zhi

注重感传 温热为佳

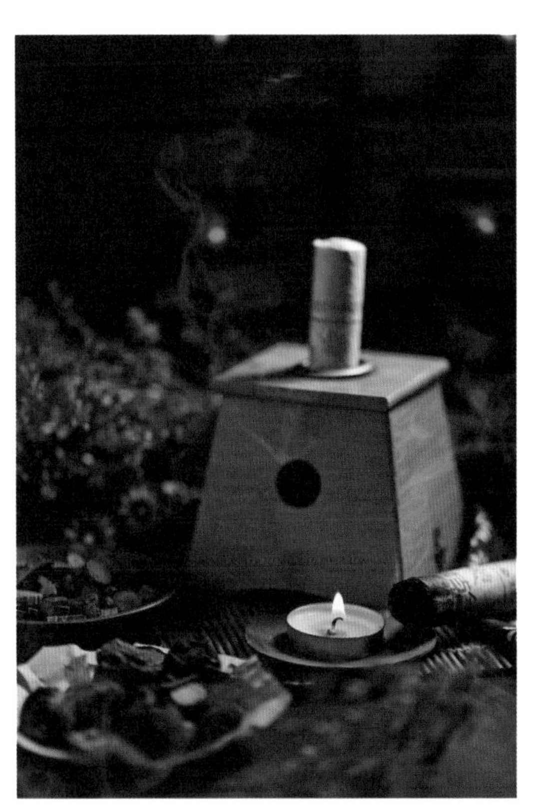

穴位调治糖尿病的操作方法：

2 型糖尿病是一种虚实夹杂的疾病，因此临床针灸治疗的操作可以以均匀捻转和提插为主，辅以背俞穴温和灸，以促进脏腑功能的修复和气血的调畅。针刺背俞穴时，以针感传入腹腔或者腹腔内感到温热为佳。艾灸背俞穴时，以持续较长时间为佳。

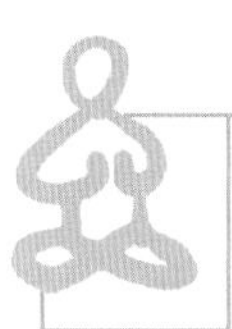

顺势而动

Shun Shi Er Dong

仲夏之月 万物以成 天地化生 宜补肾助肺 调理胃气 以顺其时

仲夏之月（五月），万物以成，天地化生，勿以极热，勿大汗，勿曝露星宿，皆成恶疾。是月，宜补肾助肺，调理胃气，以顺其时。生气在辰，宜坐卧向东南方。

导引法：

常以两手合掌，向前筑去，臂腕如此七次，淘心藏风劳，散关节滞气。

请勾选下每天

空腹血糖监测的结果

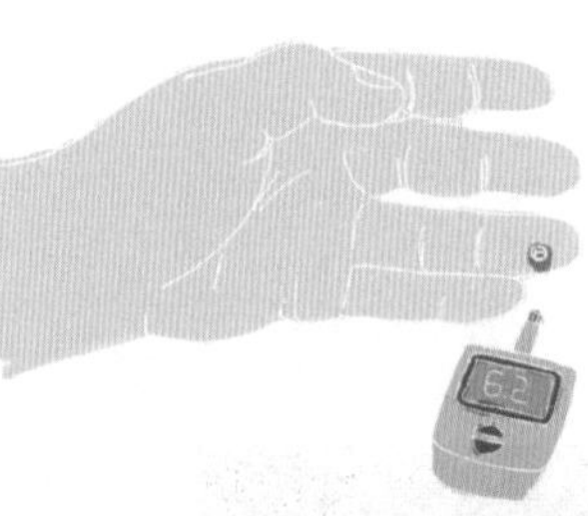

16															
15															
14															
13															
12															
11															
10															
9															
8															
7															
6															
5															
4															
3															
2															
mmol/L 日期	1	2	3	4	5	6	7	8	9	10	11	12	13	14	15

注：人体正常血糖测试范围为 3.9~6.1mmol/L

请记录下每天

各项身体指标的测量结果

请填数 体重记录															
公斤															
请填数 腹围记录															
厘米															
请勾选 饮食记录															
过饱															
正常															
不足															
请勾选 运动记录															
过量															
正常															
不足															
请勾选 情绪记录															
开心															
正常															
忧伤															
指标/日期	1	2	3	4	5	6	7	8	9	10	11	12	13	14	15

龙华山寺寓居十首

宋·王之望

水乡经月雨
潮海暮春天
芒种嗟无日
来牟失有年
人多蓬菜色
村或断炊烟
谁谓山中乐
忧来百虑煎

下一篇 - 夏至篇

2018.06

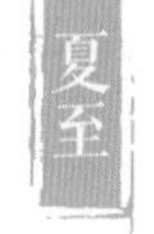

六月下 / 夏

夏至，五月中。

万物于此皆假大而至极也。

2018.06

一	二	三	四	五	六	日
				1	2	3
4	5	6	7	8	9	10
11	12	13	14	15	16	17
18	19	20	21	22	23	24
25	26	27	28	29	30	

2018.07

一	二	三	四	五	六	日
						1
2	3	4	5	6	7	8
9	10	11	12	13	14	15
16	17	18	19	20	21	22
23	24	25	26	27	28	29
30	31					

周一	周二	周三	周四	周五	周六	周日
11 廿八	12 廿九	13 三十	14 初一	15 初二	16 五月 初三	17 父亲节
18 端午节	19 初六	20 初七	21 夏至	22 初九	23 初十	24 十一
25 十二	26 十三	27 十四	28 十五	29 十六	30 十七	01 建党节

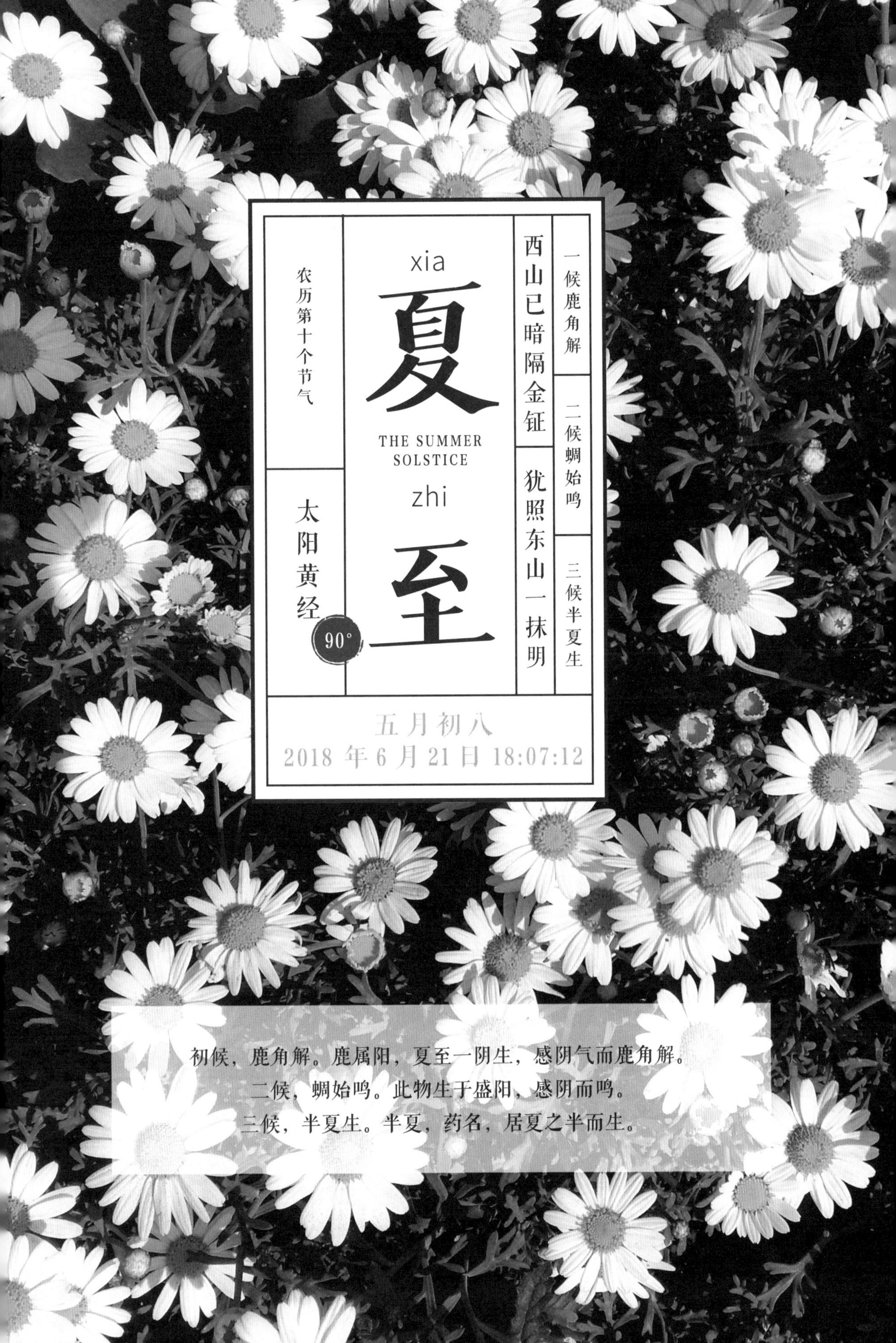
xia
夏
THE SUMMER
SOLSTICE
zhi
至
农历第十个节气
太阳黄经
90°
西山已暗隔金钲
犹照东山一抹明
一候鹿角解
二候蜩始鸣
三候半夏生
五月初八
2018年6月21日 18:07:12
初候，鹿角解。鹿属阳，夏至一阴生，感阴气而鹿角解。
二候，蜩始鸣。此物生于盛阳，感阴而鸣。
三候，半夏生。半夏，药名，居夏之半而生。

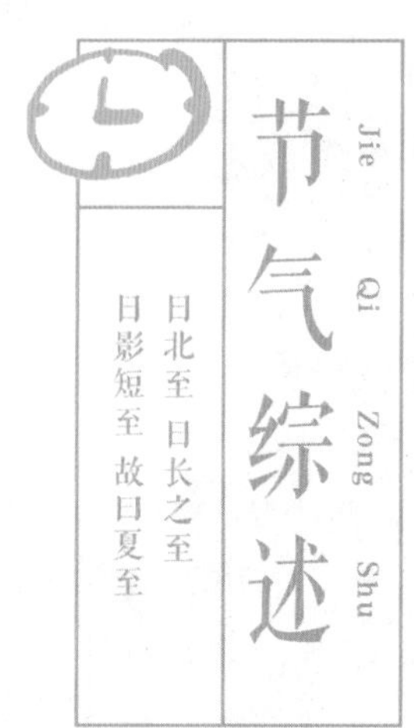

节气综述

Jie Qi Zong Shu

日北至 日长之至 日影短至 故曰夏至

夏至日，太阳直射北回归线，是北半球一年中白昼最长的一天，但并不是一年中天气最热的时候。接近地表的热量，还在继续积蓄，并没有达到最多的时候。真正的暑热天气是以夏至和立秋为基点计算的，大约在七月中旬到八月中旬，故有“热在三伏”之说。

夏至节气，从中医理论讲，是阳气最旺的时节。养生要顺应夏季阳盛于外的特点，注意保护阳气，着眼于一个“长”字。

《素问·四气调神大论》有“使志无怒，使华英成秀，使气得泄，若所爱在外，此夏气之应，养长之道也”的记载，即夏季要神清气和，快乐欢畅，心胸宽阔，精神饱满，如万物生长需要阳光那样，对外界事物要有浓厚的兴趣，培养乐观外向的性格，以利于气机的通泄。

除了“心静自然凉”的夏季养生精神调养外，夏至起居调养，还要顺应自然界阳盛阴衰的变化，宜晚睡早起，合理安排午休时间，每日温水洗澡，适量的运动调养，饮食宜清淡。

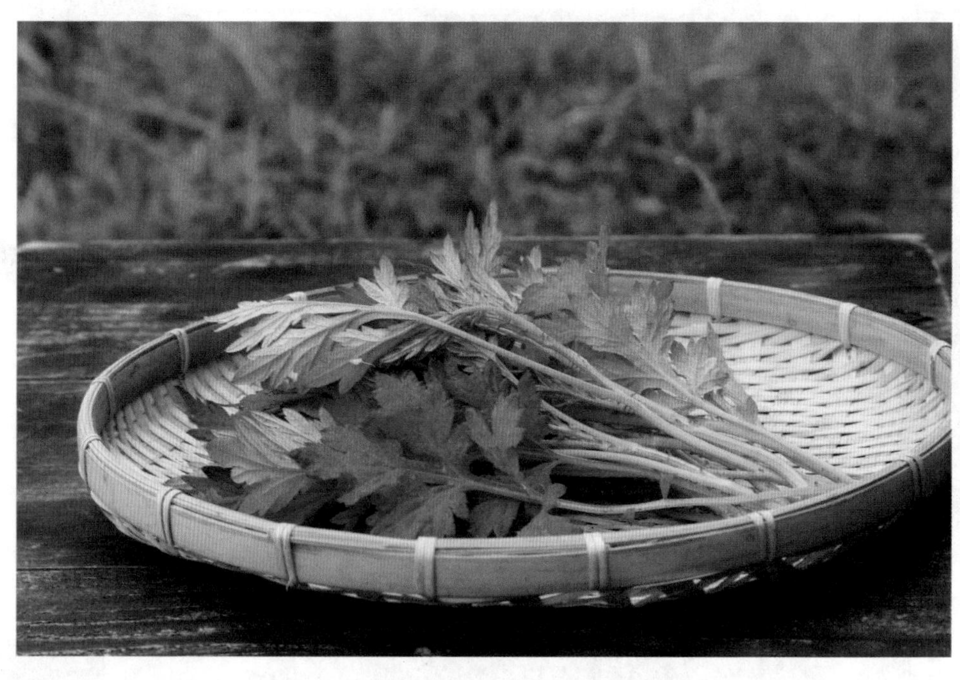

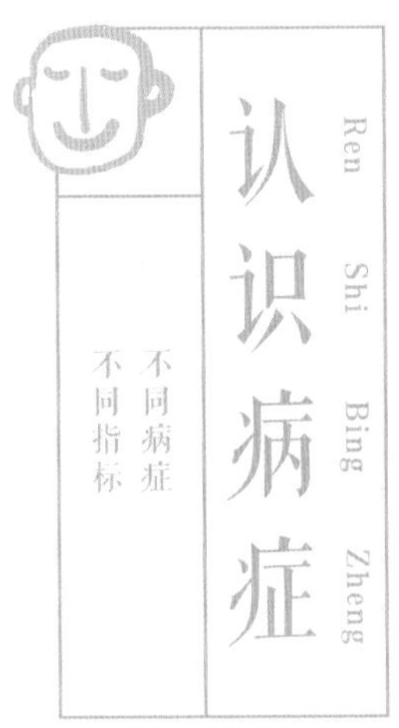

除了血糖、尿糖外，临床还需要哪些检查？

1. 糖化血清蛋白　是血糖与血清白蛋白非酶促反应结合的产物，反映取血检查前 1 ～ 3 周的平均血糖水平。

2. 糖化血红蛋白（HbA1c）　是葡萄糖与血红蛋白非酶促反应结合的产物，可反映取血检查前 2 个月的平均血糖水平，是判断血糖控制状态最有价值的指标。

3. 血清胰岛素和 C 肽水平　反映胰岛 B 细胞的储备功能。糖尿病患者胰岛功能减退，胰岛素分泌能力下降。

4. 尿酮体　酮症或酮症酸中毒时尿酮体阳性。

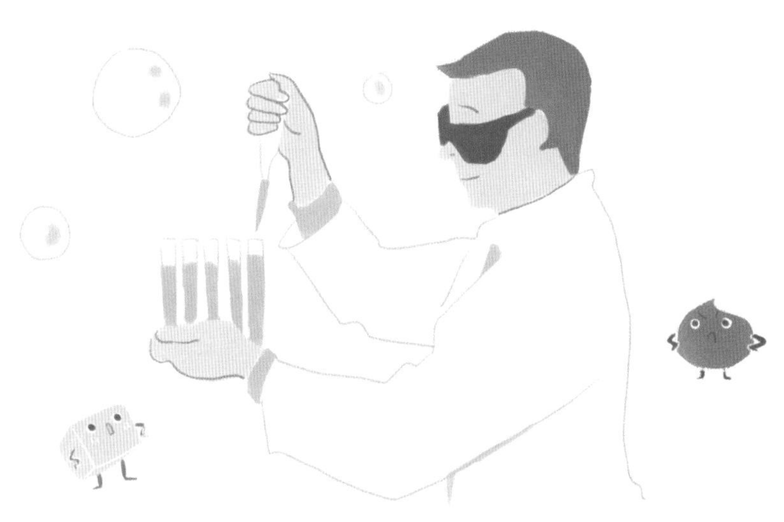

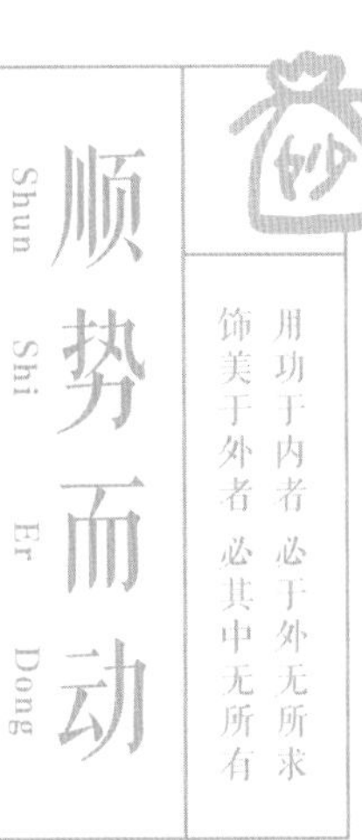
顺势而动
Shun Shi Er Dong
用功于内者　必于外无所求
饰美于外者　必其中无所有

养心导引法（夏三月行之）：

可正坐，两手作拳，用力左右互筑，各五六度。又以一手向上拓空，如擎石米之重，左右更手行之。又以两手交叉，以脚踏手中，各五六度，闭气为之。去心胸风邪诸疾，行之良久，闭目，三咽津，叩齿三通而止。

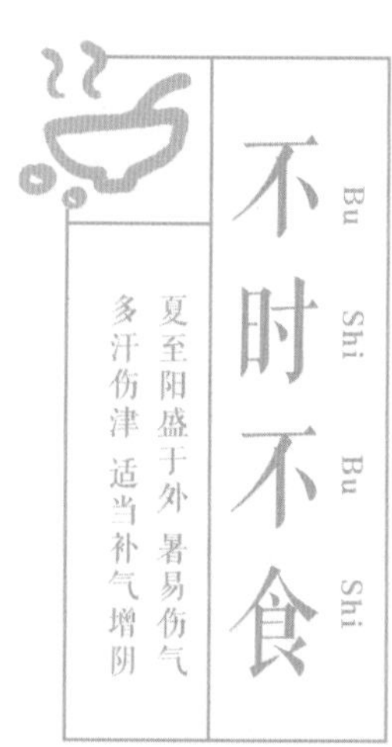
不时不食
Bu Shi Bu Shi
夏至阳盛于外 暑易伤气
多汗伤津 适当补气增阴

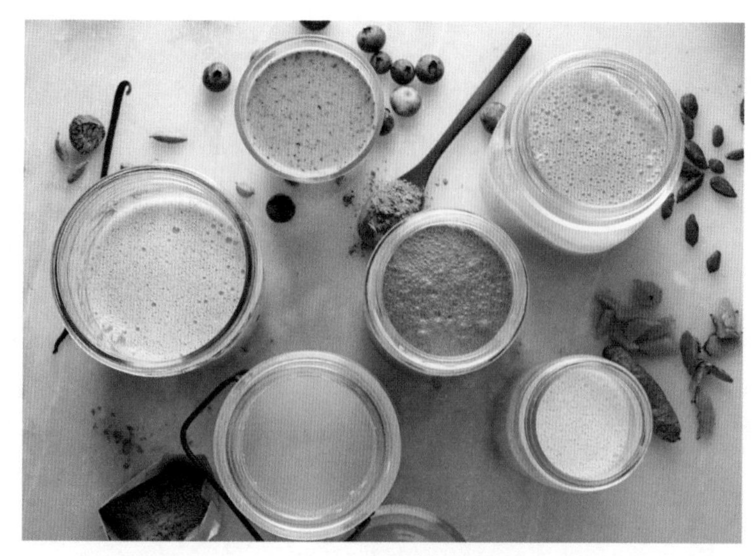

夏至是阳气最旺的时节，养生要顺应夏季阳盛于外的特点；同时，夏季炎热，暑易伤气，多汗伤津，要适当补气增阴。

由于夏时心火当令，心火过旺则克肺金，多食味苦之物能清热以制约心火；另一方面，宜多食酸味以固表，多食咸味以补心。此外，夏季气候炎热，人的消化功能相对较弱，饮食宜清淡不宜肥甘厚味，要多食杂粮以寒其体，不可过食热性食物，以免助热。从阴阳角度看，夏月伏阴在内，饮食不可过寒，西瓜、绿豆汤、乌梅小豆汤，虽为解渴消暑之佳品，但不宜冰镇食之。

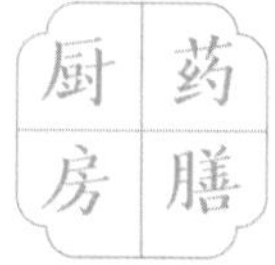
药膳
厨房

荷叶茯苓粥

[配料] 荷叶1张（鲜、干均可），茯苓50克，粳米或小米100克。

[做法] 先将荷叶煎汤去渣，把茯苓、洗净的粳米或小米加入汤中，同煮为粥。

[功效] 宁心安神，止泻止痢。

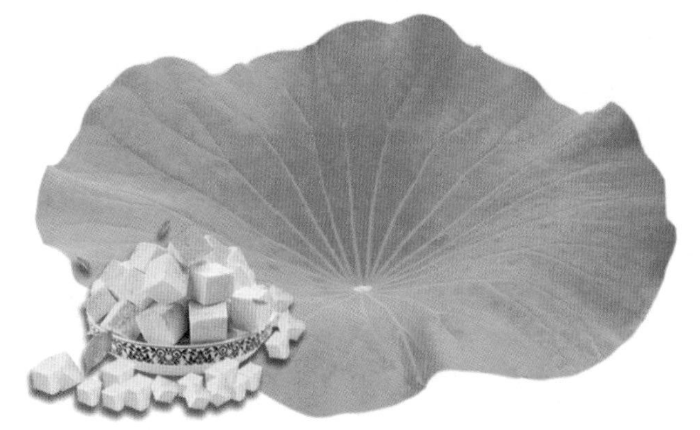

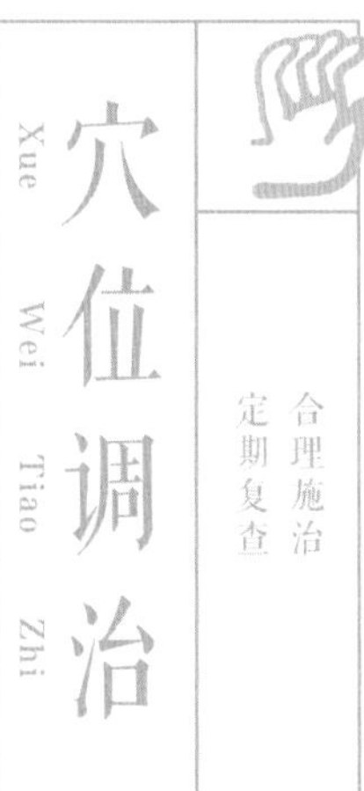

穴位调治糖尿病的疗程安排

以降血糖为目的的治疗，一般以1周为一个疗程，一周结束后及时检测血糖变化，4~6周为一个观察周期；针对并发症的治疗，一般以2~4周为一个疗程。

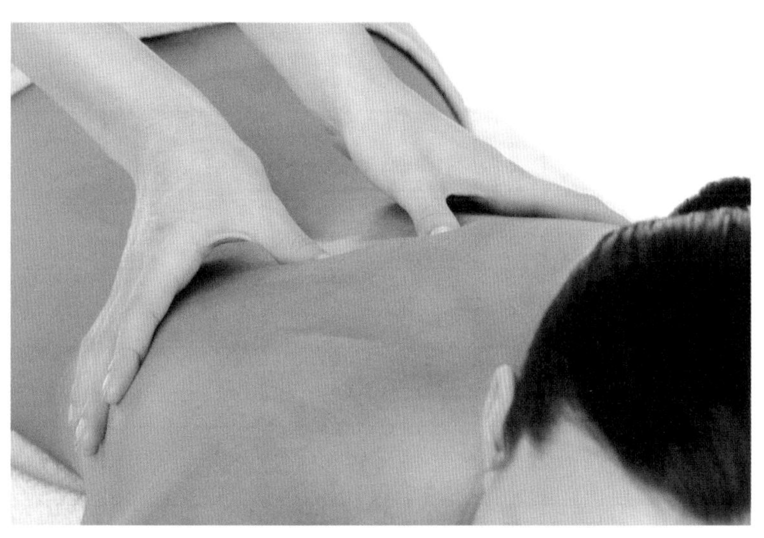

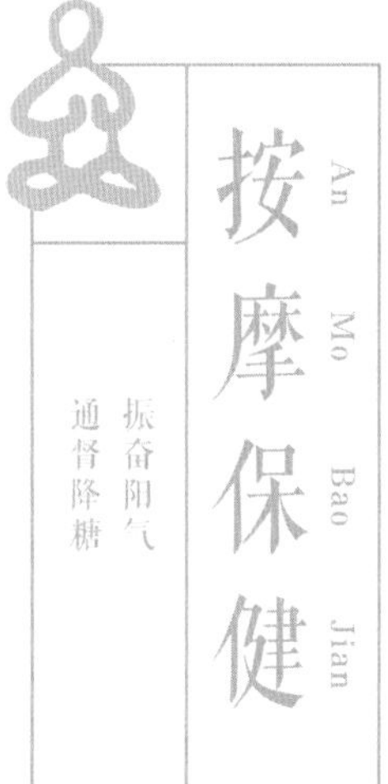

背部推拿按摩治疗糖尿病

背部有五脏六腑气血输注的部位和穴位，是推拿按摩治疗糖尿病的主要部位之一。患者俯卧位，主要操作方法有：

①用㨰法在背部脊柱两侧施术，约6分钟，用一指禅推法在膀胱经第一侧线治疗，重点在肺俞、膈俞、胰俞（胃脘下俞）、肝俞、脾俞、胃俞、肾俞、三焦俞，治疗时间3分钟。

②接上势，小鱼际横擦肾俞、命门、八髎，透热为度。

③接上势，用拿法、掌推法在双下肢后侧至跟腱处，各操作5遍；按揉涌泉穴，并用擦法。

请勾选下每天

空腹血糖监测的结果

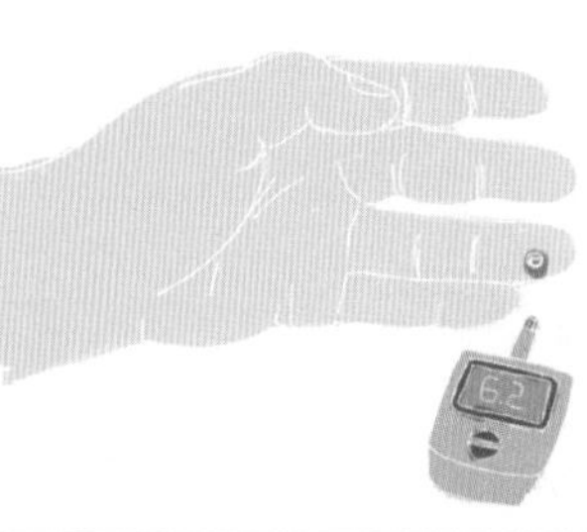

16															
15															
14															
13															
12															
11															
10															
9															
8															
7															
6															
5															
4															
3															
2															
mmol/L 日期	16	17	18	19	20	21	22	23	24	25	26	27	28	29	30

注：人体正常血糖测试范围为 3.9~6.1mmol/L

请记录下每天

各项身体指标的测量结果

请填数 体重记录															
公斤															
请填数 腹围记录															
厘米															
请勾选 饮食记录															
过饱															
正常															
不足															
请勾选 运动记录															
过量															
正常															
不足															
请勾选 情绪记录															
开心															
正常															
忧伤															
指标/日期	16	17	18	19	20	21	22	23	24	25	26	27	28	29	30

2018 年 6 月　日

夏至对雨柬程孺文

明·张正蒙

堂开垂柳下
默默坐移时
岁序一阴长
愁心两鬓知
雨檐蛛网重
风树雀巢欹
惆怅无人见
深杯空自持

下一篇 - 小暑篇

2018.07

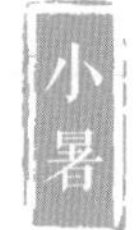

七月上 / 夏

小暑，六月节。热之中分为大小，月初为小，月中为大，今则犹小。

2018.07

一	二	三	四	五	六	日
						1
2	3	4	5	6	7	8
9	10	11	12	13	14	15
16	17	18	19	20	21	22
23	24	25	26	27	28	29
30	31					

2018.08

一	二	三	四	五	六	日
		1	2	3	4	5
6	7	8	9	10	11	12
13	14	15	16	17	18	19
20	21	22	23	24	25	26
27	28	29	30	31		

周一	周二	周三	周四	周五	周六	周日
25 十二	26 十三	27 十四	28 十五	29 十六	30 十七	01 五月 建党节
02 十九	03 二十	04 廿一	05 廿二	06 廿三	07 小暑	08 廿五
09 廿六	10 廿七	11 廿八	12 廿九	13 六月 初一	14 初二	15 初三

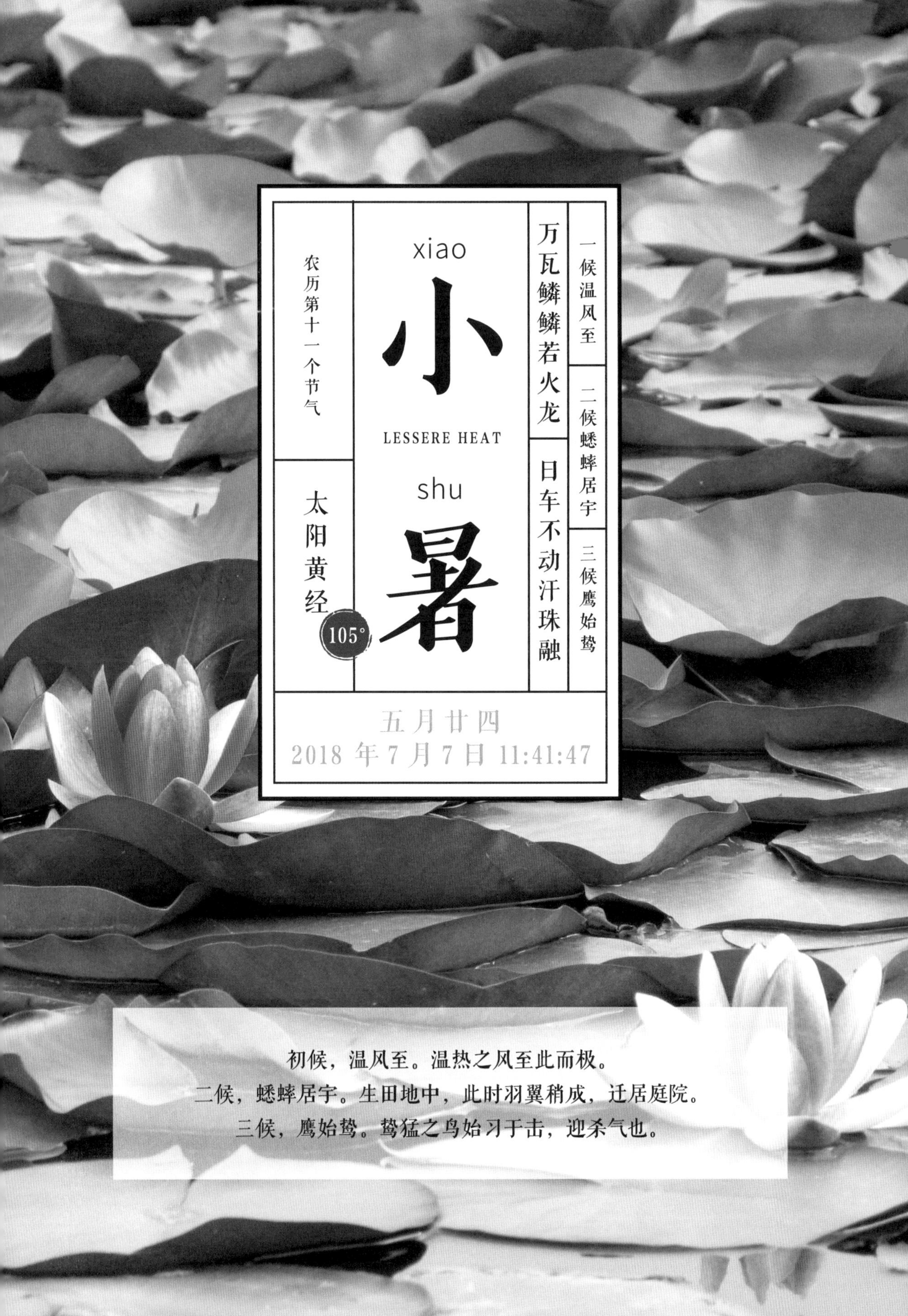
农历第十一个节气
太阳黄经
105°
xiao
小
LESSERE HEAT
shu
暑
万瓦鳞鳞若火龙
日车不动汗珠融
一候温风至
二候蟋蟀居宇
三候鹰始鸷
五月廿四
2018 年 7 月 7 日 11:41:47
初候，温风至。温热之风至此而极。
二候，蟋蟀居宇。生田地中，此时羽翼稍成，迁居庭院。
三候，鹰始鸷。鸷猛之鸟始习于击，迎杀气也。

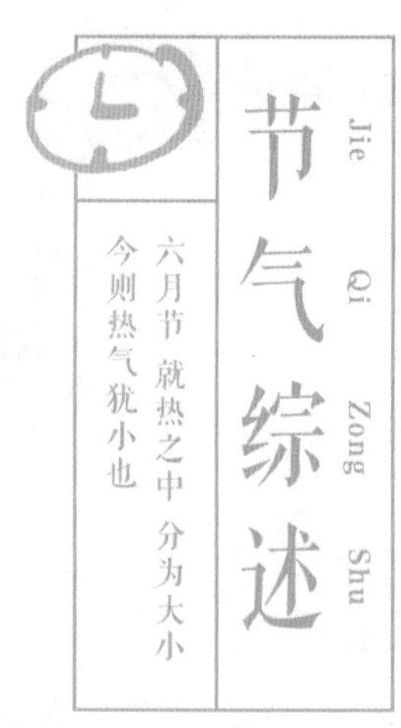

节气综述

Jie Qi Zong Shu

六月节 就热之中 分为大小 今则热气犹小也

“斗指辛为小暑，斯时天气已热，尚未达于极点，故名也”。天气已经很热，但还不到最热的时候，所以叫小暑。

时至小暑，已是初伏前后，到处绿树浓荫，时有热浪袭人之感，暴雨也时常光顾。农谚有“大暑小暑，灌死老鼠”“小暑南风，大暑旱”“小暑打雷，大暑破圩”的经验总结。小暑时节，也是萤火虫开始活跃的季节。

时当小暑，气候炎热，人易感疲倦乏力、心烦不安，在自我养护和锻炼时，应按五脏主时，而固护心阳，平心静气，确保心脏功能的旺盛，突出“心静”二字。此外，在饮食调养上要改变饮食不节、饮食不洁、饮食偏嗜的不良习惯。

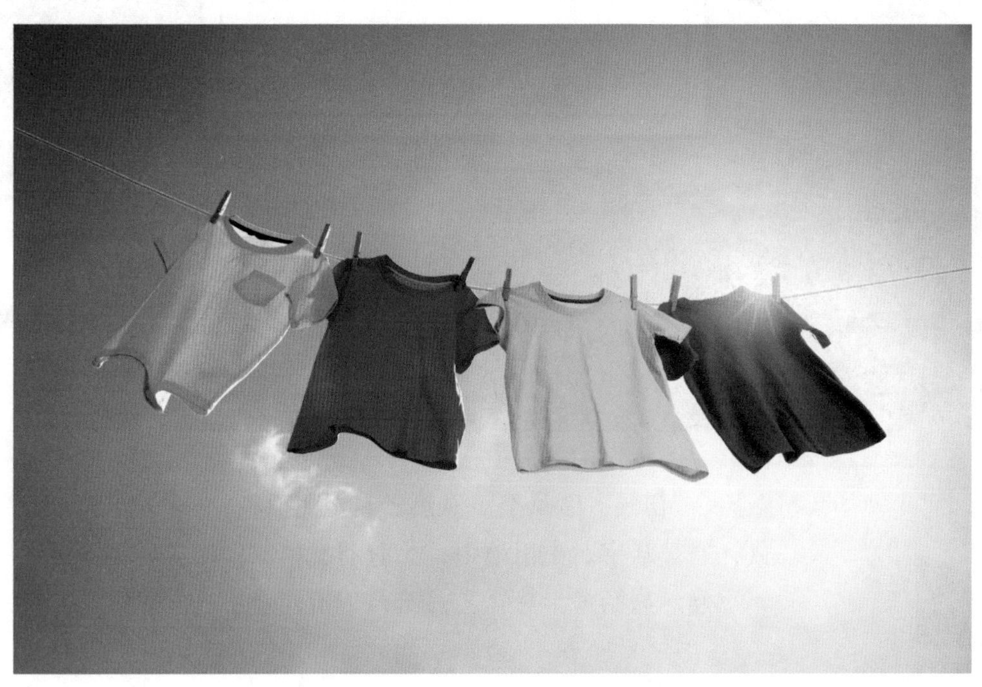

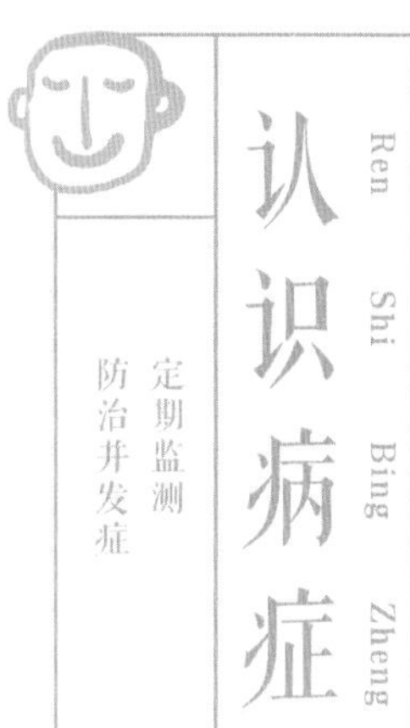

糖尿病患者为什么要检查血脂和尿白蛋白?

糖尿病患者常见血脂异常，在血糖控制不良时尤为明显。表现为甘油三酯、总胆固醇、低密度脂蛋白胆固醇水平升高；高密度脂蛋白胆固醇水平降低。

糖尿病患者怀疑肾损害时，需要检查尿白蛋白排泄量，因为早期糖尿病肾病尿白蛋白轻度升高。用放射免疫法或酶联法可以灵敏地检出尿白蛋白排出量。

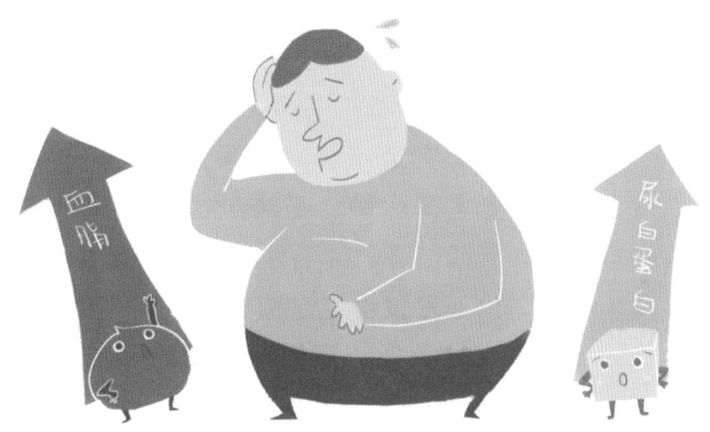

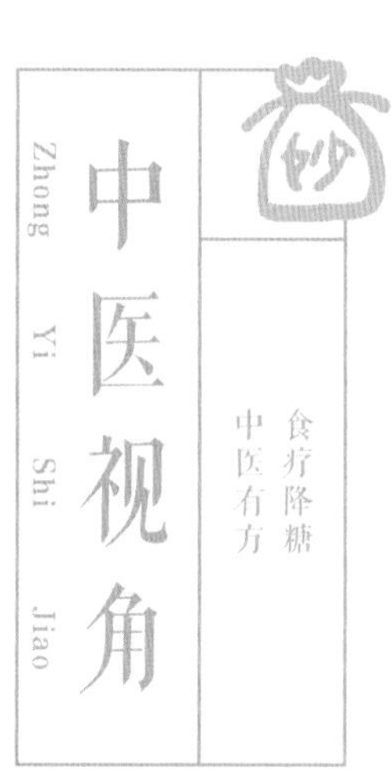

消渴病的饮食疗法主要有：

① 猪胰煲淮山药：猪胰1具，山药30克，同煲汤，加盐调味服食。

② 玉米须煲猪瘦肉：玉米须30克，猪瘦肉100克，共煲汤，加盐调味，去玉米须服食。

③ 猪胰粉：猪胰适量焙干，研成细末，每次6克，每日2次，水送服。

以上各方均适用于各型消渴病。

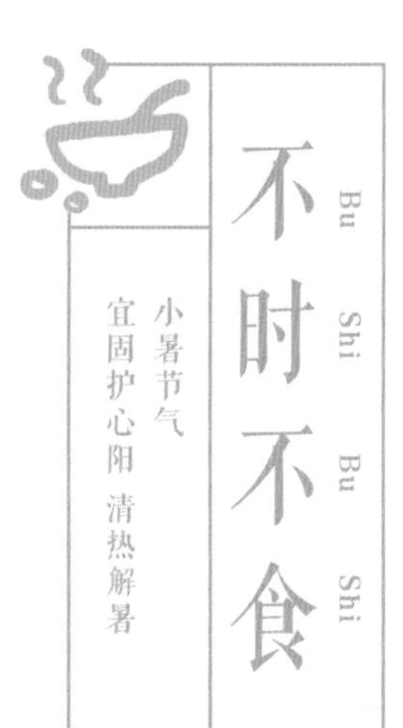
不时不食
Bu Shi Bu Shi
小暑节气
宜固护心阳 清热解暑

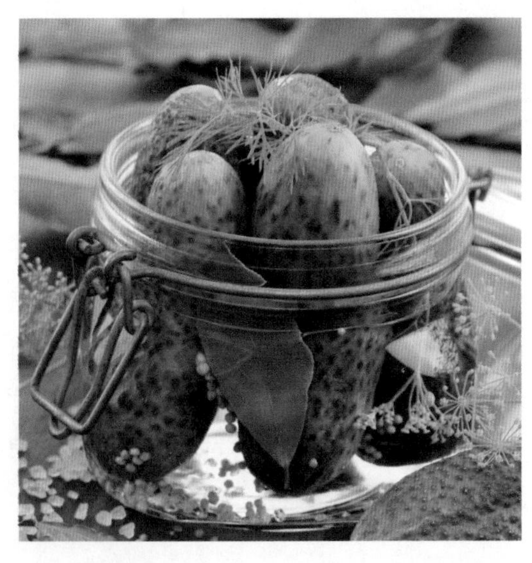

小暑节气之后，气候炎热更加突出，人体出汗多，消耗大，易感心烦不安、疲倦乏力，养生当固护心阳，平心静气，确保心脏机能的旺盛。

小暑养生，饮食调节，要以健脾开胃、清热解暑为主。食物可选用新鲜蔬菜和瓜果，如西红柿、黄瓜、苦瓜、冬瓜、丝瓜、西瓜、酸梅、绿豆、莲子、芦根、鸭、鳝鱼、鲫鱼、鸽子、山药、荷叶、绿豆芽、蚕豆、芹菜、桃、杏、番木瓜、椰子、牛奶、啤酒、金银花、菊花、绿茶等。中药宜选用清热祛暑滋阴的药材，如金银花、白菊花、麦冬、山楂、玉米须、决明子、五味子、枸杞、茯苓、薏苡仁等。需要注意，不要吃太多辛辣和高脂肪的食物；也不宜过食冷饮及含气饮料，以免伤脾胃，聚湿生痰。

此外，民间有小暑吃藕的习惯，藕有补中养神、益气力、清热养血除烦等功效，很适合夏天食用。小暑前后的鳝鱼最为滋补味美，黄鳝性温味甘，具有补中益气、补肝脾、除风湿、强筋骨等作用，故有“小暑黄鳝赛人参”的说法。

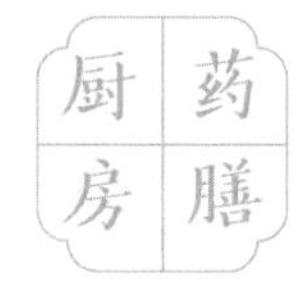

炒绿豆芽

[配料] 新鲜绿豆芽500克，花椒少许，植物油、白醋、食盐适量。

[做法] 豆芽洗净水沥干，油锅烧热，花椒入锅，烹出香味，将豆芽下锅爆炒几下，倒入白醋继续翻炒数分钟，起锅时放入食盐，装盘即可。

[功效] 清热解毒。

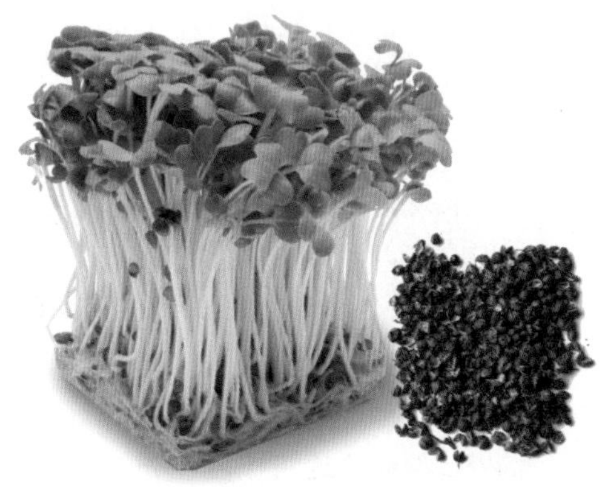

耳穴调治糖尿病

耳穴治疗对于降血糖有较好的临床疗效。综合文献报道，用耳穴治疗本病的有效率在70%~90%以上。分析处方，使用频率较高的耳穴有内分泌、胰胆、肝、脾、肺、肾等穴；其中胰胆穴和内分泌穴是最主要的穴位，而胰胆穴是同一个部位，只是左耳为胰、右耳为胆，由于胆经左右对称分布，也提示胆经穴能调理胰腺功能。

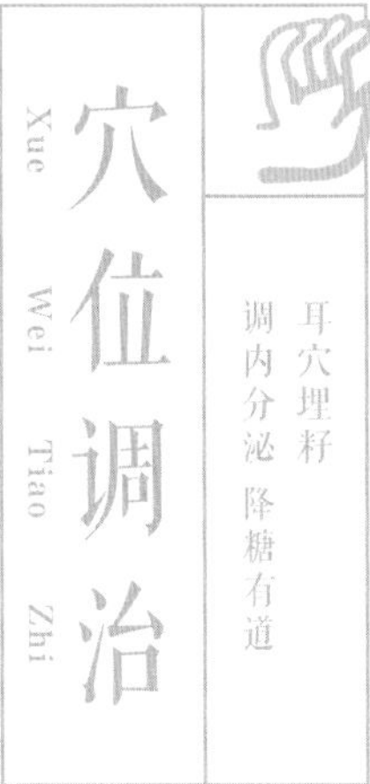

穴位调治
Xue Wei Tiao Zhi
耳穴埋籽
调内分泌 降糖有道

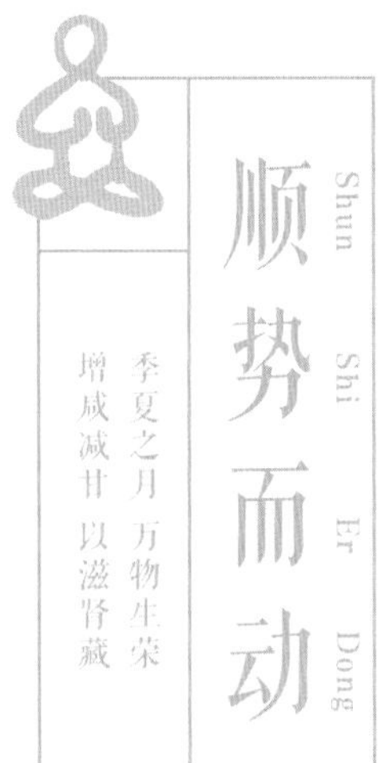

顺势而动
Shun Shi Er Dong
季夏之月 万物生荣
增咸减甘 以滋肾藏

季夏之月（六月），发生重浊，主养四时，万物生荣，增咸减甘，以滋肾藏。是月肾藏气微，脾脏独旺，宜减肥浓之物，益固筋骨。生气在巳，坐卧宜向南方。

导引法：

端身正坐，舒手指，直上反拘。三举，前屈，前后同行。至六月半后用之。去腰脊脚膝痹风，散膀胱邪热。

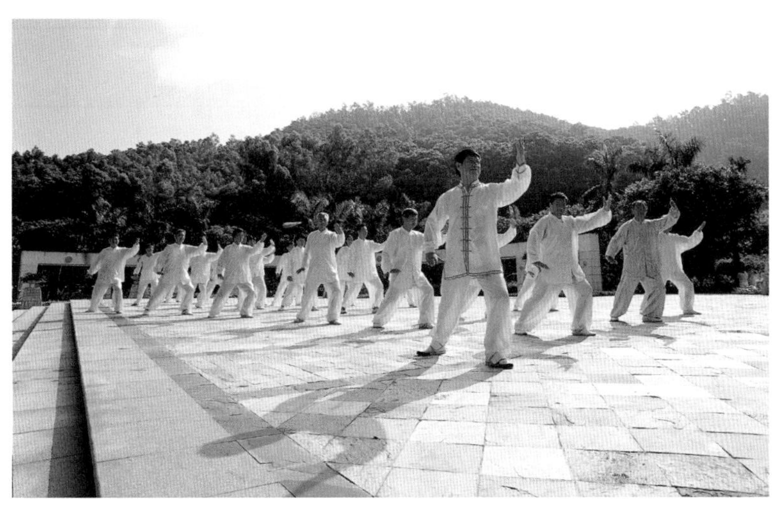

请勾选下每天

空腹血糖监测的结果

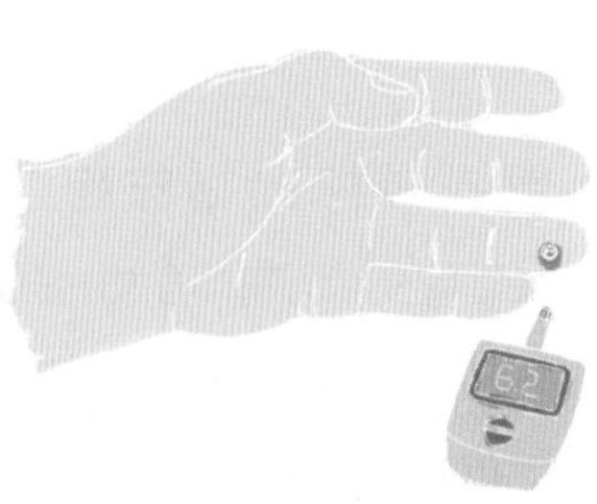

16															
15															
14															
13															
12															
11															
10															
9															
8															
7															
6															
5															
4															
3															
2															
mmol/L 日期	1	2	3	4	5	6	7	8	9	10	11	12	13	14	15

注：人体正常血糖测试范围为 3.9~6.1mmol/L

请记录下每天
各项身体指标的测量结果

请填数 体重记录															
公斤															
请填数 腹围记录															
厘米															
请勾选 饮食记录															
过饱															
正常															
不足															
请勾选 运动记录															
过量															
正常															
不足															
请勾选 情绪记录															
开心															
正常															
忧伤															
指标/日期	1	2	3	4	5	6	7	8	9	10	11	12	13	14	15

2018 年 7 月　日

小暑六月节

唐 · 元稹

倏忽温风至，因循小暑来。
竹喧先觉雨，山暗已闻雷。
户牖深青霭，阶庭长绿苔。
鹰鹯新习学，蟋蟀莫相催。

下一篇 - 大暑篇

2018.07

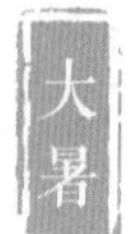

七月下 / 夏

大暑，六月中。热之中分为大小，月初为小，月中为大，今则犹大。

2018.07

一	二	三	四	五	六	日
						1
2	3	4	5	6	7	8
9	10	11	12	13	14	15
16	17	18	19	20	21	22
23	24	25	26	27	28	29
30	31					

2018.08

一	二	三	四	五	六	日
		1	2	3	4	5
6	7	8	9	10	11	12
13	14	15	16	17	18	19
20	21	22	23	24	25	26
27	28	29	30	31		

周一	周二	周三	周四	周五	周六	周日
16 六月 初四	17 初五	18 初六	19 初七	20 初八	21 初九	22 初十
23 大暑	24 十二	25 十三	26 十四	27 十五	28 十六	29 十七
30 十八	31 十九	01 建军节	02 廿一	03 廿二	04 廿三	05 廿四

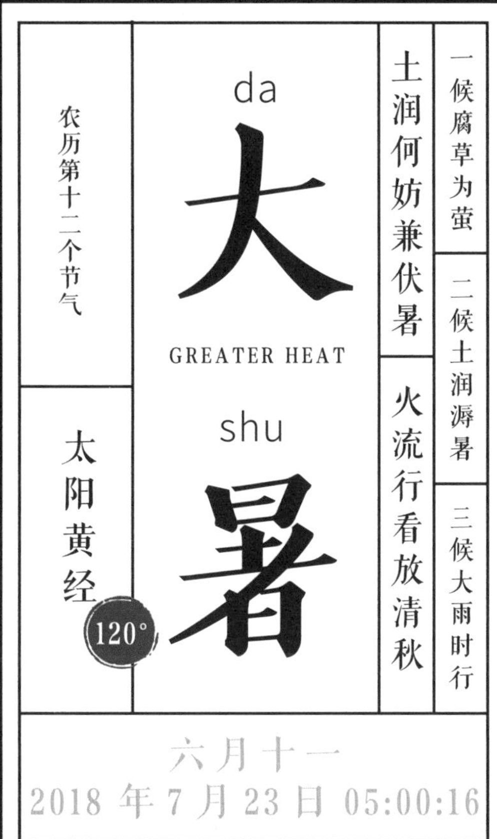

农历第十二个节气
太阳黄经
120°
da
大
GREATER HEAT
shu
暑
土润何妨兼伏暑
火流行看放清秋
一候腐草为萤
二候土润溽暑
三候大雨时行
六月十一
2018 年 7 月 23 日 05:00:16

初候，腐草为萤。萤虫亦化而为明也。
二候，土润溽暑。土之气润，蒸郁而为湿。
三候，大雨时行。大雨时行，以退暑也。

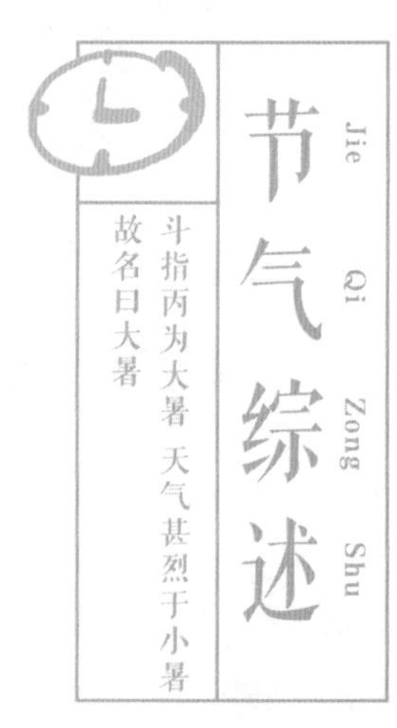

“斗指丙为大暑，斯时天气甚烈于小暑，故名曰大暑。”大暑，是一年中最热的节气。

大暑正值中伏前后，气热极盛、酷热难耐，却是喜温作物生长速度最快的时期，也是乡村田野蟋蟀最多的季节，也是雷阵雨最多的季节。谚语有“东闪无半滴，西闪走不及”“西北雨，落过无车路”“夏雨隔田埂”“夏雨隔牛背”等描述，唐代诗人刘禹锡还有“东边日出西边雨，道是无晴却有晴”等诗句描写。

此时暑湿之气容易乘虚而入，导致暑气逼人、心气易于亏耗，尤其是老人、儿童、体虚气弱者往往难以将养，而导致疰夏、中暑等病。

大暑是全年温度最高、阳气最盛的时节，在养生保健中常有“冬病夏治”的说法，故对于那些每逢冬季发作的慢性疾病，如慢性支气管炎、肺气肿、支气管哮喘、腹泻、风湿痹证等阳虚证，是最佳的治疗时机。

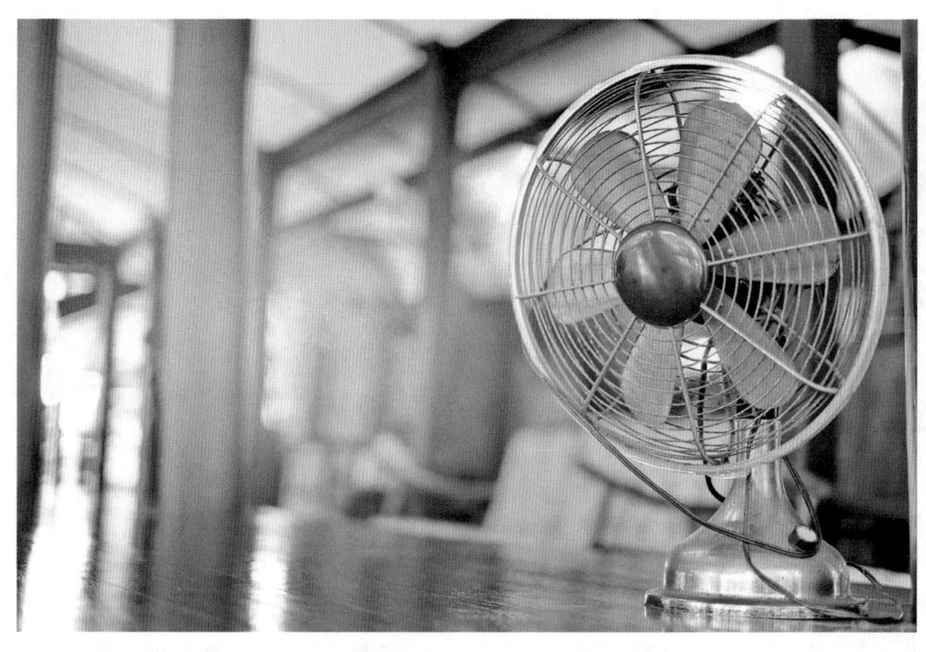

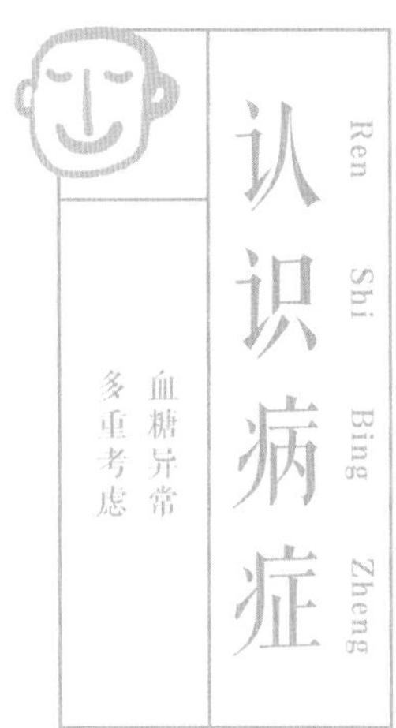

见于其他疾病的血糖升高：

不只糖尿病会出现血糖升高，有一些疾病也可以出现糖代谢异常，导致血糖升高。如：

1. 肝脏疾病　肝硬化患者常有糖代谢异常，典型者空腹血糖正常或偏低，餐后血糖迅速上升。病程长者空腹血糖也可升高。

2. 慢性肾功能不全　可出现轻度糖代谢异常。

3. 应激状态　许多应激状态如心、脑血管意外，急性感染、创伤、外科手术都可能导致血糖一过性升高，应激因素消除后 1 ～ 2 周可恢复。

4. 多种内分泌疾病　如肢端肥大症、库欣综合征、甲亢、嗜铬细胞瘤、胰升糖素瘤等可引起继发性糖尿病，除血糖升高外，尚有其他特征性表现。

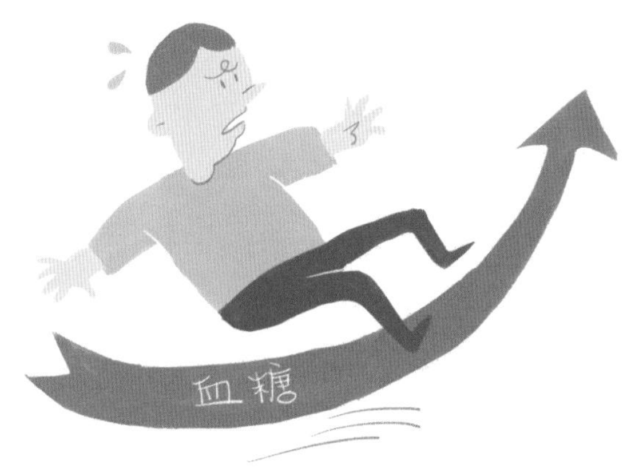

善辨消渴病的病位、病性

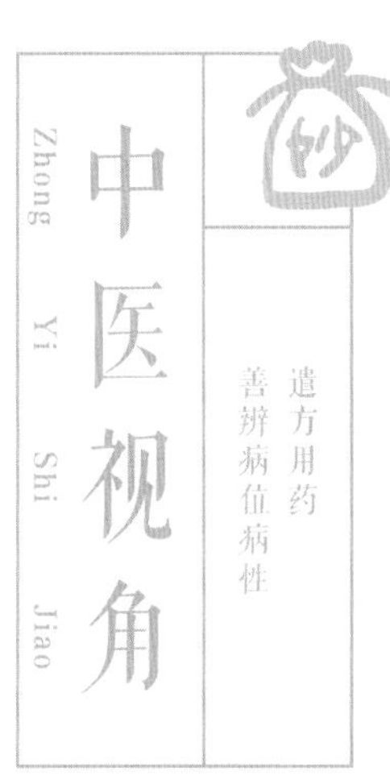

消渴有上、中、下三消之分，上消属肺，以口渴多饮为主症。中消属胃，以多食善饥为主症。下消属肾，以多尿为主症。

一般病变早中期，病位在上、中二焦，后期病变以中、下焦为主。临床症状较复杂，没有明显界限，不易区分，应结合气血、阴阳、脏腑来辨别。本病的特点为本虚标实，以阴虚为本，燥热为标。因病程长短和病情轻重不同，阴虚燥热各有偏重。

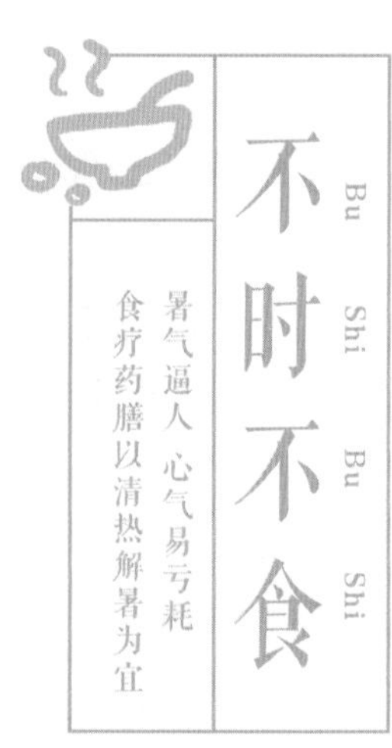
不时不食
Bu Shi Bu Shi
暑气逼人 心气易亏耗
食疗药膳以清热解暑为宜

大暑节气的饮食调养，常可选用药粥滋补身体。古人有“世间第一补人之物乃粥也”的赞誉。可以根据不同体质、疾病，选用适当的药物，配制成粥方，可达到满意的效果。

夏季养生，水也是极其重要的，传统的养生方法十分推崇饮用冷开水。

盛夏阳热下降，氤氲熏蒸，水气上腾，湿气充斥，容易阻遏气机，损伤阳气，食疗药膳以清热解暑为宜。

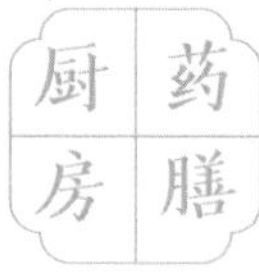

清拌茄子

[配料] 嫩茄子 500 克，香菜 15 克，蒜、米醋、香油、酱油、精盐、花椒各适量。

[做法] 茄子洗净削皮，切成小片，放入碗内，撒上少许盐，再投入凉水中，泡去茄褐色，捞出放蒸锅内蒸熟，取出晾凉；蒜捣末；将炒锅置于火上烧热，加入香油，下花椒炸出香味后，连油一同倒入小碗内，加入酱油、米醋、精盐、蒜末，调成汁，浇在茄片上；香菜择洗干净，切段，撒在茄片上，即成。

[功效] 清热通窍，消肿利尿，健脾。

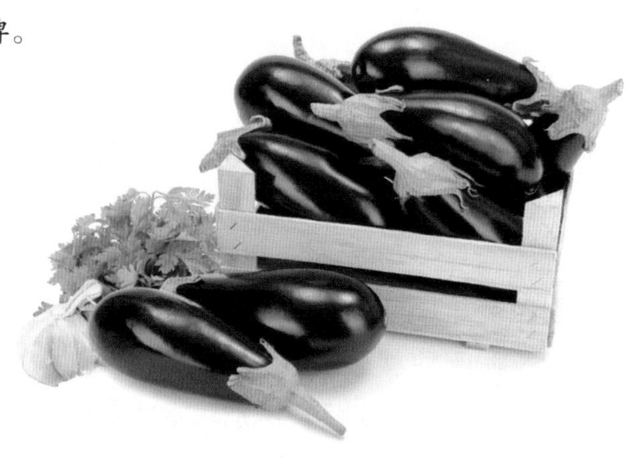

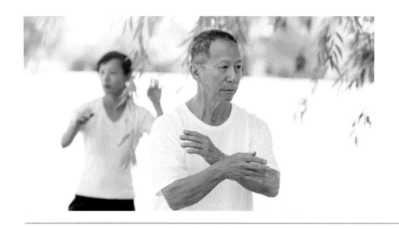

胃脘下俞，治疗糖尿病的特效穴

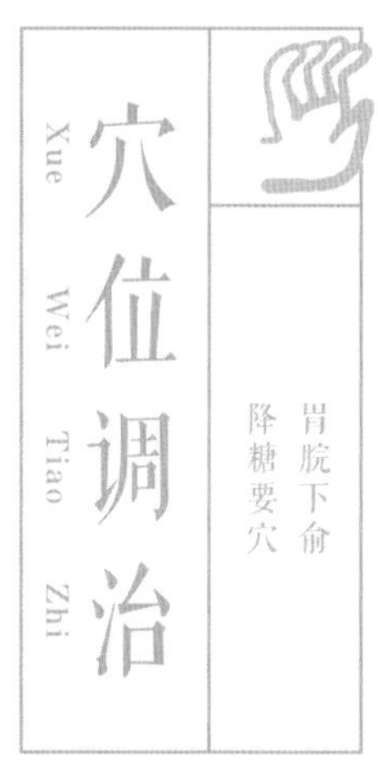

胃脘下俞，经外奇穴，位于人体背部，在第 8 胸椎棘突下旁开 1.5 寸，膈俞穴与肝俞穴之间，是治疗糖尿病的特效穴。

这个穴位治疗糖尿病，最早可以追溯到一千五百多年前。唐代孙思邈在《备急千金要方》中记载“胃脘下俞”专门治疗糖尿病（消渴病）。并被后世医家和患者广泛运用至今。1974 年上海中医学院主编、人民卫生出版社出版的《针灸学》一书中，将这个穴位改称为“胰俞”。

腹部推拿按摩治疗糖尿病

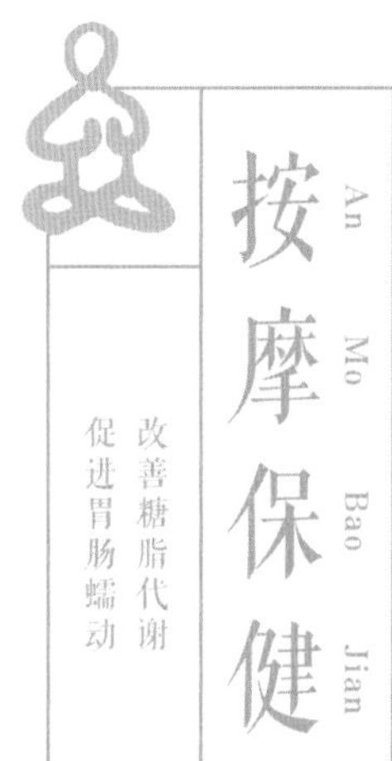

腹部是人体消化系统组织器官主要所及的部位，推拿通过按腹、运腹、揉腹等操作，对改善糖尿病患者的糖代谢和脂代谢有较好的效果。腹部推拿按摩治疗糖尿病的主要操作方法有：

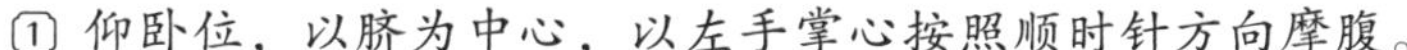

① 仰卧位，以脐为中心，以左手掌心按照顺时针方向摩腹。

② 右手在上双手拱手，缓慢地揉腹。

③ 左手掌根部扣在腹部，弧形推向腹部对侧，而后以手指的指面着力，缓慢地向腹部同侧做弧形回带。

④ 进行按压腹操作，即右手掌按于中脘、梁门、水分、气海、关元等穴位，并结合呼吸缓慢地向耻骨联合、脊柱方向按压，当按压到一定的深度后，做稍微停留，当双下肢、腰部、腹部等有得气感后伴随着吸气缓慢地上提右手。

请勾选下每天

空腹血糖监测的结果

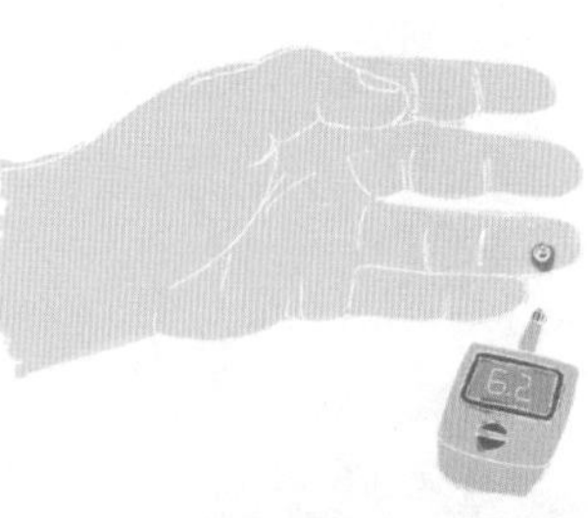

16																
15																
14																
13																
12																
11																
10																
9																
8																
7																
6																
5																
4																
3																
2																
mmol/L 日期	16	17	18	19	20	21	22	23	24	25	26	27	28	29	30	31

注：人体正常血糖测试范围为 3.9~6.1mmol/L

请记录下每天

各项身体指标的测量结果

	请填数 体 重 记 录															
公斤																
	请填数 腹 围 记 录															
厘米																
	请勾选 饮 食 记 录															
过饱																
正常																
不足																
	请勾选 运 动 记 录															
过量																
正常																
不足																
	请勾选 情 绪 记 录															
开心																
正常																
忧伤																
指标/日期	16	17	18	19	20	21	22	23	24	25	26	27	28	29	30	31

2018 年 7 月　日

骤雨

当代·钱钟书

大暑陵人酷吏尊
来苏失喜对翻盆
雷嗔斗醒诸天梦
电笑登开八表昏
忽噫雄风收雨脚
渐蜷雌霓接云根
苍苍似为归舟地
试让前滩水涨痕

下一篇 - 立秋篇

2018.08

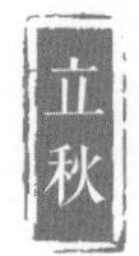

八月上 / 秋

立秋，七月节。
物于此而揫敛也。

2018.08

一	二	三	四	五	六	日
		1	2	3	4	5
6	7	8	9	10	11	12
13	14	15	16	17	18	19
20	21	22	23	24	25	26
27	28	29	30	31		

2018.09

一	二	三	四	五	六	日
					1	2
3	4	5	6	7	8	9
10	11	12	13	14	15	16
17	18	19	20	21	22	23
24	25	26	27	28	29	30

周一	周二	周三	周四	周五	周六	周日
30 十八	31 十九	01 六月 建军节	02 廿一	03 廿二	04 廿三	05 廿四
06 廿五	07 立秋	08 廿七	09 廿八	10 廿九	11 七月 初一	12 初二
13 初三	14 初四	15 初五	16 初六	17 七夕节	18 初八	19 初九

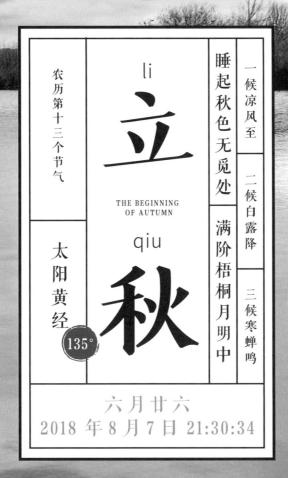

初候，凉风至。温变而凉气始肃也。

二候，白露降。天气下降茫茫而白，尚未凝珠，示秋金之白色。

三候，寒蝉鸣。物生于暑，其声变之。

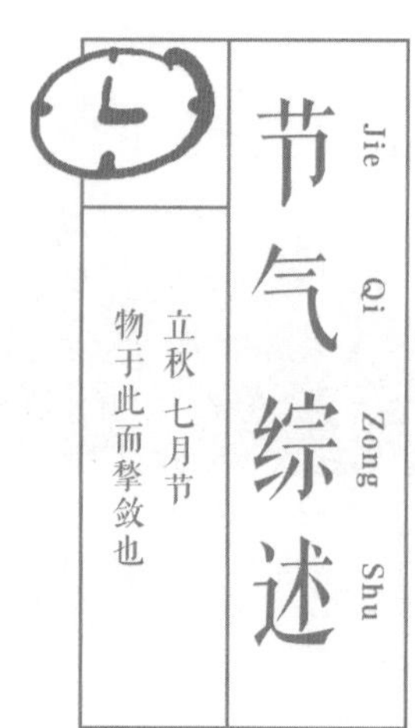

节气综述

Jie Qi Zong Shu

立秋 七月节

物于此而揫敛也

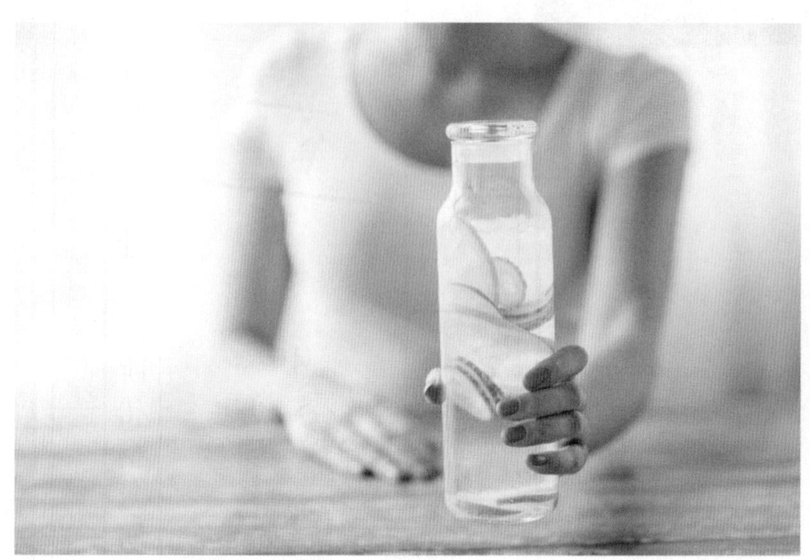

“斗指西南维为立秋，阴意出地始杀万物，按秋训示，谷熟也。”大暑之后，时序立秋。肃杀之气，预示秋天的到来。

立秋开始，天高气爽，月明风清，气温由热逐渐下降。谚语有“立秋之日凉风至”，即立秋是凉爽季节的开始。由于盛夏余热未消，秋阳肆虐，特别是在立秋前后，很多地区仍处于炎热之中，故有“秋老虎”之称。立秋是进入秋季的初始，《管子》有“秋者阴气始下，故万物收”的记载。

《素问·四气调神大论》有“春夏养阳，秋冬养阴”的养生原则，即顺应四时养生要知道春生、夏长、秋收、冬藏的自然规律。立秋，气候是由热转凉的交接，也是阳气渐收，阴气渐长，由阳盛逐渐转变为阴盛的时期，是万物成熟收获的季节，也是人体阴阳代谢出现阳消阴长的过渡时期。因此，秋季养生，凡精神情志、饮食起居、运动锻炼，皆以养收为原则，循古人“使志安宁，以缓秋刑，收敛神气，使秋气平，无外其志，使肺气清，此秋气之应，养收之道也”之纲要。

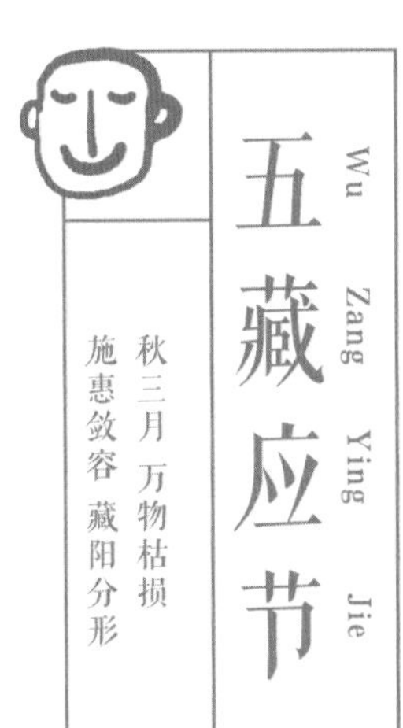

肺为华盖，居五藏之上，在胸，为呼吸之根源。肺为脾子，为肾母。开窍于鼻，合于皮毛。肺气不利则喘咳，鼻不知香臭，皮枯而发落。

肺属西方金，秋三月金旺主杀，万物枯损。故安其魄而存其形者，当含仁育物，施惠敛容，藏阳分形，以顺杀气，主要方法有：

六气治肺法：

吐纳用呬，以鼻微长引气，以口呬之，勿使耳闻。皆先须调气令和，然后呬之。肺病甚，大呬三十遍，细呬三十遍，去肺家劳热，气壅咳嗽，皮肤燥痒，疥癣恶疮，四肢劳烦，鼻塞，胸背疼痛。依法呬之，病去即止，过度则损。

秋三月，此谓容平，天气以急，地气以明，早卧早起，与鸡俱兴，使志安宁，以缓秋刑，收敛神气，使秋气平，无外其志，使肺气清，此秋气之应，养收之道也。

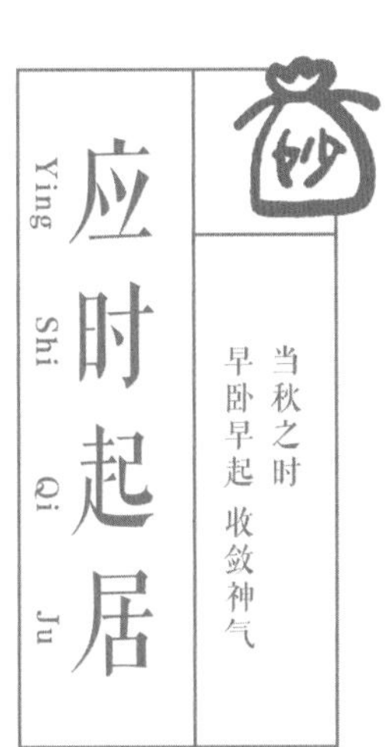

秋三月，主肃杀。肺气旺，味属辛。当秋之时，饮食之味宜减辛增酸，肺盛则用“呬”以泄之。立秋以后，稍宜和平将摄。秋间不宜吐并发汗，令人消烁，以致脏腑不安，惟宜针灸。又若患积劳、五痔、消渴等病。若风气冷病、痃癖之人，亦不宜食。若夏月好吃冷物过多，至秋患下痢兼疟疾者，宜温灸关元，泻出三两行。夏月所食冷物，或膀胱有宿水冷脓，悉为此法祛逐，不能为患。又当清晨睡醒，闭目叩齿二十一下，咽津，以两手搓热熨眼数多，于秋三月行此，极能明目。

秋季谓之容平，天气以急，地气以明。早卧早起，与鸡俱兴，使志安宁，以缓秋刑。收敛神气，使秋气平。无外其气，使肺气清。此秋气之应，养收之道也。逆之则伤肺，冬为飧泄，奉藏者少。秋气燥，宜食麻以润其燥。

秋初夏末，热气酷甚，不可脱衣裸体，贪取风凉。五脏俞穴皆会于背，或令人扇风，夜露手足，此中风之源也。

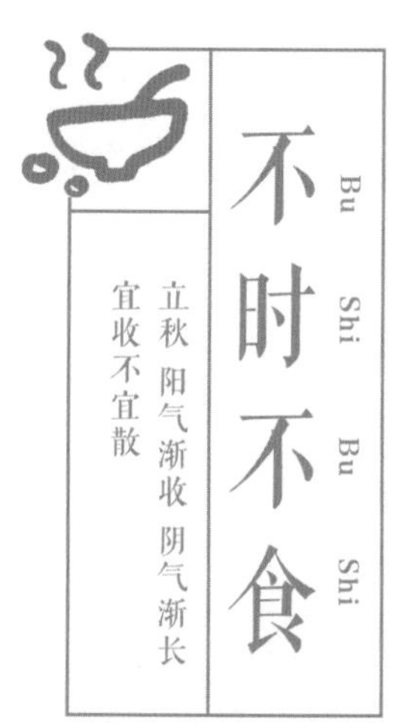

不时不食

Bu Shi Bu Shi

立秋 阳气渐收 阴气渐长

宜收不宜散

立秋，是秋季的开始。但是由于盛夏余热未消，秋阳肆虐。立秋养生，顺应天气由热转凉的交接和阳气渐收、阴气渐长的阴阳规律。

立秋时节的饮食调养，宜收不宜散，要尽量少吃葱、姜等辛味之品，适当多食酸味果蔬。秋季燥气当令，易伤津液，故饮食应以滋阴润肺为宜。《饮膳正要》主张入秋宜食生地粥，以滋阴润燥。此外，秋季时节还可适当食用芝麻、糯米、粳米、蜂蜜、枇杷、菠萝、乳品等柔润食物，以益胃生津。

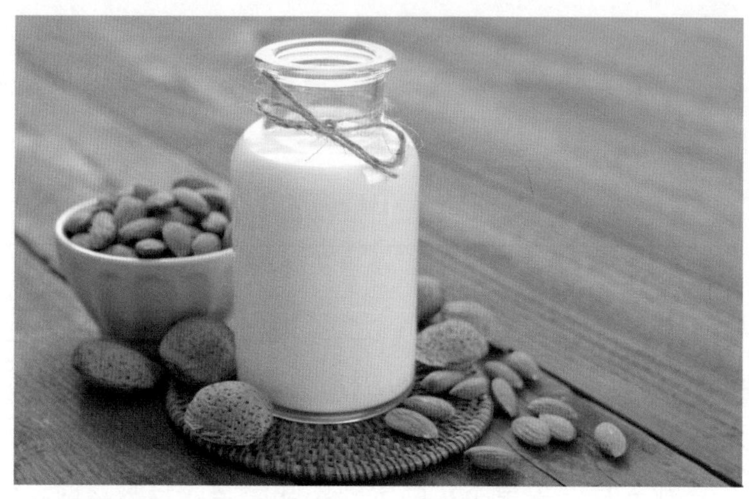

药膳厨房

黄精煨肘

[配料] 黄精9克，党参9克，大枣5枚，猪肘750克，生姜15克，葱适量。

[做法] 黄精切薄片，党参切短节，装纱布袋内，扎口；大枣洗净待用。猪肘刮洗干净入沸水锅内焯去血水，捞出待用。姜、葱洗净拍破待用。以上食材同放入砂锅中，注入适量清水，置武火上烧沸，撇尽浮沫，改文火继续煨至汁浓肘黏，去除药包，肘、汤、大枣同时装入碗内即成。

[功效] 补脾润肺。

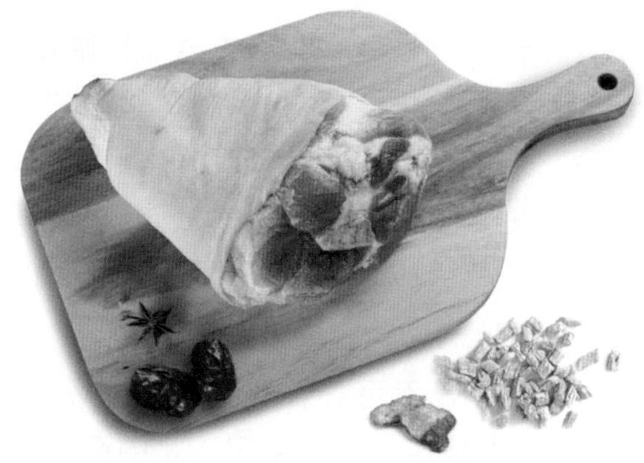

针灸治疗糖尿病的主要临床机理

针灸治疗糖尿病的主要临床机理，包括中枢神经机制、自主神经机制、激素调节机制、胰岛素敏感性机制、肾功能和电解质平衡机制等。

概括而言，针灸治疗 2 型糖尿病的机制，包括从中枢到外周的神经 - 体液立体网络的多个环节。由于疾病的复杂性，不同病情阶段和（或）不同合并症状的患者，治疗机制和作用的靶点可能存在一定的差异。

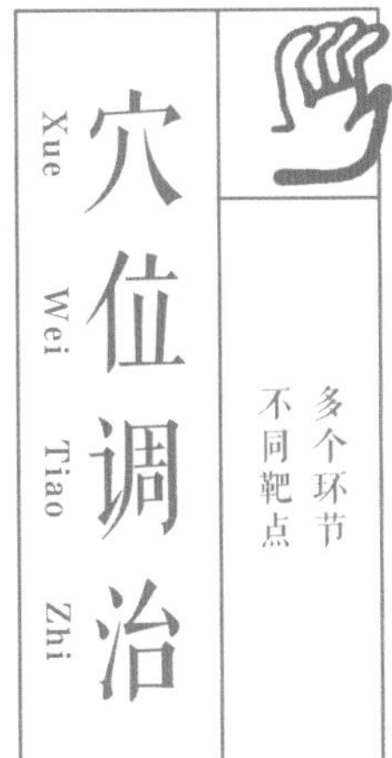

穴位调治
Xue Wei Tiao Zhi
多个环节
不同靶点

自我按摩腹部预防和治疗糖尿病的方法有哪些?

腹部自我推拿按摩可以有效预防和治疗糖尿病，主要方法有：

① 抱腹震颤法。将两手掌根放在大横穴上，拇指指向中脘穴、小指放在关元穴，其余三指交叉相扣。然后两手相向往下往内轻轻一压，并上下快速地颤动，震颤的频率保持在每分钟 100~120 次左右。该操作应该在饭后半小时或者睡前半小时做，一般做 3~5 分钟。

② 横推腹。用手掌的掌根沿一侧侧腰部用力推擦至对侧侧腰部，然后改用五指指腹勾擦回远处，按摩 3 分钟左右。

③ 按摩肋弓缘。在肋骨和上腹部交接的部位，是肋软骨外侧的肋弓部。以两手大鱼际，沿左右侧肋弓部上下轻轻按摩 2~3 分钟，以局部感到发热为度。

④ 叩按季肋部。首先摸及肋骨和上腹部，然后轻轻地叩击 1~2 分钟。这个操作仅仅叩击左侧，右侧不做。

⑤ 推任脉。手掌紧贴腹部，自胸骨下至中极穴用力推擦 2 分钟左右，中极穴的位置在肚脐下方一横掌处。

⑥ 点揉中脘穴。用拇指点揉中脘穴 1 分钟左右。中脘穴的位置在肚脐上方一横掌处。

⑦ 点揉气海穴。用拇指点揉气海穴 1 分钟左右。气海穴在肚脐下方二横指处。

⑧ 点揉天枢穴。用拇指点揉双侧天枢穴各 1 分钟左右。天枢穴的位置在肚脐两旁二横指处。

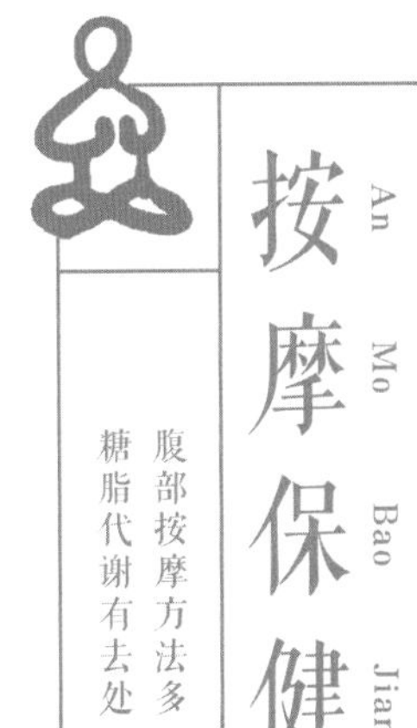

按摩保健
An Mo Bao Jian
腹部按摩方法多
糖脂代谢有去处

请勾选下每天

空腹血糖监测的结果

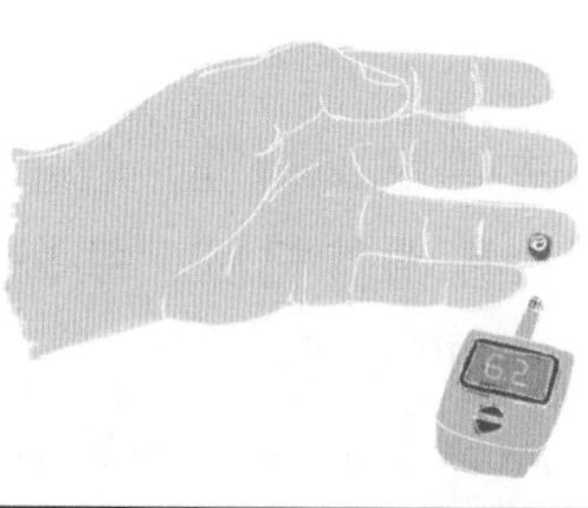

16															
15															
14															
13															
12															
11															
10															
9															
8															
7															
6															
5															
4															
3															
2															
mmol/L / 日期	1	2	3	4	5	6	7	8	9	10	11	12	13	14	15

注：人体正常血糖测试范围为 3.9~6.1mmol/L

2018

农历戊戌【狗】年
AUGUST

八月/上

请记录下每天

各项身体指标的测量结果

指标/日期	1	2	3	4	5	6	7	8	9	10	11	12	13	14	15
请填数 体重记录															
公斤															
请填数 腹围记录															
厘米															
请勾选 饮食记录															
过饱															
正常															
不足															
请勾选 运动记录															
过量															
正常															
不足															
请勾选 情绪记录															
开心															
正常															
忧伤															

2018年8月 日

一叶落

唐·白居易

烦暑郁未退
凉飙潜已起
寒温与盛衰
递相为表里
萧萧秋林下
一叶忽先委
勿言微摇落
摇落从此始

下一篇 - 处暑篇

2018.08

八月下 / 秋

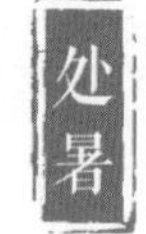

处暑，七月中。
暑气至此而止矣。

2018.08

一	二	三	四	五	六	日
		1	2	3	4	5
6	7	8	9	10	11	12
13	14	15	16	17	18	19
20	21	22	23	24	25	26
27	28	29	30	31		

2018.09

一	二	三	四	五	六	日
					1	2
3	4	5	6	7	8	9
10	11	12	13	14	15	16
17	18	19	20	21	22	23
24	25	26	27	28	29	30

周一	周二	周三	周四	周五	周六	周日
13 初三	14 初四	15 初五	16 七月 初六	17 七夕节	18 初八	19 初九
20 初十	21 十一	22 十二	23 处暑	24 十四	25 中元节	26 十六
27 十七	28 十八	29 十九	30 二十	31 廿一	01 廿二	02 廿三

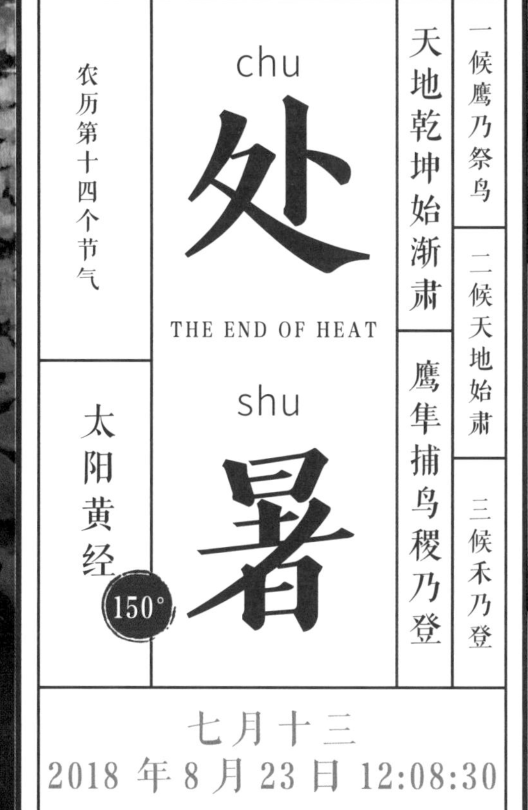

农历第十四个节气
太阳黄经
150°
chu
处
THE END OF HEAT
shu
暑
天地乾坤始渐肃
鹰隼捕鸟稷乃登
一候鹰乃祭鸟
二候天地始肃
三候禾乃登
七月十三
2018 年 8 月 23 日 12:08:30

初候，鹰乃祭鸟。鹰感金气肃杀，始捕击诸鸟，然必先祭之。

二候，天地始肃。阴之始，天地始肃，万物开始凋零。

三候，禾乃登。五谷相继成熟。

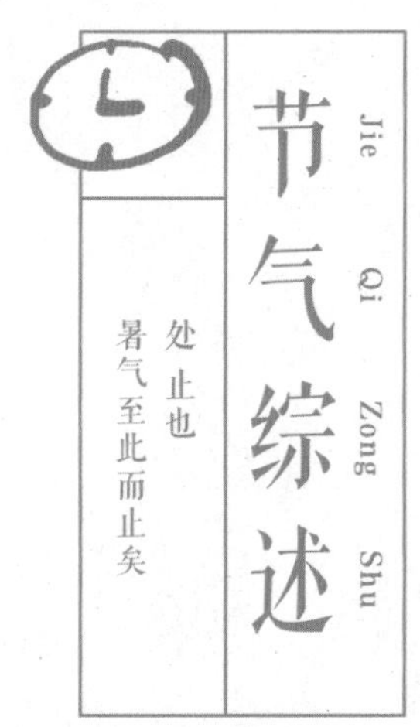

节气综述

Jie Qi Zong Shu

处止也
暑气至此而止矣

“斗指戊为处暑，暑将退，伏而潜处，故名也。”处暑，是暑气结束的时节。此时，三伏天已过，“暑气至此而止矣”，故有“处暑寒来”的谚语。

处暑节气正是处在由热转凉的交替时期，自然界的阳气由疏泄趋向收敛，人体内阴阳之气的盛衰也随之转换，此时起居作息要相应调整。

秋季养生，首先调整的就是睡眠时间和睡眠节律；其次宜食清热安神之品，如银耳、百合、莲子、蜂蜜、黄鱼、干贝、海带、海蜇、芹菜、菠菜、糯米、芝麻、豆类及奶类。

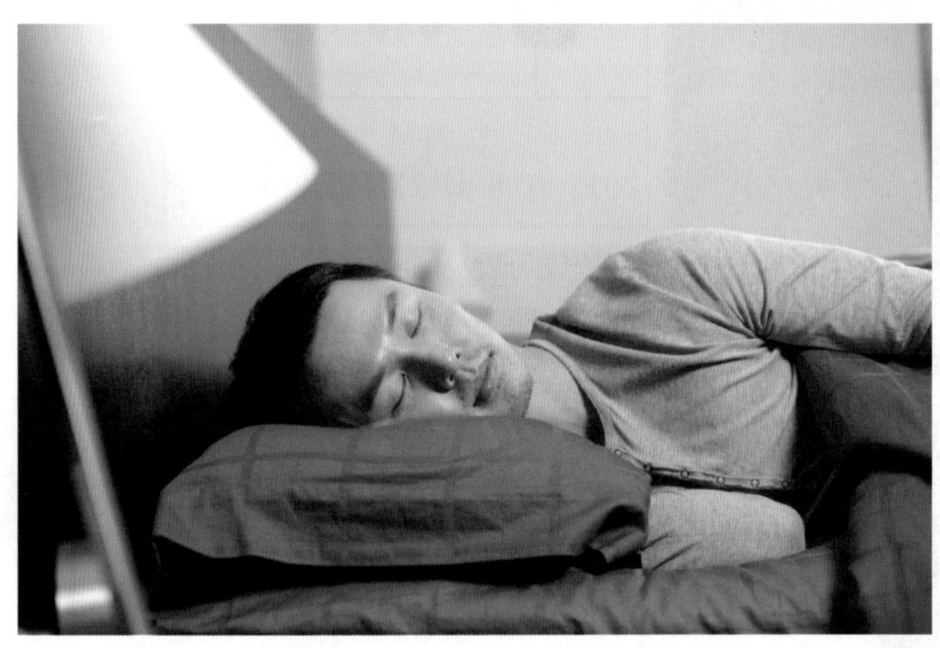

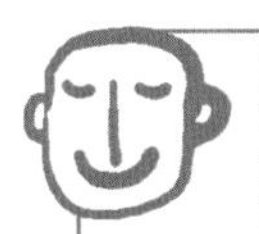

认识病症

Ren Shi Bing Zheng

定期监测血糖 及时调整用药

血糖的自我监测

随着小型快捷血糖测定仪走进家庭和逐步普及，糖尿病患者可以随时测量血糖水平，及时调整治疗方案和降糖药物剂量。1 型糖尿病进行强化治疗时每天至少监测 4 次血糖，血糖不稳定时要监测 8 次（三餐前后、晚睡前和凌晨 3:00）。强化治疗时空腹血糖应控制在 7.2mmol/L 以下，餐后两小时血糖小于 10mmol/L，HbA1c 小于 7%。2 型糖尿病患者自我监测血糖的频度可适当减少。

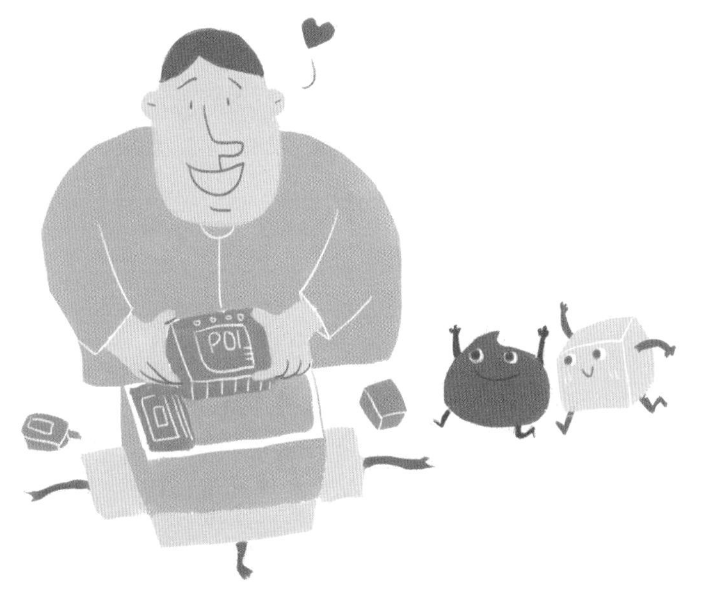

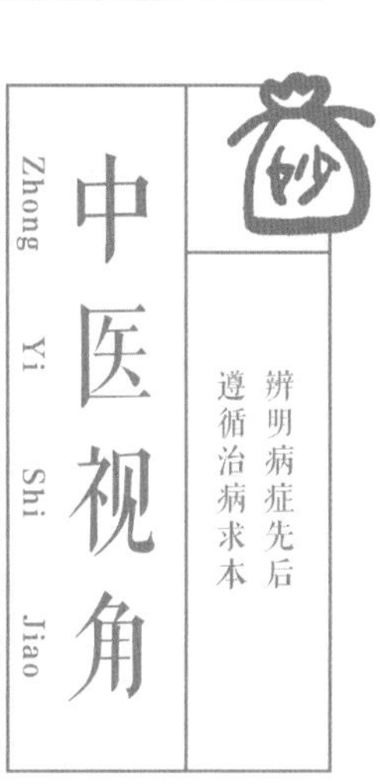

中医视角

Zhong Yi Shi Jiao

辨明病症先后 遵循治病求本

辨别消渴病的本症与并发症

多数消渴病患者先见典型三多一少症状，但是也有少数患者本症不明显，易被忽视，常常以痈疽、眼疾、心血管症状为主要表现。这些疾病可能是消渴病的并发症。应辨明本症与并发症的关系，以遵循治病求本的原则，进行血糖管理和控制。

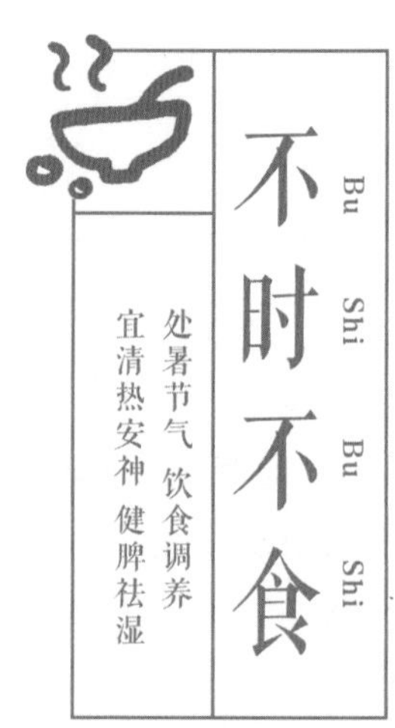
不时不食
Bu Shi Bu Shi
处暑节气 饮食调养
宜清热安神 健脾祛湿

处暑节气正是处在由热转凉的交替时期，自然界的阳气由疏泄趋向收敛，人体内阴阳之气的盛衰也随之转换，此时饮食也要相应地调整。

处暑节气，宜食清热安神之品，如银耳、百合、莲子、蜂蜜、黄鱼、干贝、海带、海蜇、芹菜、菠菜、糯米、芝麻、豆类及奶类。处暑过后，人体消化功能增强，胃口变好，正是贴秋膘的好时节。有些人的胃肠功能较弱，应当循序渐进，先吃些赤小豆、薏仁米、莲子、冬瓜等健脾祛湿养胃的食物。

此外，如果湿气较盛之时，可考虑选用有清热祛湿功效的食材和药材，如绿豆、淮山药、莲子、芡实、薏苡仁等，有清热利湿健脾之效，也可加入适量瘦肉作汤食用。干燥症状明显者，可以多吃些有润肺作用的食物，如蜂蜜、雪梨、萝卜、豆浆、鲜奶、芝麻糊等。

药膳厨房

青椒拌豆腐

[配料] 豆腐 1 块，青椒 3 个，香菜 10 克，香油、盐各适量。

[做法] 豆腐用开水烫透，捞出晾凉，切成 1 厘米见方的小丁。青椒用开水焯一下，切碎，香菜切末。将豆腐、青椒、香菜及香油、盐等搅拌均匀，盛入盘内即可。

[功效] 益气宽中，生津润燥，清热解毒。

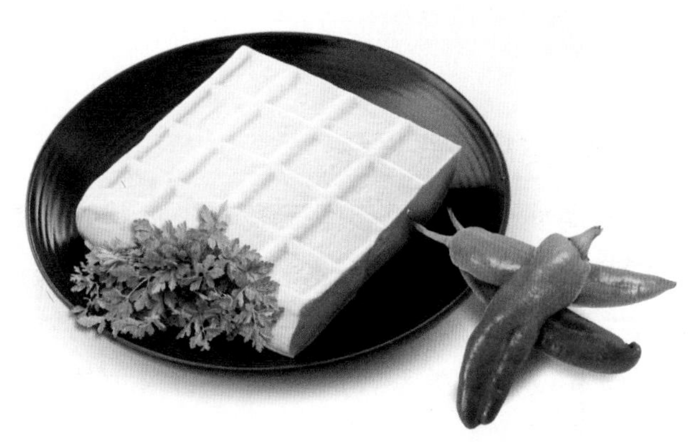

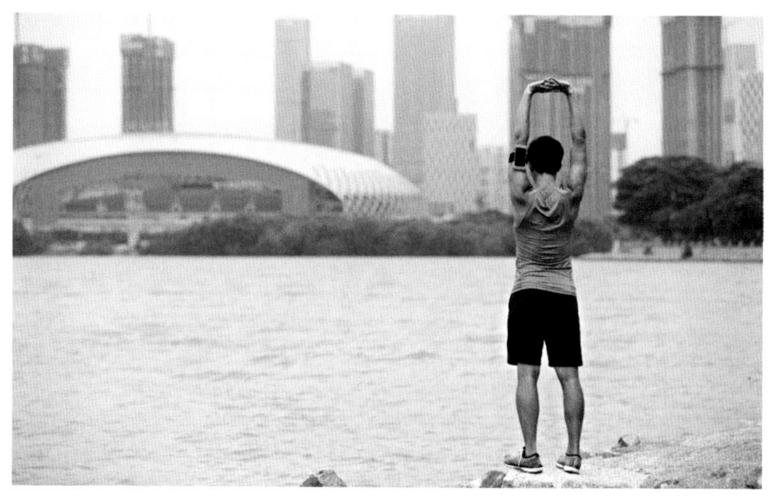

针灸治疗糖尿病的中枢神经机制

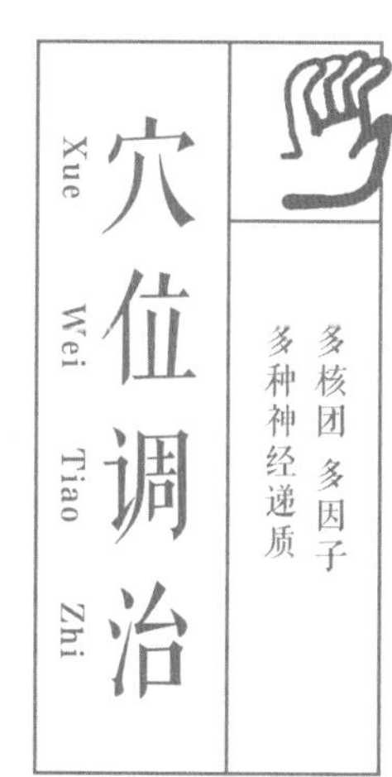

穴位调治

Xue Wei Tiao Zhi

多核团 多因子

多种神经递质

哺乳动物中枢神经系统对内分泌的调节主要有两条途径：一是从视上核和室旁核通过垂体后叶到达靶腺；另一条是下丘脑中央降起与垂体前叶之间的神经血循环调节。研究表明，针灸治疗 2 型糖尿病效果良好，主要通过调整中枢神经系统对内分泌的调节。针刺外周特定穴位，对中枢神经多部位、多层次、多核团、多种神经递质、多因子的综合整合，获得理想的控制血糖效果。

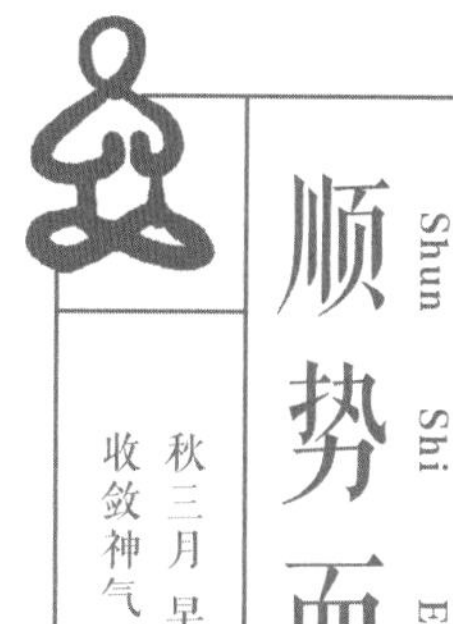

顺势而动

Shun Shi Er Dong

秋三月 早卧早起

收敛神气 使志安宁

导引法：

以两手抱头项，宛转回旋俯仰，去胁、肋、胸、背间风气。肺藏诸疾，宜通项脉，左右同正月法。又法：以两手相叉，头上过去，左右伸曳之，十遍。去关节中风气，治肺藏诸疾。

请勾选下每天

空腹血糖监测的结果

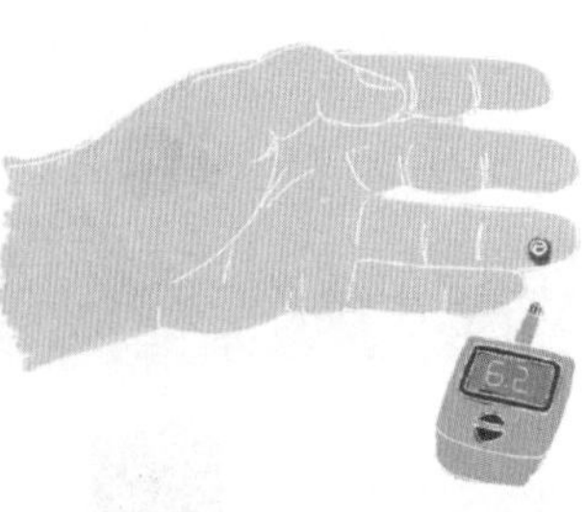

16															
15															
14															
13															
12															
11															
10															
9															
8															
7															
6															
5															
4															
3															
2															
mmol/L 日期	16	17	18	19	20	21	22	23	24	25	26	27	28	29	30	31

注：人体正常血糖测试范围为 3.9~6.1mmol/L

请记录下每天

各项身体指标的测量结果

	请填数 体 重 记 录															
公斤																
	请填数 腹 围 记 录															
厘米																
	请勾选 饮 食 记 录															
过饱																
正常																
不足																
	请勾选 运 动 记 录															
过量																
正常																
不足																
	请勾选 情 绪 记 录															
开心																
正常																
忧伤																
指标/日期	16	17	18	19	20	21	22	23	24	25	26	27	28	29	30	31

2018 年 8 月　日

秋日喜雨题周材老壁

宋・王之道

大旱弥千里
群心迫望霓
檐声闻夜溜
山气见朝隮
处暑余三日
高原满一犁
我来何所喜
焦槁免无泥

下一篇 - 白露篇

2018.09

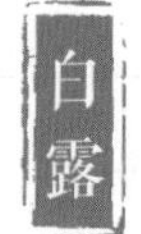

九月上 / 秋

白露，八月节。
阴气渐重，露凝而白也。

2018.09

一	二	三	四	五	六	日
					1	2
3	4	5	6	7	8	9
10	11	12	13	14	15	16
17	18	19	20	21	22	23
24	25	26	27	28	29	30

2018.10

一	二	三	四	五	六	日
1	2	3	4	5	6	7
8	9	10	11	12	13	14
15	16	17	18	19	20	21
22	23	24	25	26	27	28
29	30	31				

周一	周二	周三	周四	周五	周六	周日
27 十七	28 十八	29 十九	30 二十	31 廿一	01 七月 廿二	02 廿三
03 廿四	04 廿五	05 廿六	06 廿七	07 廿八	08 白露	09 三十
10 八月 教师节	11 初二	12 初三	13 初四	14 初五	15 初六	16 初七

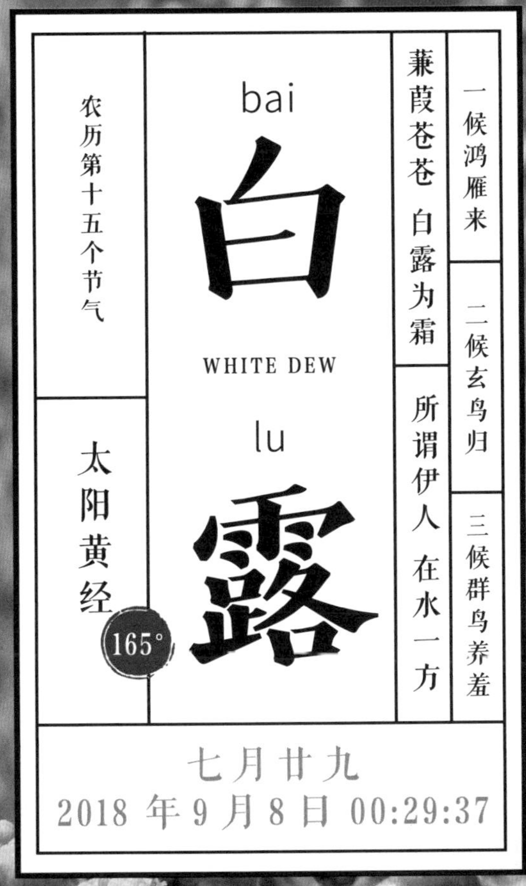
bai
白
WHITE DEW
lu
露
农历第十五个节气
太阳黄经
165°
蒹葭苍苍 白露为霜
所谓伊人 在水一方
一候鸿雁来
二候玄鸟归
三候群鸟养羞
七月廿九
2018 年 9 月 8 日 00:29:37

初候，鸿雁来。大雁小雁自北而来南也。

二候，玄鸟归。燕子自北而往南也。

三候，群鸟养羞。百鸟养羞，藏之以备冬月之养也。

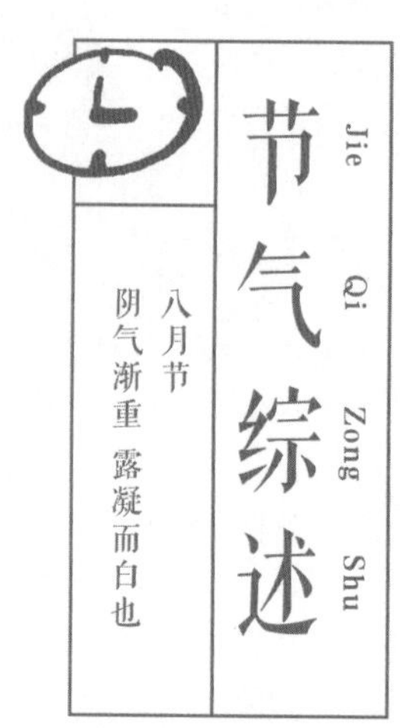

节气综述
Jie Qi Zong Shu
八月节
阴气渐重 露凝而白也

“斗指癸为白露，阴气渐重，凌而为露，故名白露。”白露是个典型的秋天节气，从这一天起，露水一天比一天凝重成露。由于天气已凉，空气中的水气每到夜晚常在树木花草上凝结成白色的露珠，鸟类也开始做过冬准备。

白露节气是真正凉爽的开始，阳气衰退、阴气渐盛。白露时节的气候特点是“干燥”，即人们常说的“秋燥”。燥邪伤人，容易耗人津液，而出现口干、唇干、鼻干、咽干及大便干结、皮肤干裂等症状。

在白露节气中要避免鼻腔疾病、哮喘和支气管病的发生。特别是因过敏而引发上述疾病者，在饮食调节上更要慎重。预防秋燥，可适当地选用一些宣肺化痰、滋阴益气的中药，如人参、沙参、西洋参、百合、杏仁、川贝等，对缓解秋燥多有良效。

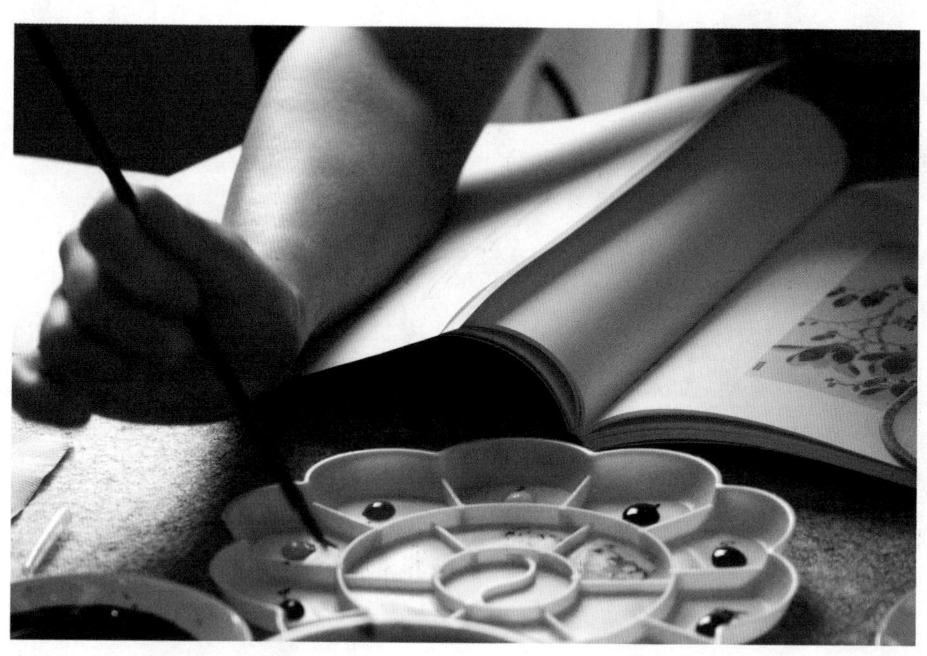

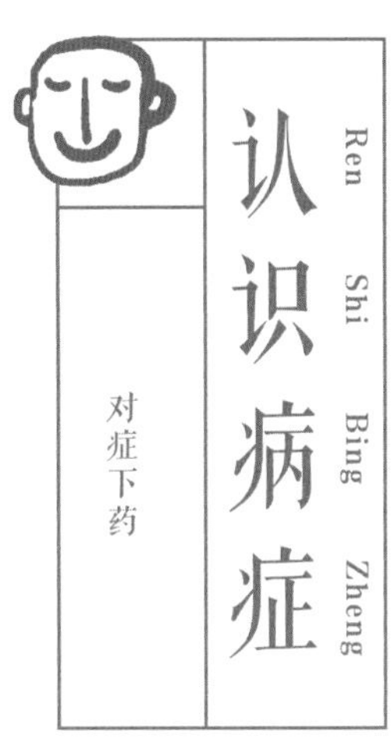

降糖药的种类

1. 磺脲类降糖药　主要是刺激胰岛素分泌，对胰岛有一定功能者疗效较好。

2. 双胍类降糖药　主要是增加外周组织对葡萄糖的利用，增加葡萄糖的无氧酵解。

3. 胰岛素增敏剂　增强胰岛素作用，改善糖代谢。

4. 格列奈类胰岛素促分泌剂。

5. 胰岛素制剂　主要有动物胰岛素、人胰岛素和胰岛素类似物，根据作用时间也可以分为短效、中效和长效胰岛素。

消渴病的综合调理

1. 发现"三多一少"症状时，应及时到医院就医，明确诊断。老年人症状常不明显，应定期检查尿糖、血糖（半年或一年检查一次）。

2. 调整生活习惯。糖尿病属慢性病，生活起居规律非常重要，在身体情况允许的情况下，按时起居，有利于糖代谢。每周按时测量体重，作为计算饮食和观察疗效的依据。

3. 合理饮食调配。少进含糖食物、根茎类蔬菜，如土豆、白薯、山药；适当限制水果；增进粗纤维的食物，如糙米、玉米、豆类、绿叶蔬菜、白菜、绿豆芽、黄瓜、芹菜、西红柿等；多食用优质蛋白，如瘦肉、蛋、奶、鱼类；选用植物油，少吃动物内脏等。

4. 坚持适当的活动。适当规律的活动是治疗糖尿病的一种重要手段，可采取多种活动方式，如散步、做操、打太极拳、游泳、跑步等。可根据自己的身体情况和爱好，选择活动方式。要坚持长时间且低运动量的原则，并要持之以恒。

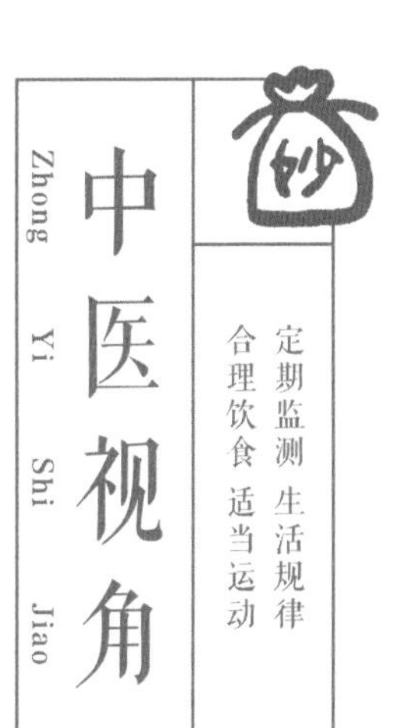

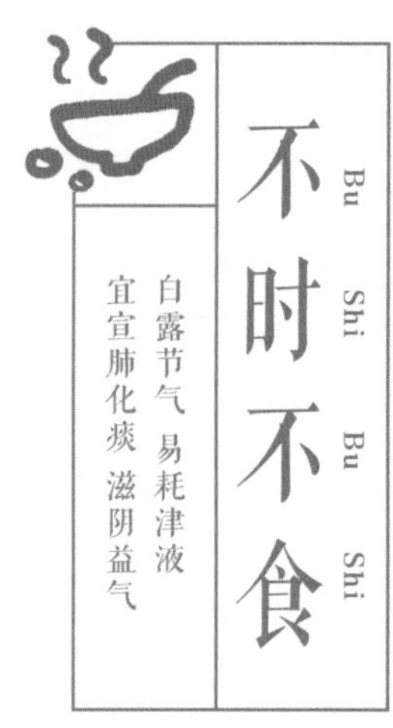
不时不食
Bu Shi Bu Shi
白露节气 易耗津液
宜宣肺化痰 滋阴益气

白露节气，天气渐凉，昼夜温差大。既要防止秋燥，又要注意避免消化系统和呼吸系统疾病的发生。

燥邪伤人，耗伤津液，而出现口干、唇干、鼻干、咽干及大便干结、皮肤干裂等症状。预防秋燥的方法很多，饮食上应多食酸，少食辛，也可选用一些宣肺化痰、滋阴益气的中药，如人参、沙参、西洋参、百合、杏仁、川贝等，对缓解秋燥多有良效。平时还要注意多喝水、菜汤、豆浆、牛奶等，多吃萝卜、葡萄、柿子、梨、芝麻、蜂蜜等润肺生津、养阴润燥的食物。

此外，别忘禁寒凉。患有呼吸系统疾病的人，尽量少吃带鱼、螃蟹、虾等，大寒之品易伤脾胃。肠胃功能不好的人应少吃或不吃海鲜，吃海鲜要多加生姜，有温中散寒解毒的作用。

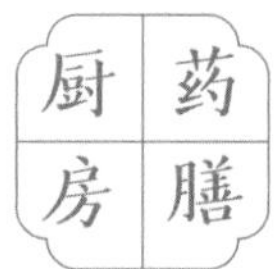

莲子百合煲

[配料] 莲子、百合各 30 克，精瘦肉 200 克。

[做法] 莲子、百合清水浸泡 30 分钟，精瘦肉洗净，用水焯一下捞出。锅内放入清水，将莲子、百合、精瘦肉一同入锅，加水煲熟（可适当放些精盐调味）。

[功效] 清润肺燥，健脾养心。

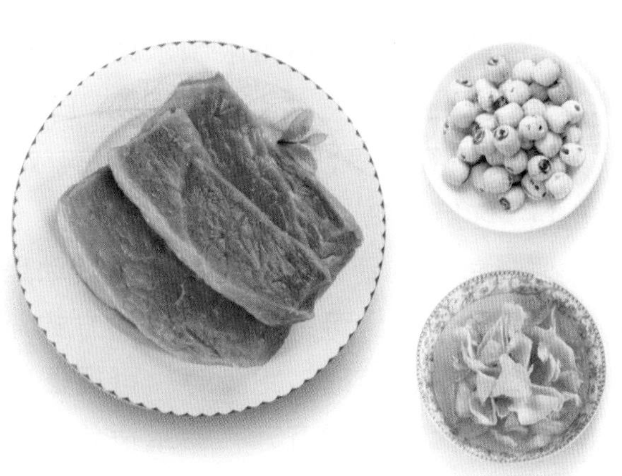

针灸治疗糖尿病的自主神经机制

2 型糖尿病患者存在交感神经功能低下，副交感神经功能亢进。研究表明，针灸可以增强交感神经的功能，减弱副交感神经的功能，对 2 型糖尿病患者的自主神经功能具有良性调节作用。

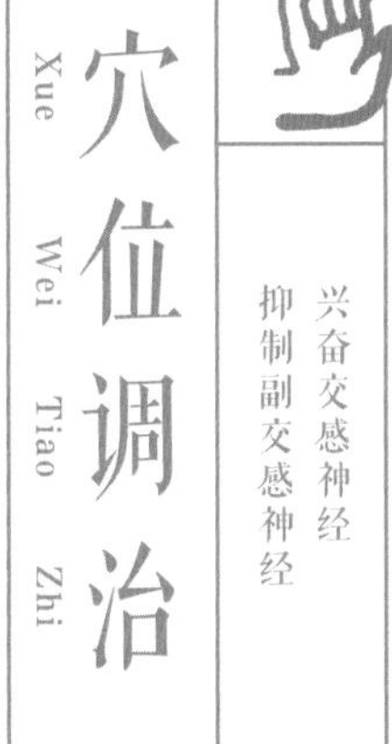
穴位调治
Xue Wei Tiao Zhi
兴奋交感神经
抑制副交感神经

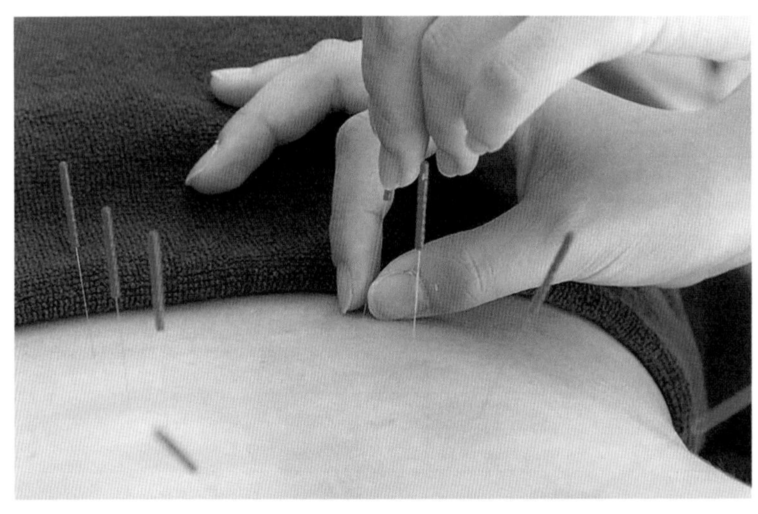

糖尿病周围神经病变的自我按摩方法

周围神经病变是糖尿病的常见并发症之一，主要表现为下肢麻木疼痛、感觉障碍。推拿按摩可以有效缓解临床症状，甚至可以起到治疗作用。自我推拿按摩方法为：

① 揉足三里穴。用手指按揉每侧足三里穴 1 分钟左右。足三里穴在外膝眼下四横指处。

② 揉血海穴。用手指按揉每侧血海穴 1 分钟左右。血海穴在大腿内侧，肌肉紧绷时的最高点。

③ 揉梁丘穴。用手指按摩每侧梁丘穴 1 分钟左右。梁丘穴在大腿外侧，肌肉紧绷时的最高点。

④ 揉承山穴。用手指按揉每侧承山穴 1 分钟左右。承山穴在小腿后侧，肌肉紧绷时最高点下面的凹陷处。

⑤ 拿阴阳跻脉。用手拇食指分别对准昆仑穴和太溪穴，进行拿捏 1 分钟左右。昆仑穴在跟腱与外踝之间的凹陷中，太溪穴在跟腱与内踝之间的凹陷中。

⑥ 点按太冲穴。用手指按揉每侧太冲穴 1 分钟左右。太冲穴在足背部，第 1、2 跖骨之间的凹陷中。

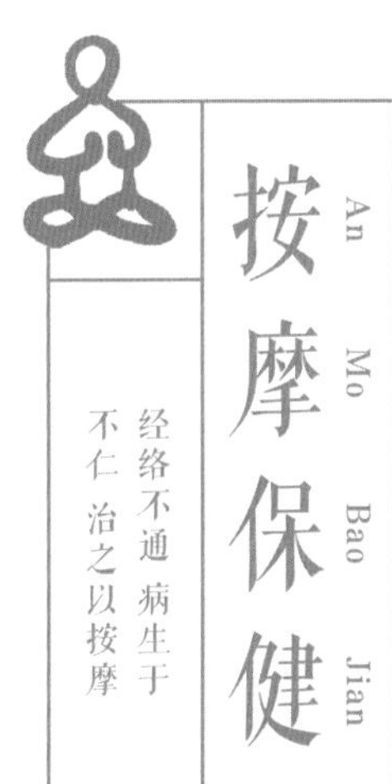

请勾选下每天

空腹血糖监测的结果

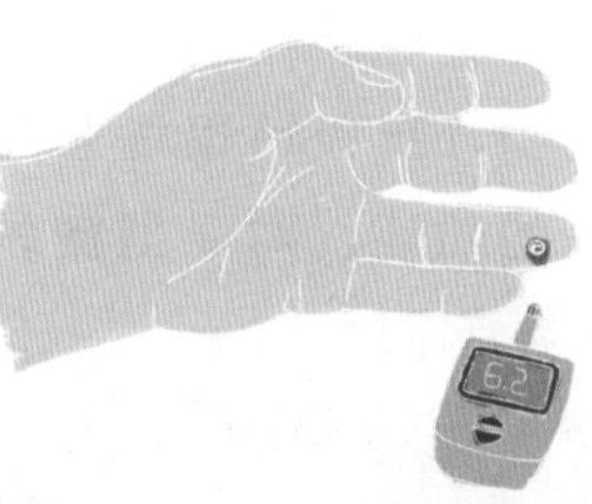

16															
15															
14															
13															
12															
11															
10															
9															
8															
7															
6															
5															
4															
3															
2															
mmol/L 日期	1	2	3	4	5	6	7	8	9	10	11	12	13	14	15

注：人体正常血糖测试范围为 3.9~6.1mmol/L

2018

农历戊戌【狗】年

SEPTEMBER

九月/上

请记录下每天

各项身体指标的测量结果

请填数 体重记录															
公斤															
请填数 腹围记录															
厘米															
请勾选 饮食记录															
过饱															
正常															
不足															
请勾选 运动记录															
过量															
正常															
不足															
请勾选 情绪记录															
开心															
正常															
忧伤															
指标/日期	1	2	3	4	5	6	7	8	9	10	11	12	13	14	15

2018 年 9 月　日

新秋

唐・白居易

西风飘一叶，
庭前飒已凉。
风池明月水，
衰莲白露房。
其奈江南夜，
绵绵自此长。

下一篇 - 秋分篇

2018.09

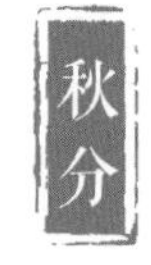

九月下 / 秋

秋分，八月中。仲月之节，
正阴阳适中，故昼夜无长短。

2018.09

一	二	三	四	五	六	日
					1	2
3	4	5	6	7	8	9
10	11	12	13	14	15	16
17	18	19	20	21	22	23
24	25	26	27	28	29	30

2018.10

一	二	三	四	五	六	日
1	2	3	4	5	6	7
8	9	10	11	12	13	14
15	16	17	18	19	20	21
22	23	24	25	26	27	28
29	30	31				

周一	周二	周三	周四	周五	周六	周日
10 教师节	11 初二	12 初三	13 初四	14 初五	15 初六	16 八月 初七
17 初八	18 初九	19 初十	20 十一	21 十二	22 十三	23 秋分
24 中秋节	25 十六	26 十七	27 十八	28 十九	29 二十	30 廿一

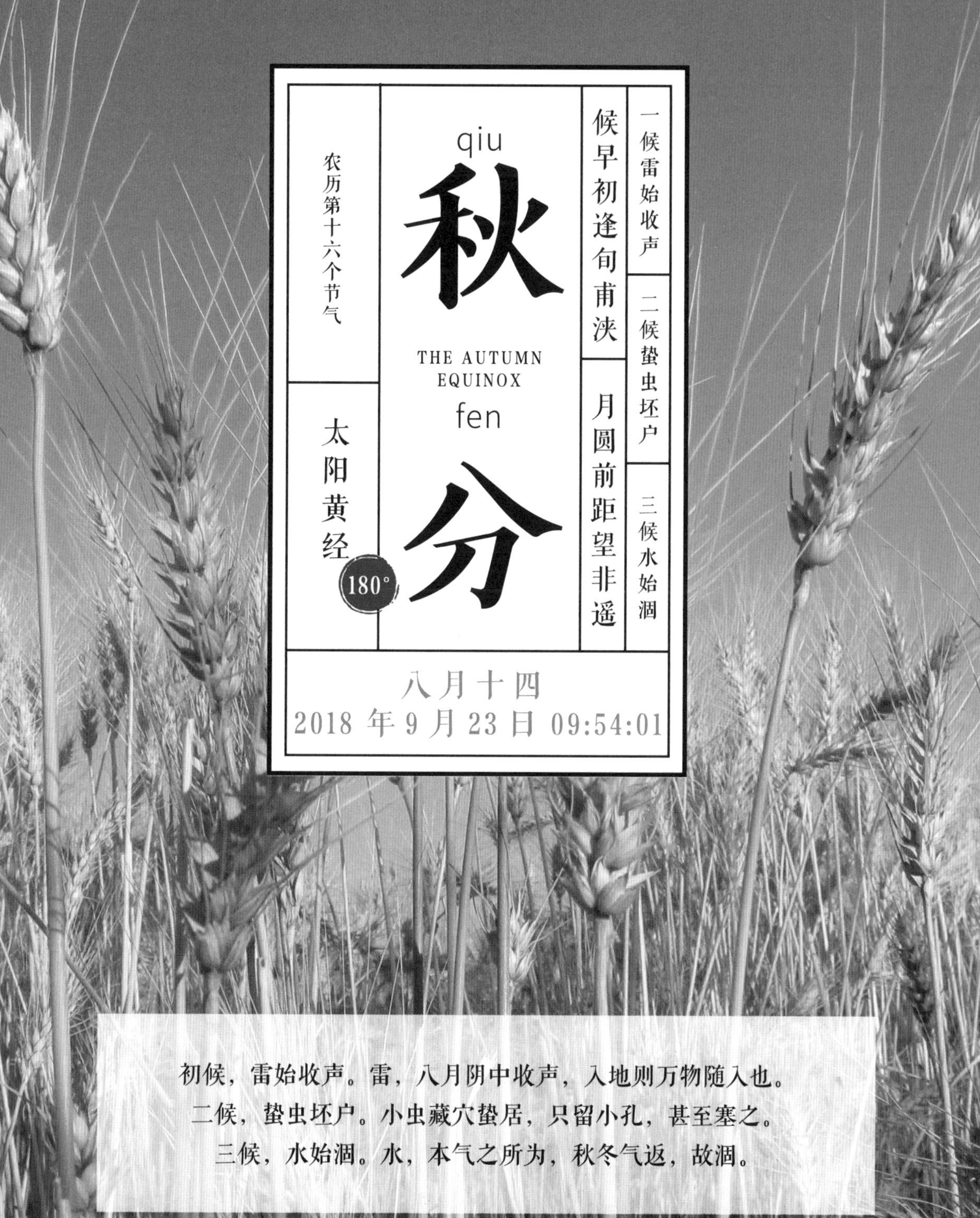
一候雷始收声
二候蛰虫坯户
三候水始涸
候早初逢句甫浃
月圆前距望非遥
qiu
秋
THE AUTUMN
EQUINOX
fen
分
农历第十六个节气
太阳黄经
180°
八月十四
2018 年 9 月 23 日 09:54:01

初候，雷始收声。雷，八月阴中收声，入地则万物随入也。
二候，蛰虫坯户。小虫藏穴蛰居，只留小孔，甚至塞之。
三候，水始涸。水，本气之所为，秋冬气返，故涸。

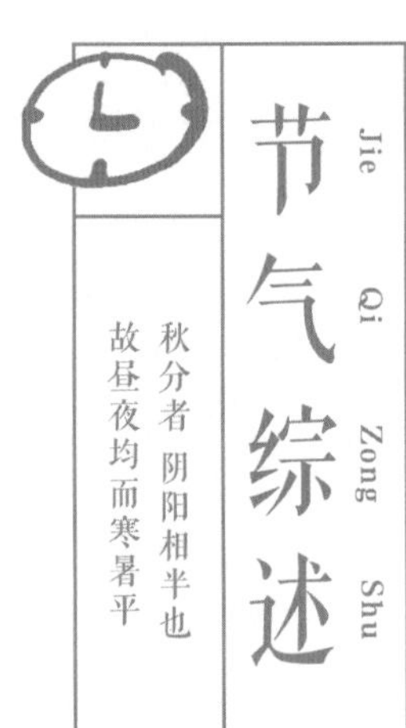

“斗指己为秋分。又适当秋之半，故名也。”秋分是秋季九十天的中分点。正如春分一样，阳光几乎直射赤道，昼夜时间的长短再次相等，是一个相当特殊的日子。从这一天起，阳光直射的位置由赤道向南半球推移，北半球开始昼短夜长。《春秋繁录》中记载：“秋分者，阴阳相半也，故昼夜均而寒暑平。”在天文学上，则把秋分作为夏季的结束和秋季的开始。确切地说，北半球的秋天是从秋分开始的。

秋分节气已经进入凉爽的秋季，南下的冷空气与逐渐衰减的暖湿空气相遇，产生一次次的降水，气温也一次次地下降，因此到了“一场秋雨一场寒”的时候，但秋分之后的日降水量不会很大。秋分也是播种过冬作物的时候，农谚有“白露早，寒露迟，秋分种麦正当时”“秋分天气白云来，处处好歌好稻栽”等说法。

秋分养生，应遵循阴阳平衡原则，使机体保持“阴平阳秘”的状态。其中，精神调养最主要的是培养乐观情绪，保持神志安宁，避肃杀之气，收敛神气，适应秋天平容之气。

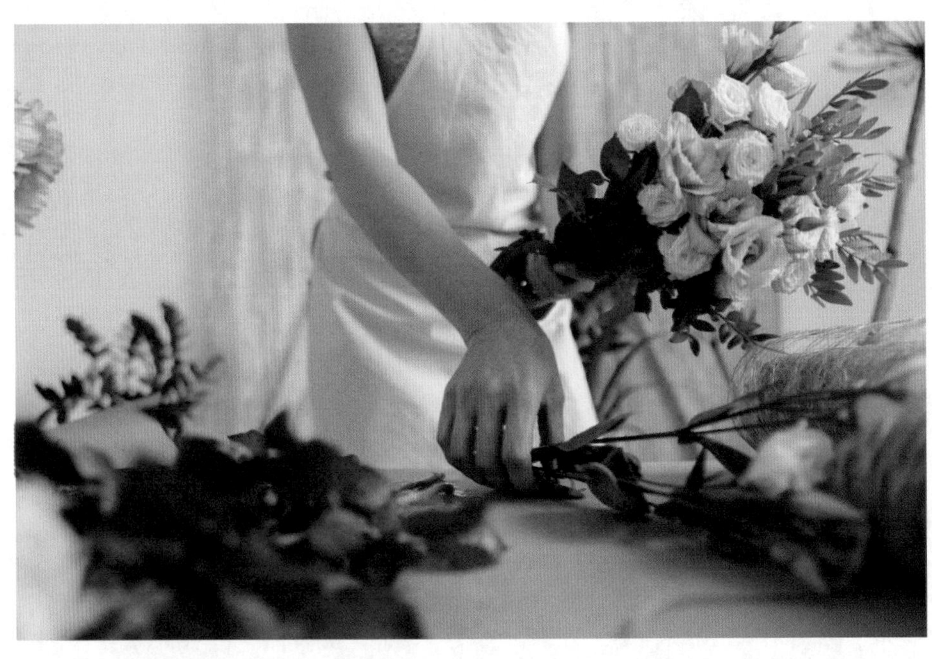

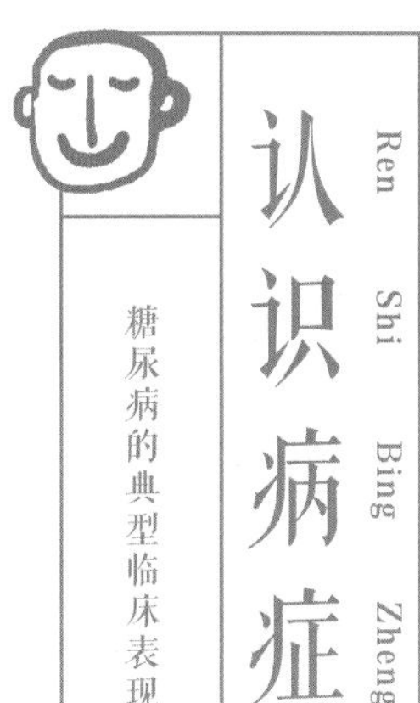

“三多一少”是糖尿病的典型临床表现

当糖尿病患者的病情发展到一定程度，会出现“三多一少”的典型临床表现。“三多”是指多饮、多食、多尿；“一少”是指体重减少。

1. 多尿　正常人 24 小时尿量约 1500 毫升。糖尿病患者因尿液中糖分过高而出现渗透性尿液增多，患者小便次数增多，尿量增多，24 小时尿量可以达到 3000~5000 毫升，甚至更多。

2. 多饮　由于多尿导致体内水分大量丢失而饮水增多，有的患者频繁喝水，却依然感到烦渴欲饮。有的患者口腔如同有火，喜食冷饮。

3. 多食　与同性别、同年龄、同等劳动强度或者活动量的人相比，明显易饥易饿，饭量明显增大。

4. 消瘦　虽然吃得多、喝得多，但是患者的身体越来越瘦，体重明显下降，甚至短时间内下降二三十斤；同时患者常常感到容易疲劳、腰膝酸软。

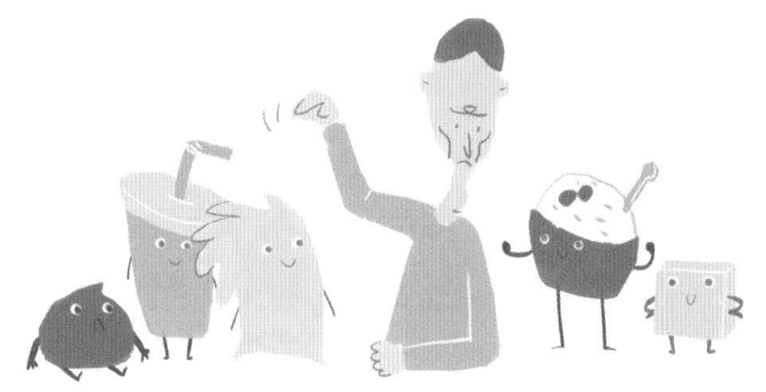

糖尿病从肝论治

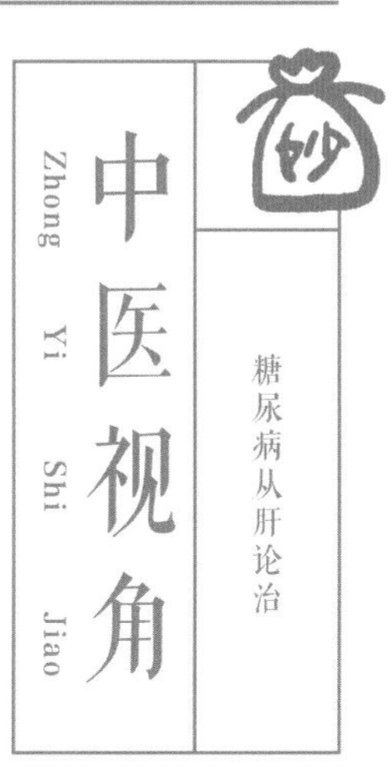

心身疾病是指与心理社会因素有密切关系的躯体疾病，糖尿病是典型的心身疾病之一。肝主疏泄，调畅气机、情志，与糖尿病的发生发展关系密切，因而从肝论治成为其治疗的基本法则之一。这种疗法适应现代社会人们生活压力增大，心身疾病发病率逐渐升高的趋势。

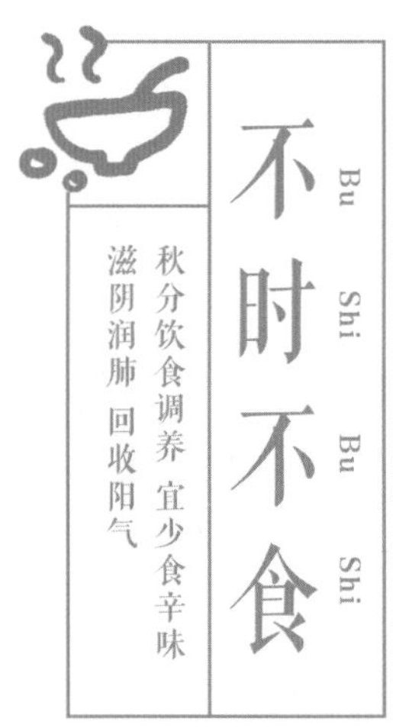

不时不食

Bu Shi Bu Shi

秋分饮食调养 宜少食辛味
滋阴润肺 回收阳气

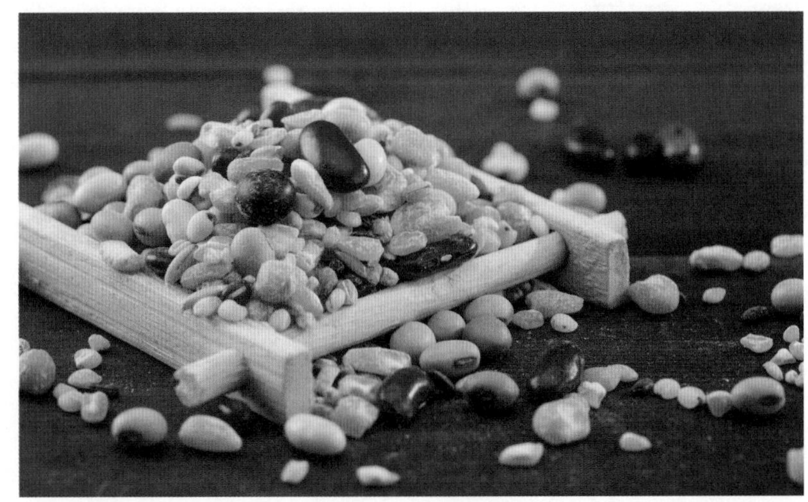

秋分时节的饮食调养，宜少食辛味，多食酸味，以养人体阴气为本。饮食以滋阴润肺，回收阳气为主，即平稳地度过夏冬两季的热冷交替。多食性温之食，少食寒凉之物，以固摄体内的正气。

秋分适宜的谷物及豆类有大米、小米、玉米、荞麦、大麦、小麦、糯米、糙米、高粱、黄豆、扁豆等；适宜的蔬菜水果有豆芽、菠菜、胡萝卜、茄子、莲藕、甘薯、马铃薯、山药、芋艿、芹菜、小白菜、莴笋、洋白菜、南瓜、菱角、百合、香菇，以及橘、柚、葡萄、柿子、梨、苹果、枣、香蕉、山楂、草莓等；肉类有羊肉、牛肉、鸭肉、鱼类、乌骨鸡、鲍鱼、鳝鱼等。

药膳厨房

甘蔗粥

[配料] 甘蔗汁 800 毫升，高粱米 200 克。

[做法] 甘蔗洗净榨汁，高粱米淘洗干净，将甘蔗汁与高粱米放入锅中，再加入适量的清水，煮成薄粥即可。

[功效] 补脾消食，清热生津。

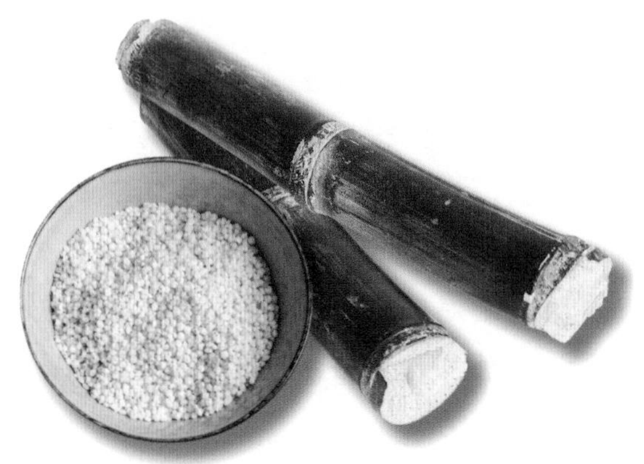

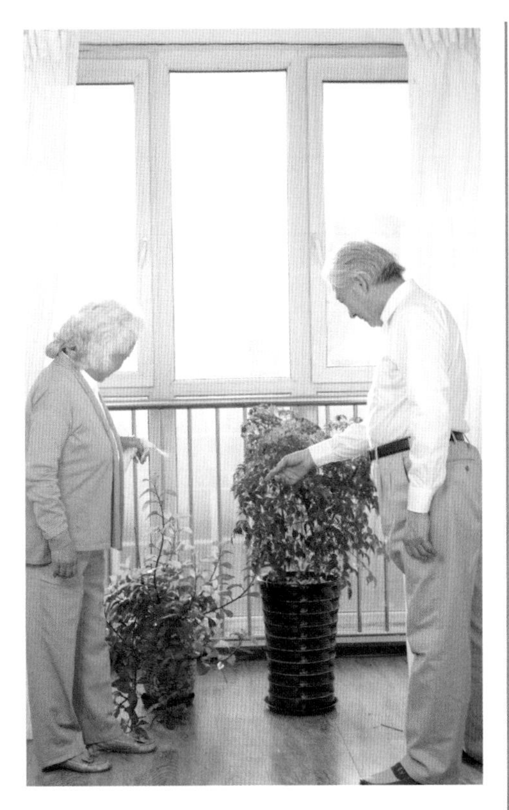

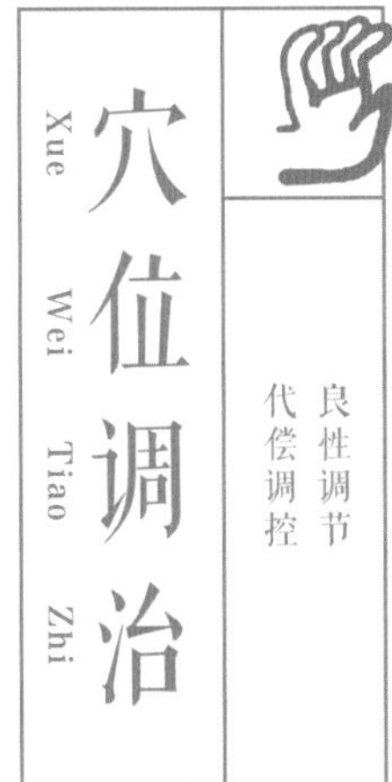

穴位调治

Xue Wei Tiao Zhi

良性调节 代偿调控

针灸治疗糖尿病的激素调节机制

研究表明，针灸具有明显的降低血糖，调节胰岛素，提高胰岛素敏感性指数，改善胰岛素抵抗的作用。因此，针灸对患者升高血糖激素具有良性调整作用。

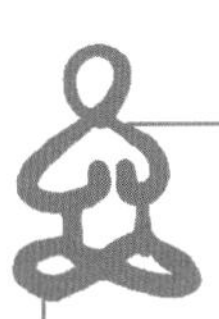

顺势而动

Shun Shi Er Dong

仲秋之月 大利平肃 安宁志性 收敛神气

仲秋之月（农历八月），大利平肃，安宁志性，收敛神气，增酸养肝。勿令极饱，勿令壅塞。生气在未，坐卧宜向西南方。

导引法：

以两手拳脚胫下十余遍，闭气用力为之。此能开胸膊膈气，去胁中气，治肺藏诸疾。行完，叩齿三十六通以应之。

请勾选下每天

空腹血糖监测的结果

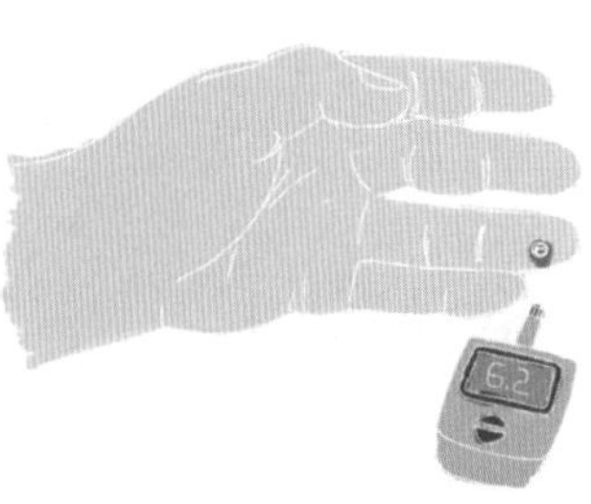

16															
15															
14															
13															
12															
11															
10															
9															
8															
7															
6															
5															
4															
3															
2															
mmol/L / 日期	16	17	18	19	20	21	22	23	24	25	26	27	28	29	30

注：人体正常血糖测试范围为 3.9~6.1mmol/L

2018

农历戊戌【狗】年

SEPTEMBER

九月/下

请记录下每天

各项身体指标的测量结果

请填数 体重记录															
公斤															
请填数 腹围记录															
厘米															
请勾选 饮食记录															
过饱															
正常															
不足															
请勾选 运动记录															
过量															
正常															
不足															
请勾选 情绪记录															
开心															
正常															
忧伤															
指标/日期	16	17	18	19	20	21	22	23	24	25	26	27	28	29	30

2018 年 9 月　日

拥鼻

唐·韩偓

拥鼻悲吟一向愁
寒更转尽未回头
绿屏无睡秋分簟
红叶伤心月午楼
却要因循添逸兴
若为趋竞怆离忧
殷勤凭仗官渠水
为到西溪动钓舟

下一篇 - 寒露篇

2018.10

十月上 / 秋

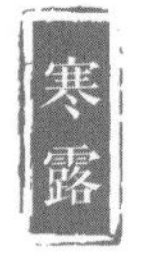

寒露，九月节。

露气寒冷，将凝结也。

2018.10

一	二	三	四	五	六	日
1	2	3	4	5	6	7
8	9	10	11	12	13	14
15	16	17	18	19	20	21
22	23	24	25	26	27	28
29	30	31				

2018.11

一	二	三	四	五	六	日
			1	2	3	4
5	6	7	8	9	10	11
12	13	14	15	16	17	18
19	20	21	22	23	24	25
26	27	28	29	30		

周一	周二	周三	周四	周五	周六	周日
01 八月 国庆节	02 廿三	03 廿四	04 廿五	05 廿六	06 廿七	07 廿八
08 寒露	09 九月 初一	10 初二	11 初三	12 初四	13 初五	14 初六
15 初七	16 初八	17 重阳节	18 初十	19 十一	20 十二	21 十三

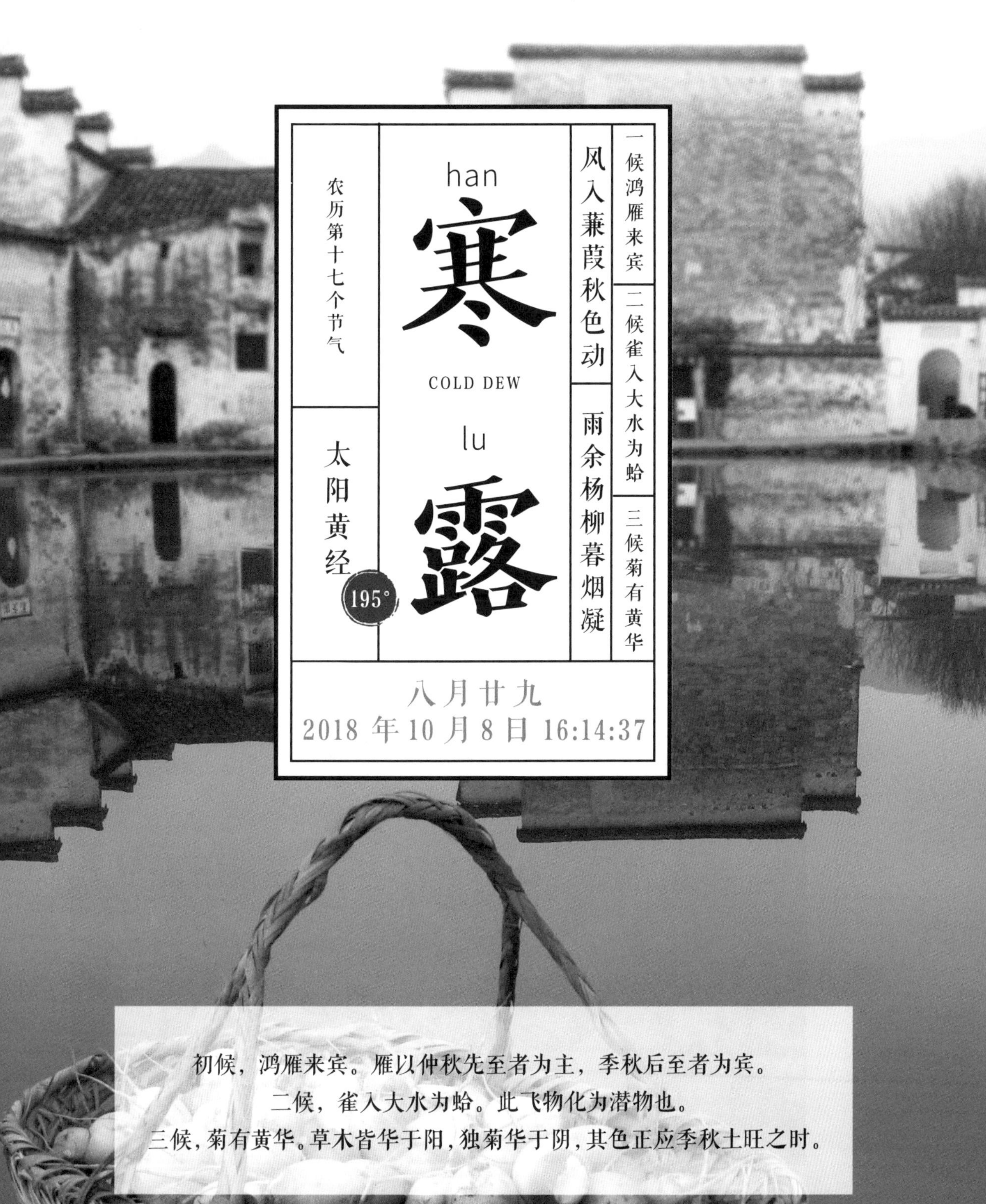
农历第十七个节气
han
寒
COLD DEW
lu
露
太阳黄经
195°
风入蒹葭秋色动
雨余杨柳暮烟凝
一候鸿雁来宾
二候雀入大水为蛤
三候菊有黄华
八月廿九
2018 年 10 月 8 日 16:14:37

初候，鸿雁来宾。雁以仲秋先至者为主，季秋后至者为宾。

二候，雀入大水为蛤。此飞物化为潜物也。

三候，菊有黄华。草木皆华于阳，独菊华于阴，其色正应季秋土旺之时。

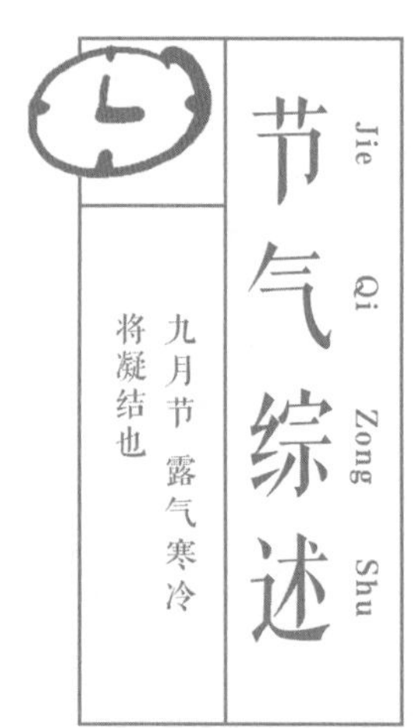

节气综述

Jie Qi Zong Shu

九月节　露气寒冷将凝结也

“斗指寒甲为寒露，斯时露寒而冷，将欲凝结，故名寒露。”气候由热转寒，万物随寒气增长，逐渐萧落，这是热与冷交替的季节。

在自然界中，阴阳之气开始转变，阳气渐退，阴气渐生，人体的生理活动也要适应自然界的变化，以确保体内的生理（阴阳）平衡。中医强调“春夏养阳，秋冬养阴”。此时，正是人体阳气收敛，阴精潜藏于内之时，故应以保养阴精为主，突出“养收”原则。《素问·四气调神大论》指出：“秋三月……早卧早起，与鸡俱兴”，早卧以顺应阴精的收藏，早起以顺应阳气的舒达。

另外，肺属金，肺气与金秋之气相应，“金秋之时，燥气当令”，此时燥邪之气易犯人体，出现秋燥症状。所以，饮食调养应以滋阴润燥（肺）为宜。并保持良好的心态，因势利导，宣泄积郁之情，培养乐观豁达之心。

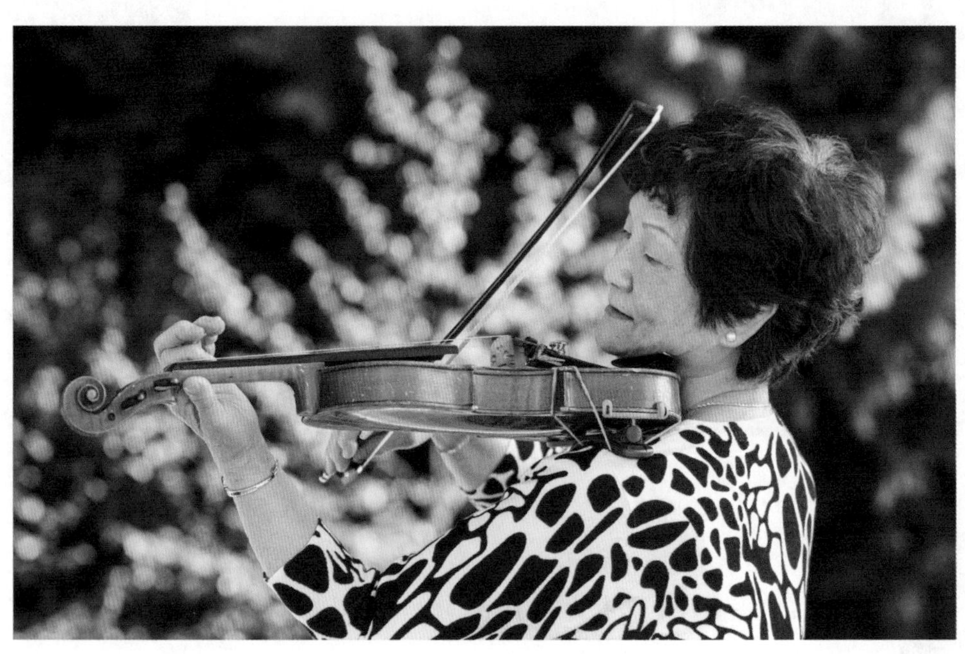

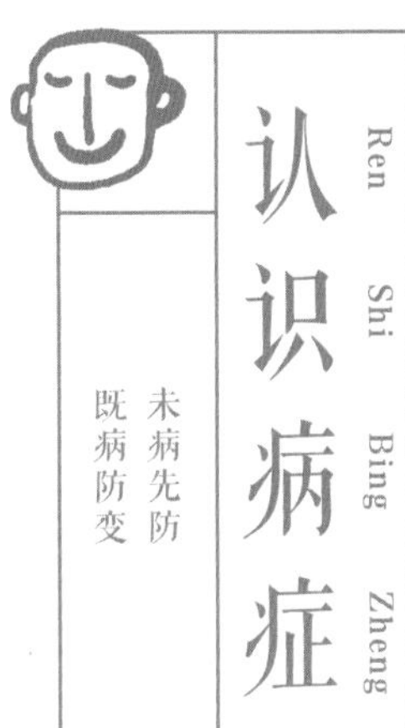

认识病症
Ren Shi Bing Zheng
未病先防
既病防变

糖尿病的慢性并发症有哪些？

1. 心脏病变　糖尿病患者的主要死亡原因。
2. 脑血管病变　警惕脑卒中。
3. 眼病　成年人致盲的最重要原因。
4. 肾病　导致尿毒症的主要原因。
5. 神经病变　非常普遍的糖尿病并发症。
6. 糖尿病足　非创伤性截肢的首位原因。

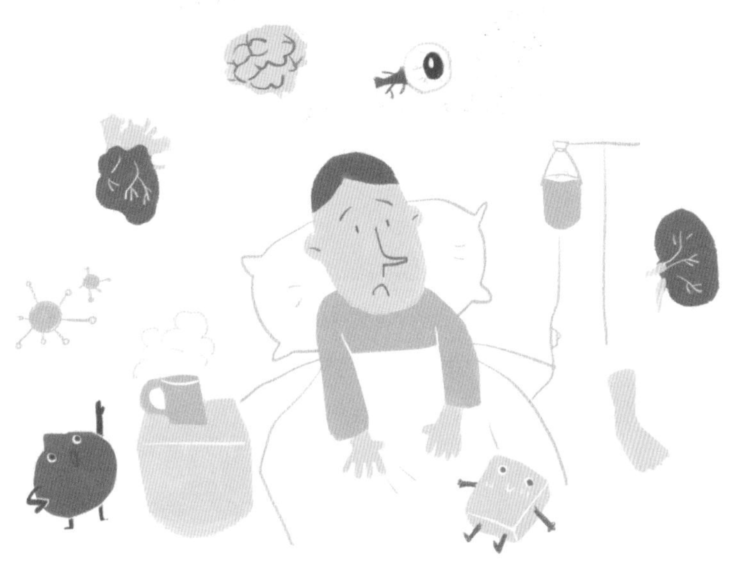

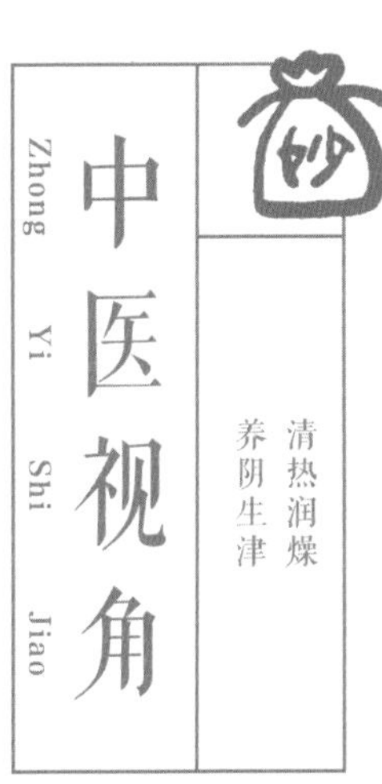

妙
中医视角
Zhong Yi Shi Jiao
清热润燥
养阴生津

消渴病的治疗原则：

消渴病的基本病机是阴虚为本，燥热为标，故清热润燥、养阴生津为本病的治疗大法。《医学心悟·三消》说："治上消者，宜润其肺，兼清其胃"，"治中消者，宜清其胃，兼滋其肾"，"治下消者，宜滋其肾，兼补其肺"，可谓深得治疗消渴之要旨。

由于本病常发生血脉瘀滞及阴损及阳的病变，以及易并发痈疽、眼疾、劳嗽等症，故还应针对具体病情，及时合理地选用活血化瘀、清热解毒、健脾益气、滋补肾阴、温补肾阳等治法。

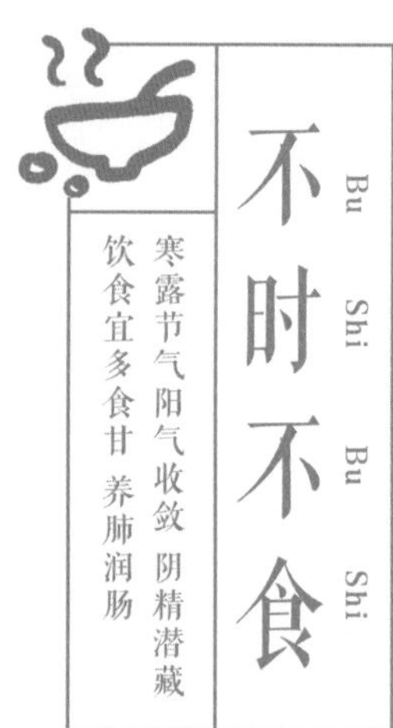
不时不食
Bu Shi Bu Shi
寒露节气阳气收敛 阴精潜藏
饮食宜多食甘 养肺润肠

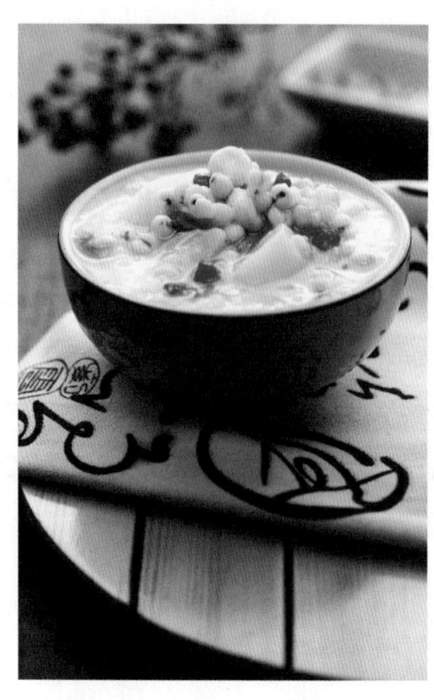

寒露到来，气候由热转寒，万物渐萧落，阳气渐退，阴气渐生。当气候变冷时，正是人体阳气收敛，阴精潜藏之时，故应以保养阴精为主。

寒露时节的饮食养生，宜适当多食甘淡滋润的食品，既可补脾胃，又能养肺润肠，可防治咽干、口燥等症。水果有梨、柿子、香蕉等；蔬菜有胡萝卜、冬瓜、藕、银耳等，以及豆类、菌类、海带、紫菜等。早餐最好喝点热药粥，如甘蔗粥、沙参粥、生地粥、黄精粥等，因为粳米、糯米均有健脾胃、补中气的作用。

中老年人和糖尿病患者应多吃些红枣、莲子、山药、鸭、鱼、肉等食品。少食辛辣之品，如辣椒、生姜、葱、蒜，因过食辛辣易伤人体阴精。

药膳厨房

拔丝山药

[配料] 山药 500 克，白糖、植物油、清水、香油各适量。

[做法] 将山药削皮洗净，切成滚刀块，备用。植物油烧至五成热，把山药放入油内炸透，至金黄色，捞出，控净余油。用清水将白糖化开，用慢火炒至白糖由稀变稠，能拔丝时，倒入山药，离开火眼，颠翻炒匀，使糖汁完全粘在山药上后，倒在抹有香油的盘子内即可。

[功效] 补肾。

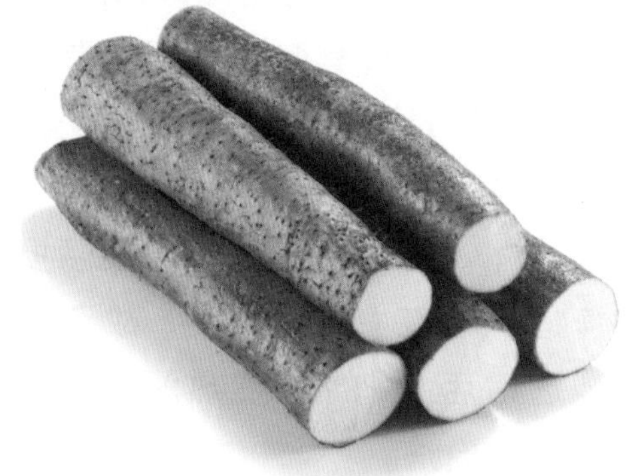

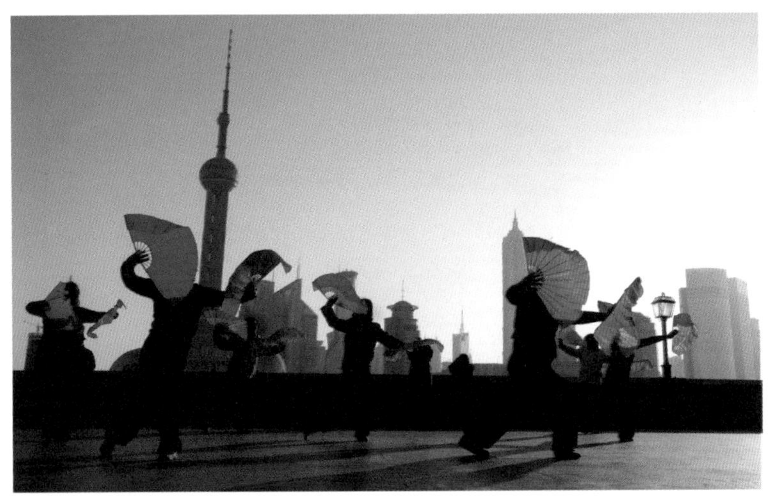

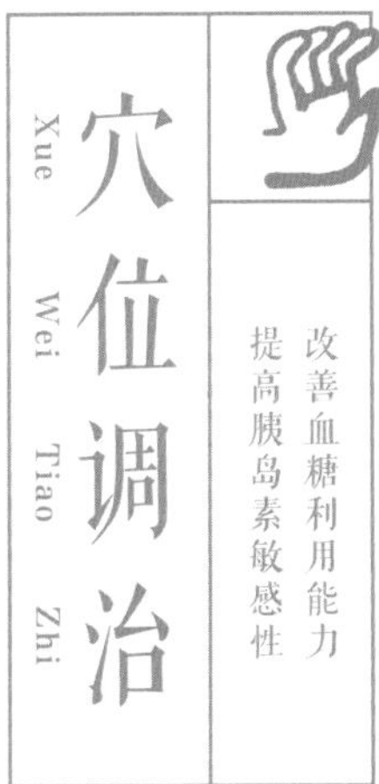

穴位调治
Xue Wei Tiao Zhi
改善血糖利用能力
提高胰岛素敏感性

针灸治疗糖尿病的胰岛素敏感性机制

2 型糖尿病的发病与胰岛素抵抗存在密切关系。胰岛素敏感性下降，一方面使组织对血糖的利用能力下降，另一方面血液中高血糖刺激胰岛 B 细胞分泌胰岛素，而出现高胰岛素血症。研究表明，针灸可以显著降低高 C 肽水平及高胰岛素血症，提高机体靶细胞对胰岛素的敏感性，从而达到调治血糖的作用。

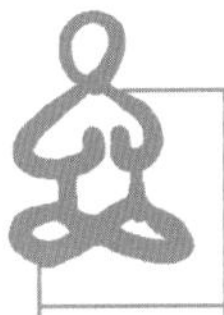

顺势而动

Shun Shi Er Dong

季秋之月 草木零落
众物伏蛰 当固精敛神

季秋之月（农历九月），草木零落，众物伏蛰，气清，风暴为朗，无犯朗风，节约生冷，以防疠病。阴道将旺，阳道衰弱，当固精敛神。生气在申，坐卧宜向西南。

导引法：

以两手相叉于头上，与手争力，左右同法行之。治脾藏四肢，去胁下积滞风气，使人能食。

请勾选下每天

空腹血糖监测的结果

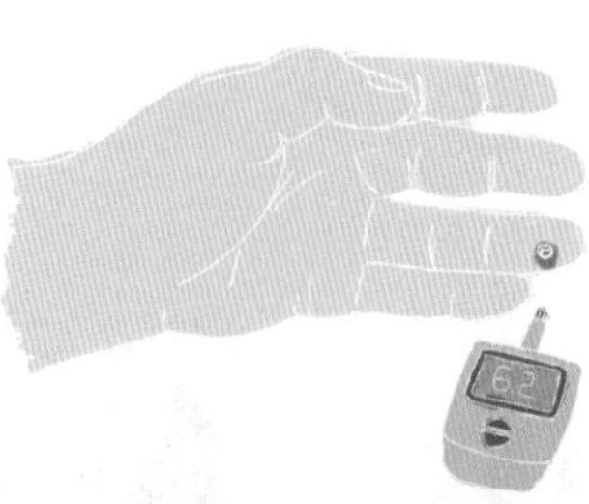

16															
15															
14															
13															
12															
11															
10															
9															
8															
7															
6															
5															
4															
3															
2															
mmol/L / 日期	1	2	3	4	5	6	7	8	9	10	11	12	13	14	15

注：人体正常血糖测试范围为 3.9~6.1mmol/L

请记录下每天

各项身体指标的测量结果

请填数 体重记录															
公斤															
请填数 腹围记录															
厘米															
请勾选 饮食记录															
过饱															
正常															
不足															
请勾选 运动记录															
过量															
正常															
不足															
请勾选 情绪记录															
开心															
正常															
忧伤															
指标/日期	1	2	3	4	5	6	7	8	9	10	11	12	13	14	15

2018年10月　日

八月十九日试院梦冲卿

宋·王安石

空庭得秋长漫漫，
寒露入暮愁衣单。
喧喧人语已成市，
白日未到扶桑间。
永怀所好却成梦，
玉色彷佛开心颜。
逆知後应不复隔，
谈笑明月相与闲。

下一篇 - 霜降篇

2018.10

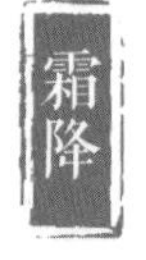

十月下 / 秋

霜降，九月中。
气肃而凝，露结为霜矣。

2018.10

一	二	三	四	五	六	日
1	2	3	4	5	6	7
8	9	10	11	12	13	14
15	16	17	18	19	20	21
22	23	24	25	26	27	28
29	30	31				

2018.11

一	二	三	四	五	六	日
			1	2	3	4
5	6	7	8	9	10	11
12	13	14	15	16	17	18
19	20	21	22	23	24	25
26	27	28	29	30		

周一	周二	周三	周四	周五	周六	周日
15 初七	16 九月 初八	17 重阳节	18 初十	19 十一	20 十二	21 十三
22 十四	23 霜降	24 十六	25 十七	26 十八	27 十九	28 二十
29 廿一	30 廿二	31 廿三	01 廿四	02 廿五	03 廿六	04 廿七

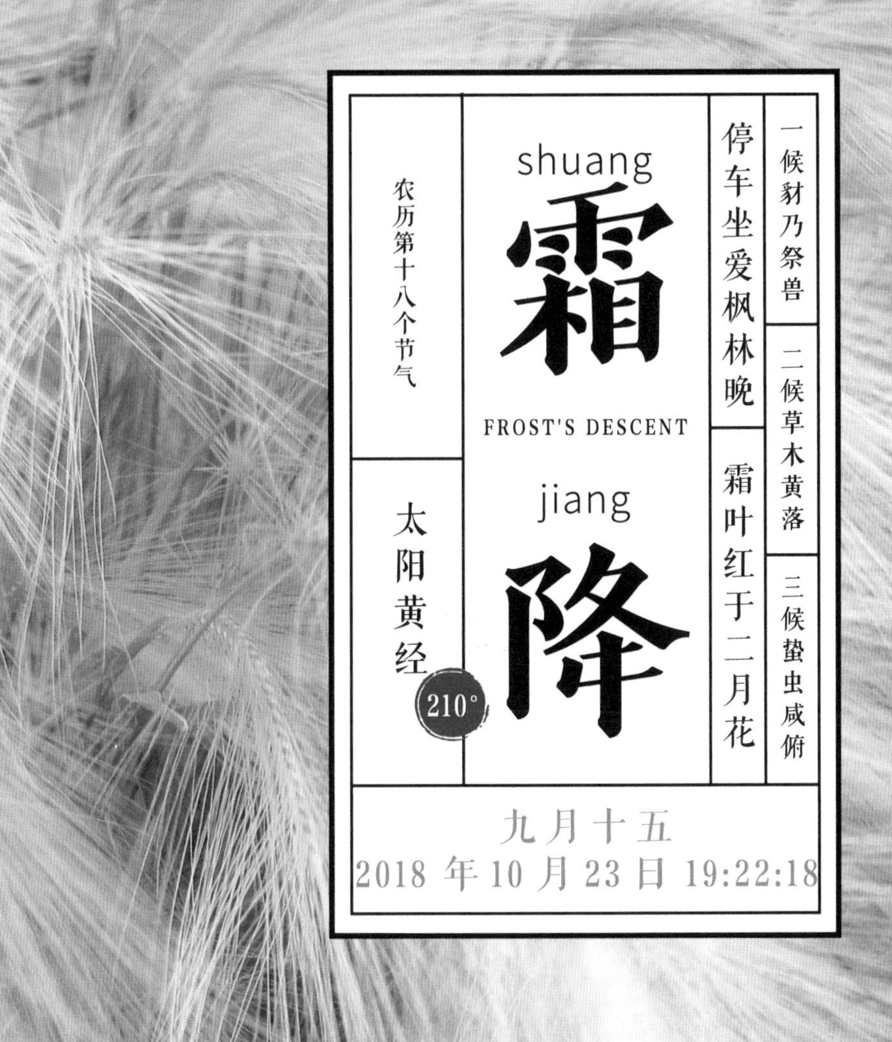

shuang
霜
FROST'S DESCENT
jiang
降
农历第十八个节气
太阳黄经
210°
停车坐爱枫林晚
霜叶红于二月花
一候豺乃祭兽
二候草木黄落
三候蛰虫咸俯
九月十五
2018 年 10 月 23 日 19:22:18

初候，豺乃祭兽。豺捕猎物，藏而备冬。

二候，草木黄落。草木色黄而摇落也。

三候，蛰虫咸俯。寒气肃凛，虫皆垂头而不食矣。

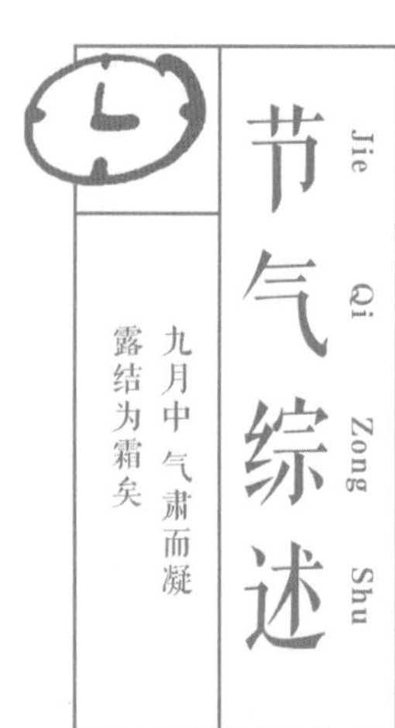

节气综述

Jie Qi Zong Shu

九月中，气肃而凝，露结为霜矣

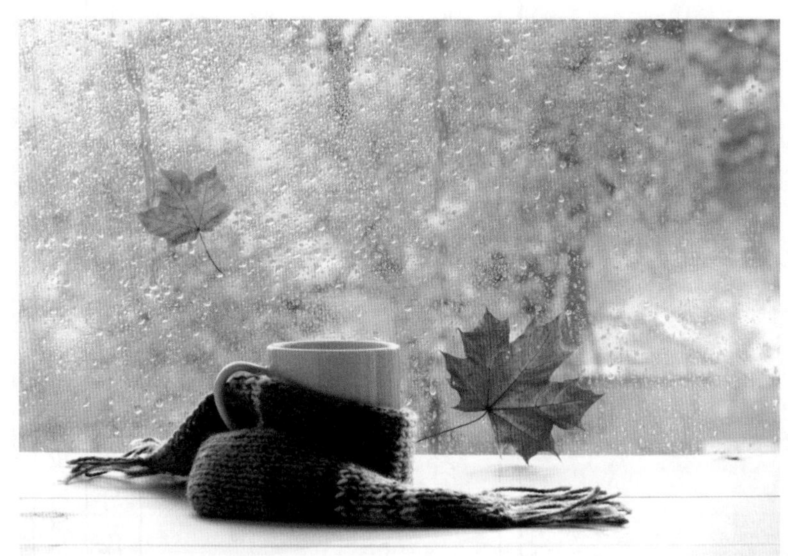

霜降是秋季的最后一个节气，是秋季到冬季的过渡节气。夜间气温骤降，空气中的水蒸气在地面或植物上直接凝结形成细微的冰针，有的成为六角形的霜花，色白且结构疏松。霜只能在晴天形成，故有“浓霜猛太阳”之说。

“霜降始霜”是黄河流域的气候特征。北部土壤开始冻结，冬作物停止生长，进入越冬期。南方地区气候凉爽、地气尚温，故北宋大文学家苏轼有“千树扫作一番黄，只有芙蓉独自芳”的诗句。

霜降之时，乃深秋之季，气温渐冷，机体血液得寒则凝，但燥热内生，出现“秋行夏令”的结果。故霜降养生，遵循“外御寒、内清热”的原则，饮食则以平补为原则。

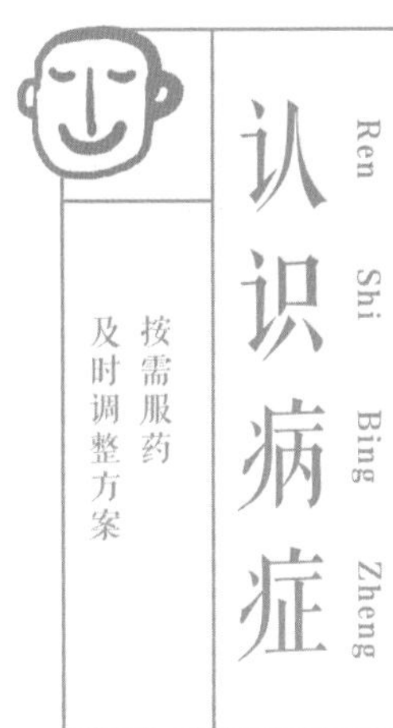

如何使用胰岛素治疗糖尿病

1. 1型糖尿病　需要用胰岛素治疗。非强化治疗者每天注射2～3次，强化治疗者每天注射3～4次，或用胰岛素泵治疗。需经常调整剂量。

2. 2型糖尿病　口服降糖药失效者先采用联合治疗方式，方法为原用口服降糖药剂量不变，睡前晚10：00注射中效胰岛素或长效胰岛素类似物，一般每隔3天调整1次，目标为空腹血糖降到4.9～8.0mmol/L，无效者停用口服降糖药，改为每天注射2次胰岛素。

3. 使用胰岛素治疗的最大不良反应为低血糖。

消渴病并发症的病机及预后

消渴病常累及多个脏腑，病变影响广泛，未及时医治及病情严重的患者，常可并发多种病证，如肺失滋养，日久可并发肺痿；肾阴亏损，肝失濡养，肝肾精血不能上承于耳目，则可并发白内障、雀目、耳聋；燥热内结，营阴被灼，脉络瘀阻，蕴毒成脓，则发为疮疖痈疽；阴虚燥热，炼液成痰，以及血脉瘀滞，痰瘀阻络，蒙蔽心窍，则发为中风偏瘫；阴损及阳，脾肾衰败，水湿潴留，泛滥肌肤，则发为水肿。消渴病的自然发病过程，常以阴虚燥热为始，病程日久，可导致阴损及阳，血行瘀滞，而形成阴阳两虚，或以阳虚为主，并伴血脉瘀阻的重证，且常出现各种严重的并发症。

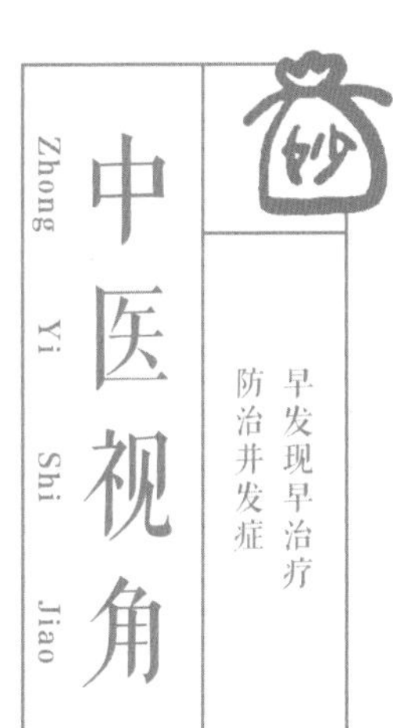

消渴病是现代社会中发病率甚高的一种疾病，尤以中老年发病较多。“三多”和消瘦的程度，是判断病情轻重的重要标志。早期发现、坚持长期治疗、生活规律、控制饮食的患者，其预后较好。儿童患本病者，大多病情较重。并发症是影响病情、损伤患者劳动力和危及生命的重要因素，故应高度重视，及早防治各种并发症。

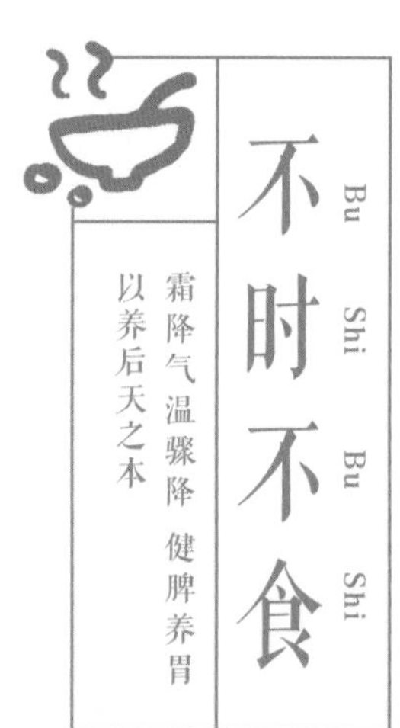
不时不食
Bu Shi Bu Shi
霜降气温骤降 健脾养胃
以养后天之本

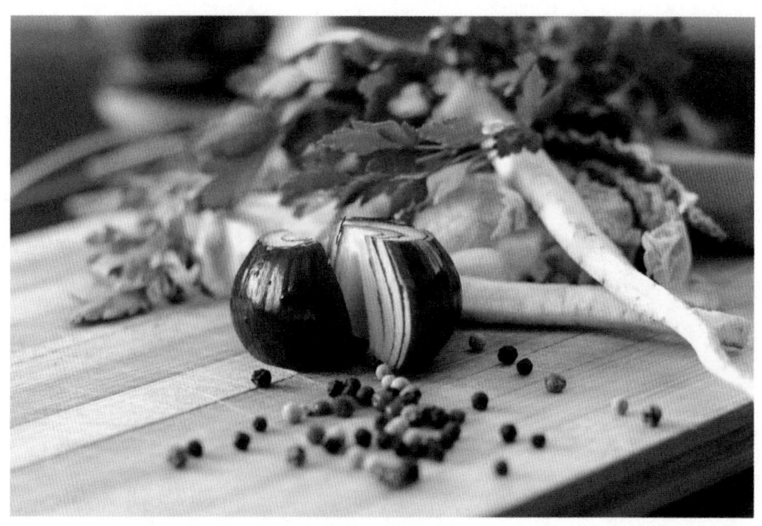

霜降是秋季的最后一个节气，昼夜温差大，常有冷空气侵袭，而使气温骤降。秋令属金，又即将从秋收过渡到冬藏，应重视健脾养胃，以养后天之本。

霜降是进补的好时节，故有“补冬不如补霜降”的说法，饮食养生宜以平补为主，尤其应尽量选择防秋燥、滋阴养肾、清肺润肺的果蔬和食物，如梨、苹果、橄榄、白果、洋葱、芥菜、玉米、萝卜、栗子、秋梨、百合、蜂蜜、山药、奶白菜、牛肉、鸡肉、泥鳅等，这些食物有生津润燥、清热化痰、止咳平喘、固肾补肺的功效。此时应少吃寒凉的食物，如海鱼、虾、各种冷饮等，以免伤肺引发疾病。

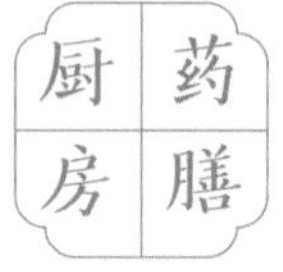

西芹百合

[配料] 西芹 250 克，鲜百合 1 头，精盐适量，橄榄油 15 毫升、香油 15 毫升。

[做法] 芹菜摘去叶子，用水焯一下，破丝，切段，百合剥成一瓣瓣的，除去百合老衣。炒锅放橄榄油烧至七成热，放入焯好的芹菜，略翻后放入百合。待百合边缘变透明，加盐，迅速翻炒至匀，淋少许香油，即可。

[功效] 清胃涤热，润肺止咳，清心安神。

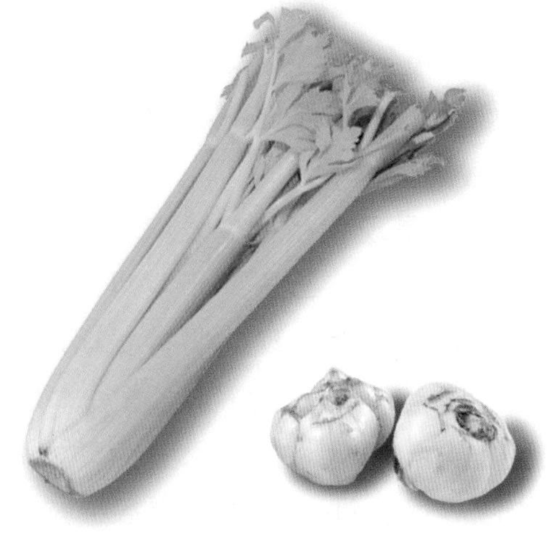

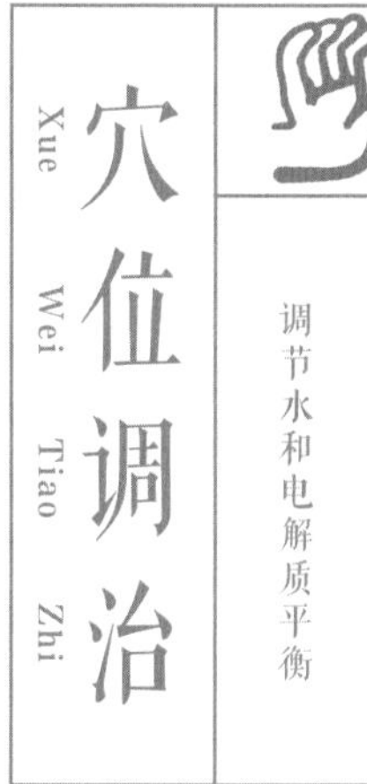

针灸治疗对糖尿病肾功能和水盐代谢有良性调节作用

2 型糖尿病患者容易发生或者合并肾功能障碍。研究表明，针灸前后 2 型糖尿病患者的血清肌酐（BCr）、尿肌酐（UCr）、血钠（Na^+）、血钾（K^+）、血尿素氮（BUN）、肌酐清除率、尿醛固酮等指标有明显变化，提示针灸对 2 型糖尿病患者肾功能及水盐代谢具有良性调节作用。

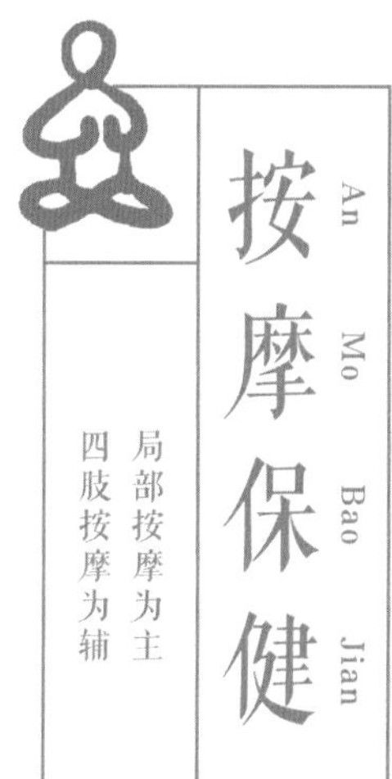
按摩保健
An Mo Bao Jian
局部按摩为主
四肢按摩为辅

糖尿病眼病的自我按摩方法

糖尿病眼病，也是临床常见病症之一。可以通过按摩眼睛周围及四肢部相关穴位，缓解临床症状。主要方法有：

①按揉睛明穴。用拇指指腹按摩睛明穴 1 分钟左右。睛明穴在眼角内侧半个手指处。

②按揉四白穴。用食指指腹按揉四白穴 1 分钟左右。四白穴在眼眶底下一横指处。

③按揉攒竹穴。用拇指指腹按揉攒竹穴 1 分钟左右。攒竹穴在眉毛的内端。

④按揉印堂穴。用拇指指腹按揉印堂穴 1 分钟左右。印堂穴在两个眉毛的中间。

⑤按揉太阳穴。用拇指指腹按揉太阳穴 1 分钟左右。太阳穴在眼角外侧一指处。

⑥分推前额。用双手手掌分推前额 2 分钟左右。

⑦刮上下眼眶。双手食指弯曲，自眼眶内侧向外侧刮 1 分钟左右。

⑧揉按合谷穴和曲池穴。用拇指按摩合谷穴、曲池穴各 1 分钟左右。合谷穴在拇指与食指之间肌肉最高点。曲池穴在肘窝的外侧。

这套推拿按摩方法，既可以治疗糖尿病眼病，也可以预防糖尿病眼病的发生。

请勾选下每天

空腹血糖监测的结果

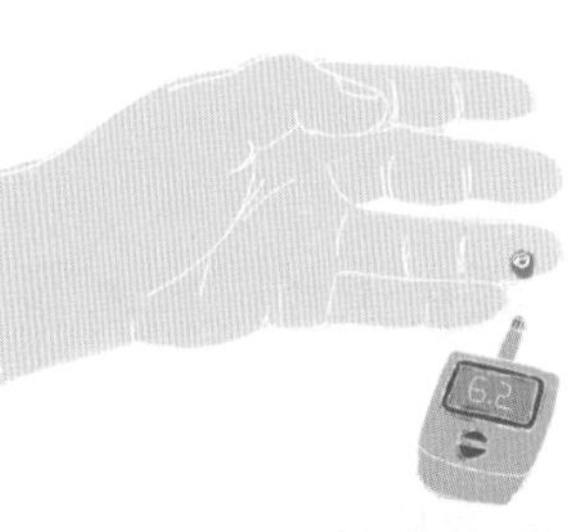

16																
15																
14																
13																
12																
11																
10																
9																
8																
7																
6																
5																
4																
3																
2																
mmol/L / 日期	16	17	18	19	20	21	22	23	24	25	26	27	28	29	30	31

注：人体正常血糖测试范围为 3.9~6.1mmol/L

请记录下每天

各项身体指标的测量结果

	请填数 体重记录															
公斤																
	请填数 腹围记录															
厘米																
	请勾选 饮食记录															
过饱																
正常																
不足																
	请勾选 运动记录															
过量																
正常																
不足																
	请勾选 情绪记录															
开心																
正常																
忧伤																
指标/日期	16	17	18	19	20	21	22	23	24	25	26	27	28	29	30	31

2018 年 10 月　日

九日登李明府北楼

唐・刘长卿

九日登高望
苍苍远树低
人烟湖草里
山翠县楼西
霜降鸿声切
秋深客思迷
无劳白衣酒
陶令自相携

下一篇 - 立冬篇

2018.11

十一月上 / 冬

立冬

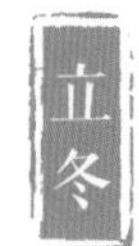

立冬，十月节。
万物收藏也。

2018.11

一	二	三	四	五	六	日
			1	2	3	4
5	6	7	8	9	10	11
12	13	14	15	16	17	18
19	20	21	22	23	24	25
26	27	28	29	30		

2018.12

一	二	三	四	五	六	日
					1	2
3	4	5	6	7	8	9
10	11	12	13	14	15	16
17	18	19	20	21	22	23
24	25	26	27	28	29	30
31						

周一	周二	周三	周四	周五	周六	周日
29 廿一	30 廿二	31 廿三	01 九月 廿四	02 廿五	03 廿六	04 廿七
05 廿八	06 廿九	07 立冬	08 十月 寒衣节	09 初二	10 初三	11 初四
12 初五	13 初六	14 初七	15 初八	16 初九	17 初十	18 十一

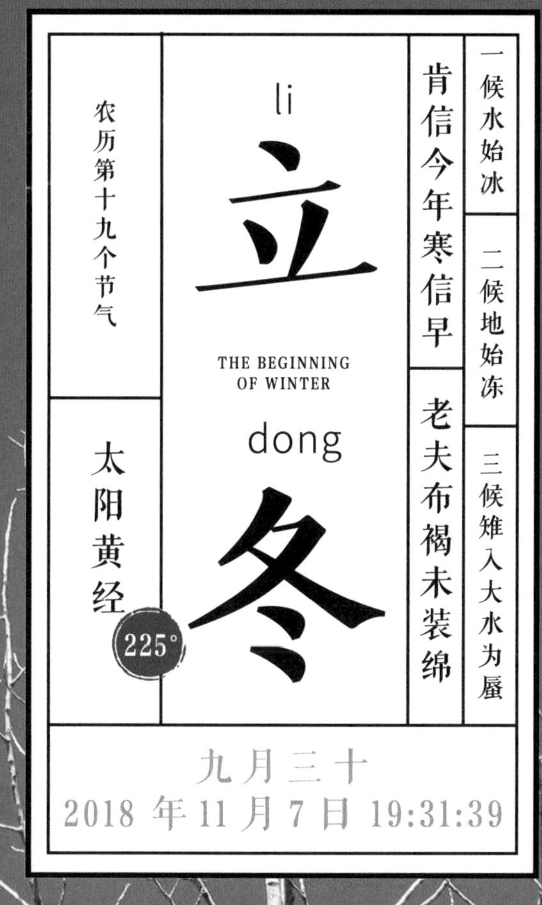

li
立
THE BEGINNING
OF WINTER
dong
冬
农历第十九个节气
太阳黄经
225°
肯信今年寒信早
老夫布褐未装绵
一候水始冰
二候地始冻
三候雉入大水为蜃
九月三十
2018 年 11 月 7 日 19:31:39

初候，水始冰。水面初凝，未至于坚。
二候，地始冻。土气凝寒，未至于坼。
三候，雉入大水为蜃。大鸟几乎销声匿迹了。

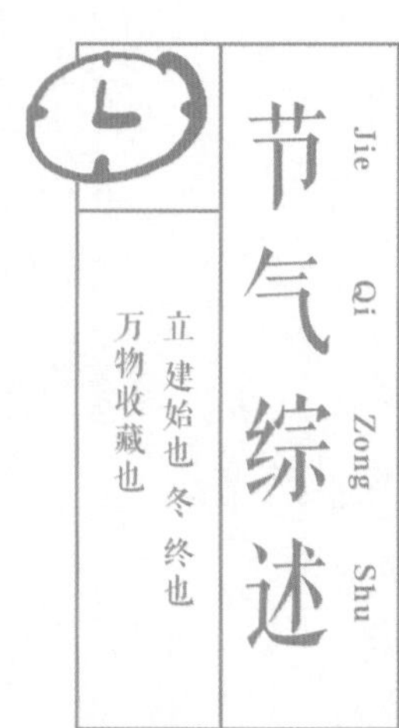
节气综述
Jie Qi Zong Shu
立 建始也 冬 终也
万物收藏也

立冬，作为冬季的第一节气，意味着冬季的来临。“立，建始也，冬，终也，万物收藏也。”

冬天是天寒地坼，万木凋零，生机潜伏闭藏的季节，人体的阳气也随着自然界的转化而潜藏于内。中医学认为，这一节气的到来是阳气潜藏，阴气盛极，草木凋零，蛰虫伏藏，万物活动趋向休止，以冬眠状态，养精蓄锐，为来春生机勃发作准备。人类虽没有冬眠之说，但民间却有立冬补冬之习俗。因此，冬季养生应顺应自然界闭藏之规律，以敛阴护阳为根本。

《素问·四季调神大论》中指出：“冬三月，此谓闭藏，水冰地坼，无扰乎阳，早卧晚起，必待日光，使志若伏若匿，若有私意，若已有得，去寒就温，无泄皮肤，使气亟夺，此冬气之应，养藏之道也。”这段经文提示了冬季养生中精神调养、起居调养和饮食调养的原则和方法。

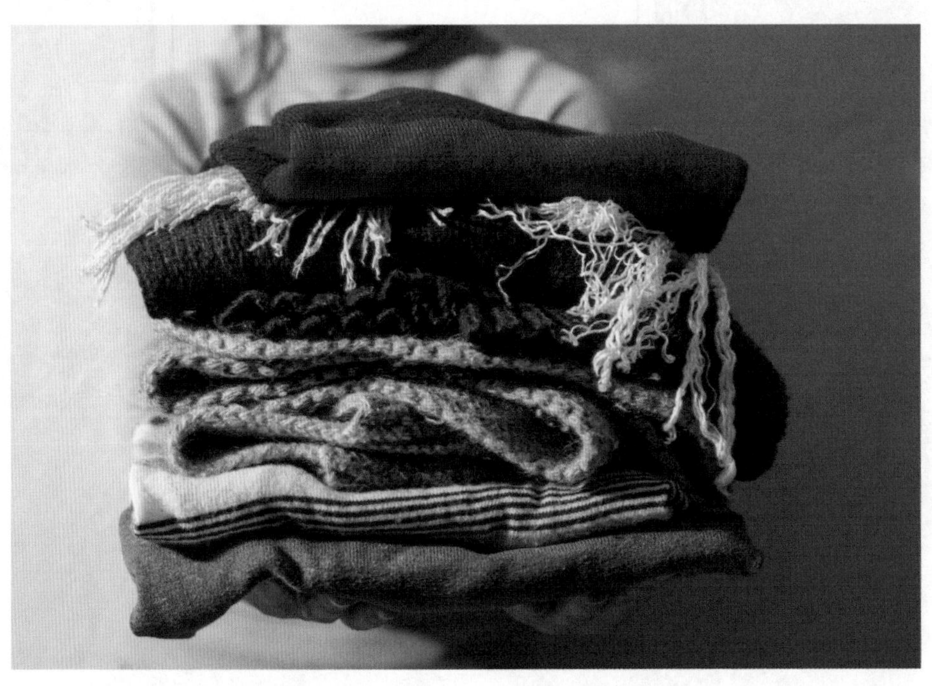

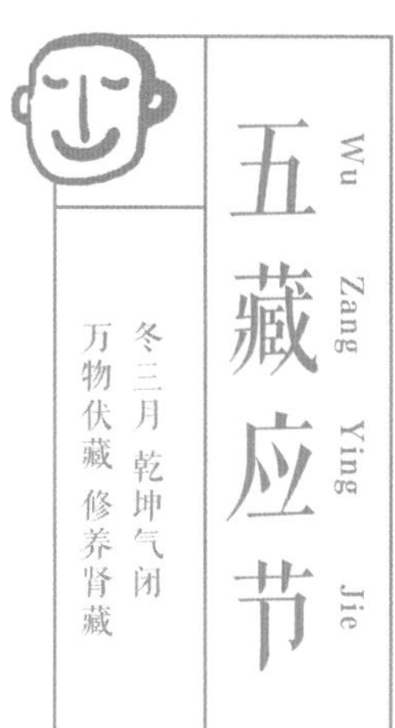
五藏应节
Wu Zang Ying Jie
冬三月 乾坤气闭
万物伏藏 修养肾藏

肾附腰脊，前对脐，主藏精气，主分水气，灌注一身，如树之有根。为肝母，为肺子，在形为骨，开窍于耳及二阴。肾气不足，则色黑、多欠、耳聋、齿龃、骨痿、骨疼、腰不伸。

肾属北方水，应于冬。冬三月，乾坤气闭，万物伏藏，君子戒谨，节嗜欲，止声色，以待阴阳之定。无竞阴阳，以全其生，合乎太清。此时，也是修养肾藏的时节。具体方法有：

六气治肾法：

治肾藏吐纳用吹法，以鼻渐长引气，以口吹之。肾病，用大吹三十遍，细吹十遍，能除肾家一切冷气、腰疼、膝冷沉重，久立不得，阳道衰弱，耳内虫鸣及口内生疮。更有烦热，悉能去之。数数吹去，相继勿绝，疾瘥则止，过多则损。

冬三月，此谓闭藏，水冰地坼，无扰乎阳，早卧晚起，必待日光，使志若伏若匿，若有私意，若已有得，去寒就温，无泄皮肤，使气亟夺，此冬气之应，养藏之道也。

冬三月，天地闭藏，水冰地坼，无扰乎阳，早卧晚起，以待日光。去寒就温，无泄及肤。斯时伏阳在内，有疾宜吐，心膈多热，所忌发汗，恐泄阳气故也。

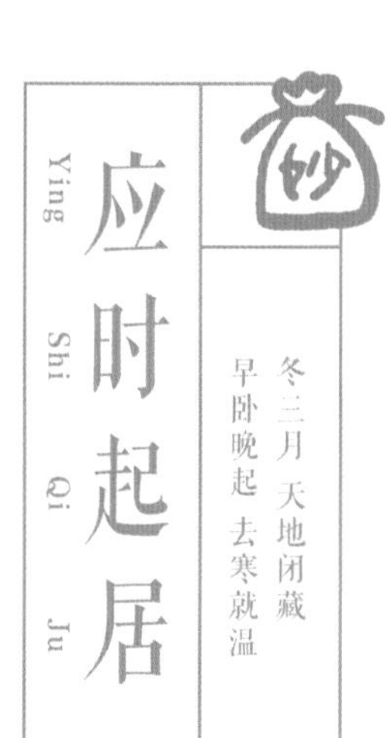
妙
应时起居
Ying Shi Qi Ju
冬三月 天地闭藏
早卧晚起 去寒就温

冬日宜居处密室，温暖衣衾，调其饮食，适其寒温。不可冒触寒风，老人尤甚，恐寒邪感冒，多为嗽逆、麻痹、昏眩等疾。寝卧之时，稍宜虚歇。冬夜伸足卧，则一身俱暖。

冬日，宜寒极方加绵衣，以渐加厚，不得一顿便多。不得频用大火烘炙，尤为损人。手足应心，不可以火炙手，引火入心，使人烦躁。不可就火烘炙食物。冬月阳气在内，阴气在外，老人多有上热下冷之患，不宜沐浴。

冬三月，六气十八候皆正养脏之令，人当闭精塞神，以厚敛藏。宜服酒浸补药，以迎阳气。

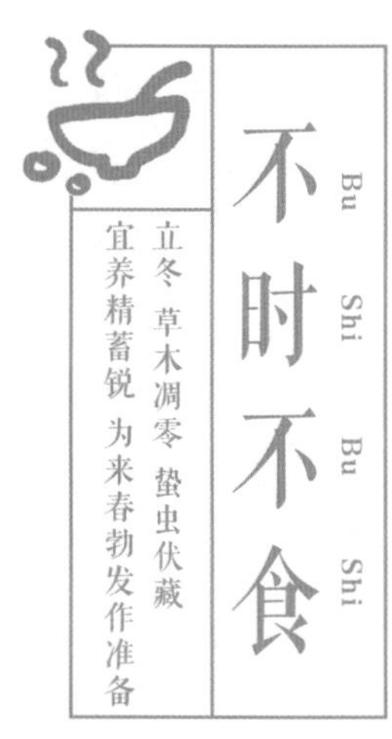
不时不食
Bu Shi Bu Shi
立冬 草木凋零 蛰虫伏藏
宜养精蓄锐 为来春勃发作准备

立冬，作为冬季的第一个节气，是阳气潜藏、阴气盛极的开始，此时，草木凋零，蛰虫伏藏，万物活动趋向休止，此时宜养精蓄锐，为来春生机勃发作准备。

立冬养生，要遵循“秋冬养阴”“无扰乎阳”“虚者补之，寒者温之”的古训，少食生冷，但也不宜燥热，有的放矢地食用一些滋阴潜阳、热量较高的膳食为宜，如牛羊肉、乌鸡、鲫鱼、豆浆、牛奶，同时也要多吃新鲜蔬菜以避免维生素的缺乏，多吃萝卜、青菜、豆腐、木耳等。冬季北方寒冷，进补宜温热之品，如牛肉、羊肉、狗肉等；而南方相对温和，进补应以清补甘温之味，如鸡、鸭、鱼类。

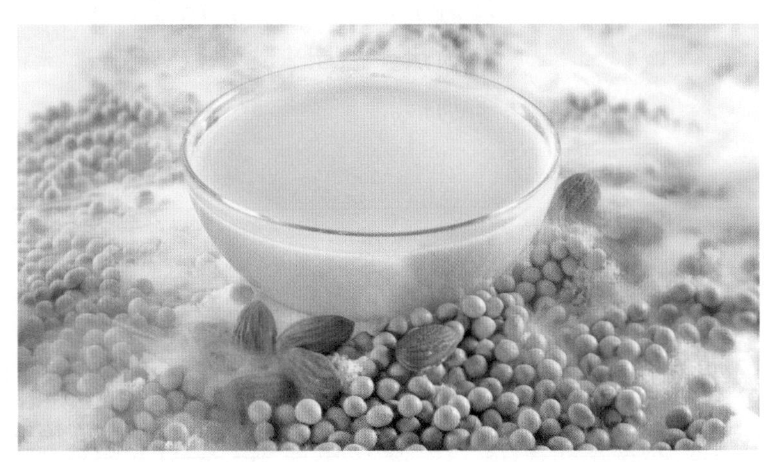

药膳厨房

虫草蒸老鸭

[配料] 冬虫夏草 5 枚，老鸭 1 只，黄酒、生姜、葱白、食盐各适量。

[做法] 老鸭去毛、内脏，冲洗干净，放入水锅中煮开至水中起沫捞出，将鸭头顺颈劈开，放入冬虫夏草，用线扎好，放入大钵中，加黄酒、生姜、葱白、食盐、清水适量，再将大钵放入锅中，隔水蒸约 2 小时鸭熟即可（也可用气锅蒸）。

[功效] 补虚益精，滋阴助阳。

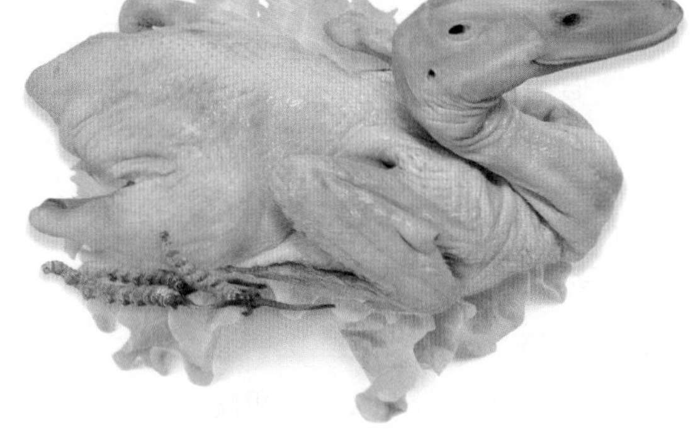

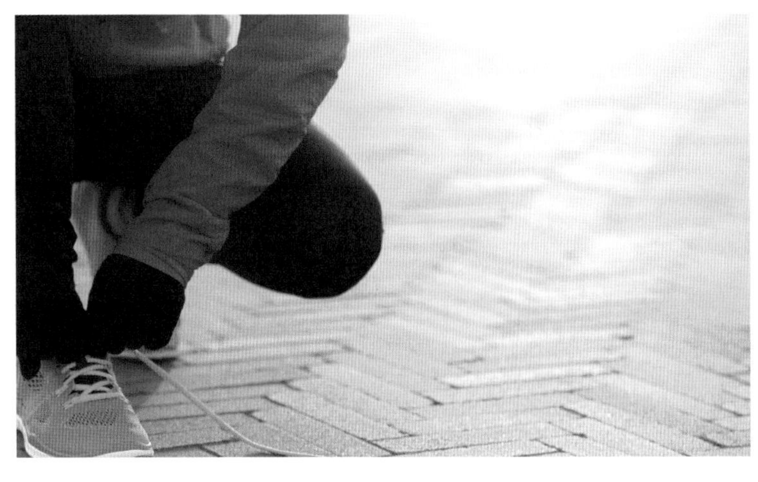

穴位调治

Xue Wei Tiao Zhi

掌握适应证与禁忌证
注意针刺安全和规范

针灸治疗糖尿病要注意哪些问题？

针灸治疗糖尿病时应严格掌握适应证及禁忌证。一般在下列情况下不宜针刺：

1. 糖尿病急性代谢紊乱时，如糖尿病酮症酸中毒或糖尿病高渗昏迷时不宜针灸。
2. 糖尿病合并皮肤感染、溃疡者不宜针灸。
3. 饥饿、疲劳、精神紧张时不宜立即针刺。
4. 妊娠期高血糖者不宜针灸。
5. 晕针者不宜针刺。

另外，针刺前要认真检查针具，严格消毒，根据取穴部位，采取舒适的体位，针刺应避开血管。针刺的方向、角度、深度，都要适当掌握，以免发生意外事故。

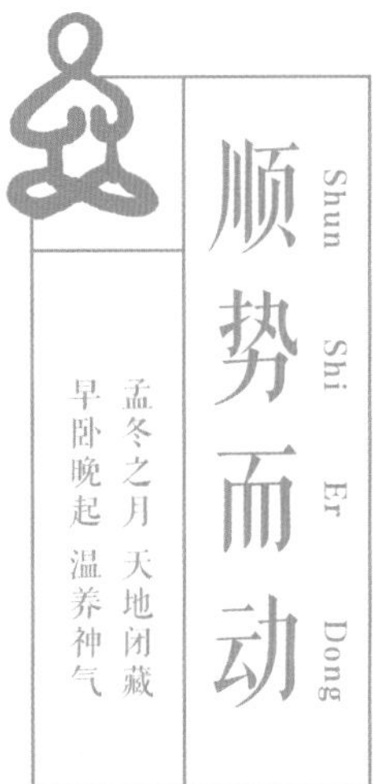
顺势而动
Shun Shi Er Dong
孟冬之月 天地闭藏
早卧晚起 温养神气

孟冬之月（农历十月），天地闭藏，水冻地坼。早卧晚起，必候天晓，使至温畅，无泄大汗，勿犯冰冻雪积，温养神气，无令邪气外入。生气在酉，坐卧宜向西方。

导引法：

以两手相叉，一脚踏之，去腰脚拘束，肾气冷痹，膝中痛诸疾。

又法：正坐，伸手指缓拘脚指五七度，治脚气诸风注气，肾藏诸毒气，远行脚痛不安，并可治之，常行最妙。

请勾选下每天
空腹血糖监测的结果

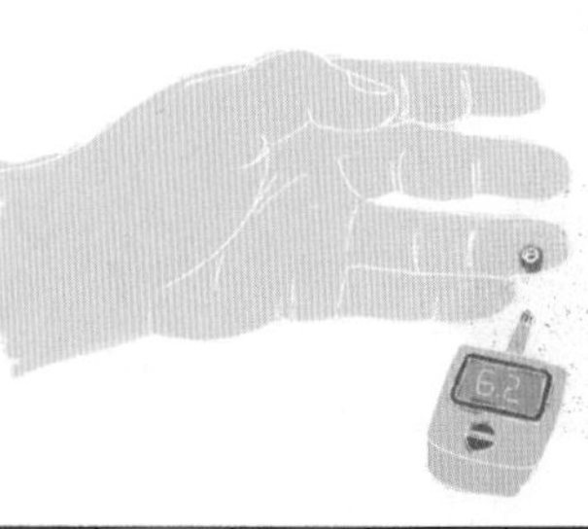

16															
15															
14															
13															
12															
11															
10															
9															
8															
7															
6															
5															
4															
3															
2															
mmol/L 日期	1	2	3	4	5	6	7	8	9	10	11	12	13	14	15

注：人体正常血糖测试范围为 3.9~6.1mmol/L

2018

农历戊戌【狗】年
NOVEMBER

十一月/上

请记录下每天
各项身体指标的测量结果

请填数 体 重 记 录															
公斤															
请填数 腹 围 记 录															
厘米															
请勾选 饮 食 记 录															
过饱															
正常															
不足															
请勾选 运 动 记 录															
过量															
正常															
不足															
请勾选 情 绪 记 录															
开心															
正常															
忧伤															
指标/日期	1	2	3	4	5	6	7	8	9	10	11	12	13	14	15

立冬

宋·紫金霜

落水荷塘满眼枯，西风渐作北风呼。
黄杨倔强尤一色，白桦优柔以半疏。
门尽冷霜能醒骨，窗临残照好读书。
拟约三九吟梅雪，还借自家小火炉。

下一篇 - 小雪篇

2018.11

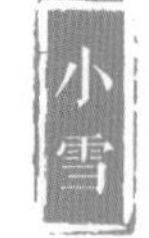

十一月下 / 冬

小雪，十月中。雨下而为寒气所薄，故凝而为雪。小者，未盛之辞。

2018.11

一	二	三	四	五	六	日
			1	2	3	4
5	6	7	8	9	10	11
12	13	14	15	16	17	18
19	20	21	22	23	24	25
26	27	28	29	30		

2018.12

一	二	三	四	五	六	日
					1	2
3	4	5	6	7	8	9
10	11	12	13	14	15	16
17	18	19	20	21	22	23
24	25	26	27	28	29	30
31						

周一	周二	周三	周四	周五	周六	周日
12 初五	13 初六	14 初七	15 初八	16 十月 初九	17 初十	18 十一
19 十二	20 十三	21 十四	22 小雪	23 十六	24 十七	25 十八
26 十九	27 二十	28 廿一	29 廿二	30 廿三	01 廿四	02 廿五

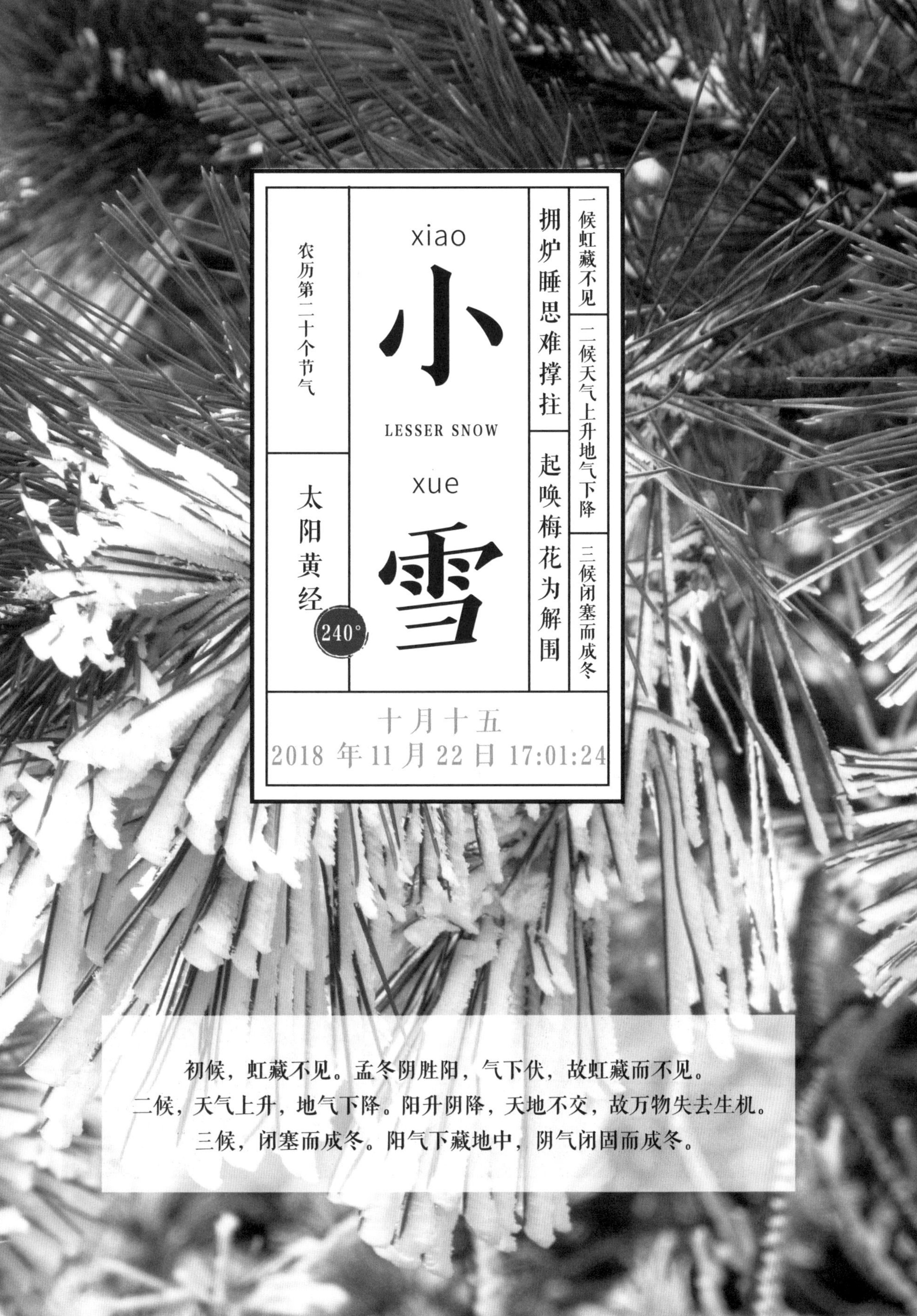
农历第二十个节气
太阳黄经
240°
xiao
小
LESSER SNOW
xue
雪
拥炉睡思难撑拄
起唤梅花为解围
一候虹藏不见
二候天气上升地气下降
三候闭塞而成冬
十月十五
2018 年 11 月 22 日 17:01:24
初候，虹藏不见。孟冬阴胜阳，气下伏，故虹藏而不见。
二候，天气上升，地气下降。阳升阴降，天地不交，故万物失去生机。
三候，闭塞而成冬。阳气下藏地中，阴气闭固而成冬。

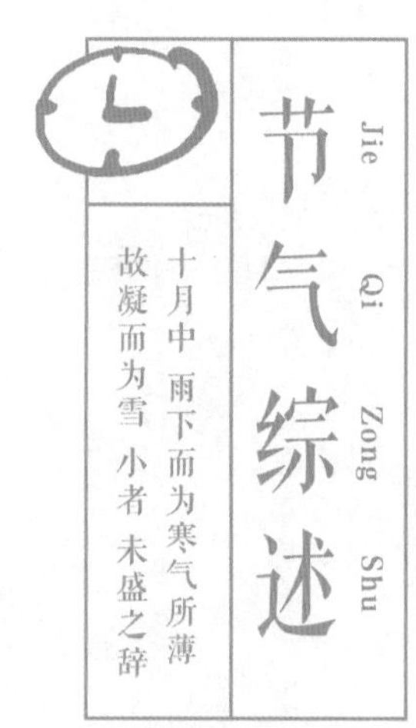

节气综述

Jie Qi Zong Shu

十月中 雨下而为寒气所薄 故凝而为雪 小者 未盛之辞

“斗指己，斯时天已积阴，寒未深而雪未大，故名小雪。”此时气温下降，开始降雪，但雪量不大。

小雪节气是寒潮和强冷空气活动频率较高的节气，气温继续走低，长江中下游许多地区陆续进入冬季。人们感到的已经不是深秋凉意，而是湿冷了。北宋文学家苏轼“荷尽已无擎雨盖，菊残犹有傲霜枝”的诗句，呈现了初冬景象。

小雪节气前后，天气阴冷晦暗，此时人们的心情也会受其影响，特别是那些患有抑郁症的朋友更容易加重病情。因此，小雪节气养生，要特别注意精神调适，以防情志抑郁，脏腑气血功能发生紊乱，导致疾病的发生。

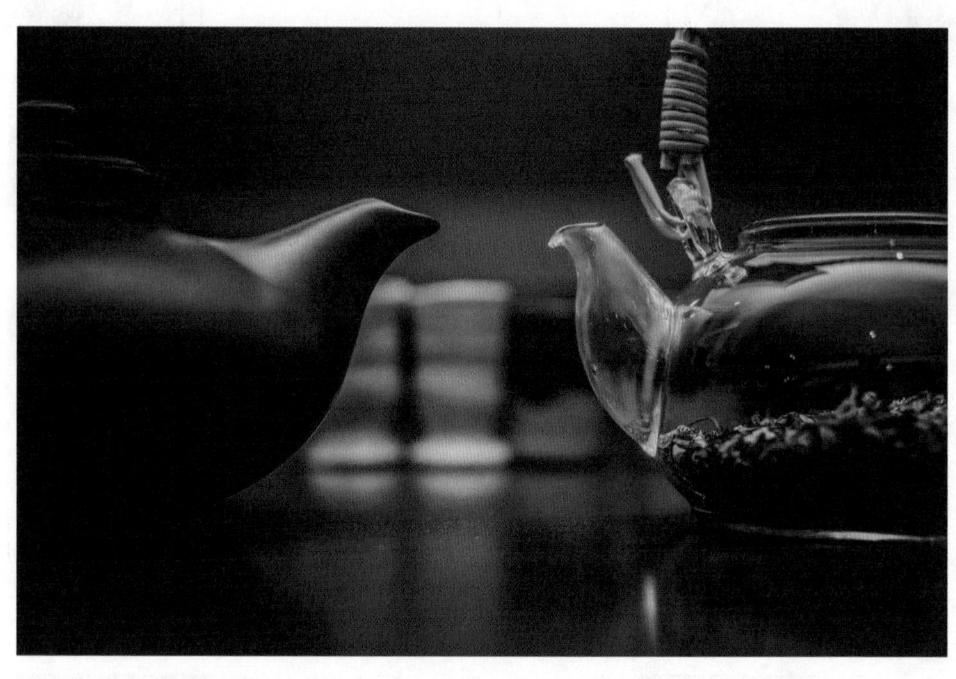

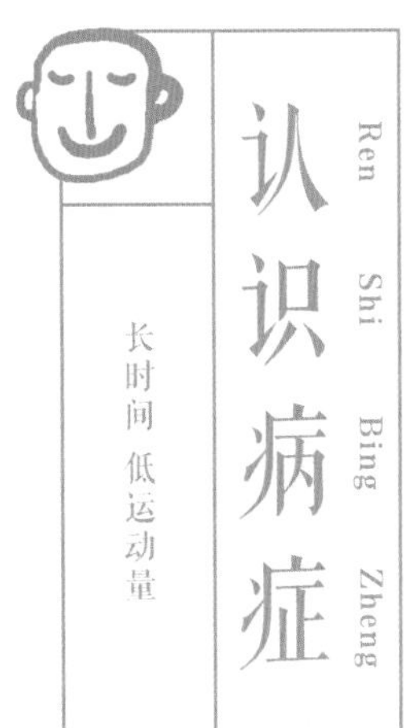

糖尿病患者如何进行运动治疗？

运动疗法是治疗糖尿病的有效方法之一。运动疗法可改善机体对胰岛素的敏感性，降低体重，减少身体脂肪量，增强体力，提高工作能力和生活质量。运动的强度和时间长短应根据总体健康状况来定，找到适合的运动量和感兴趣的项目。糖尿病患者运动疗法的总体原则是长时间（40分钟~1小时）、低运动量，如散步、快步走、跳舞、打太极拳等。

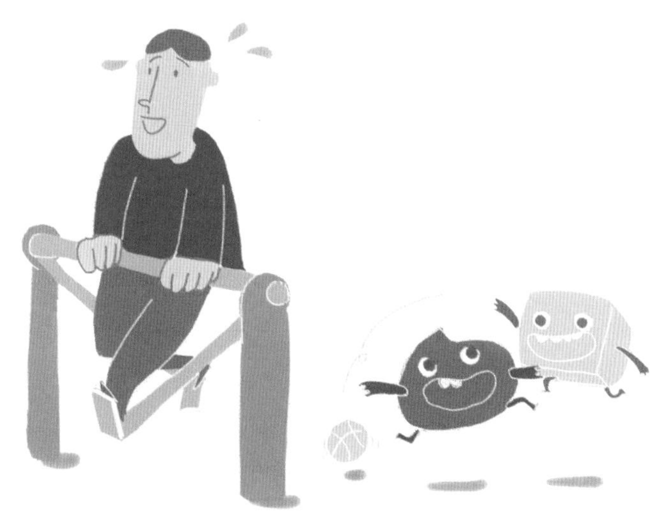

消渴病的饮食起居调摄

本病除药物治疗外，注意生活调摄具有十分重要的意义。正如《千金方》说：“不减滋味，不戒嗜欲，不节喜怒，病已而可复作。能从此三者，消渴亦不足忧矣。”其中，节制饮食，具有基础治疗的重要作用。在保证机体合理需要的情况下，应限制粮食、油脂的摄入，忌食糖类，饮食宜以适量米、麦、杂粮，配以蔬菜、豆类、瘦肉、鸡蛋等，定时定量进餐。戒烟酒、浓茶及咖啡等。保持情志平和，制订并实施有规律的生活起居制度。

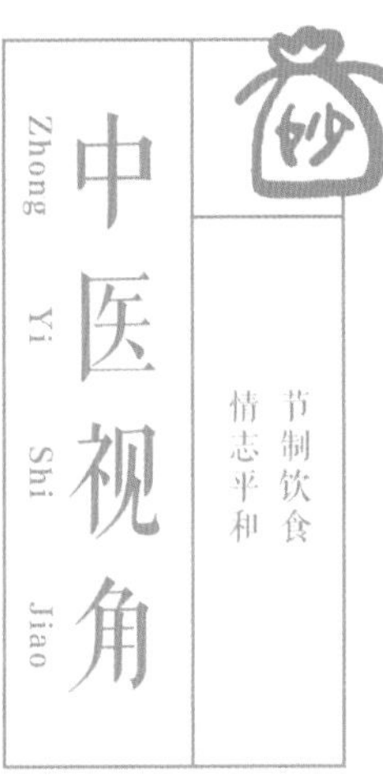
妙
中医视角
Zhong Yi Shi Jiao
节制饮食
情志平和

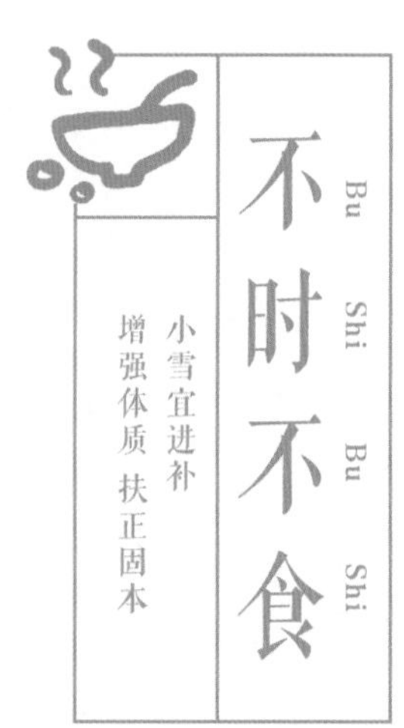
不时不食
Bu Shi Bu Shi
小雪宜进补
增强体质 扶正固本

小雪时节，天已积阴，“气寒而将雪，地寒未甚而雪未大”，但是，此时寒潮和强冷空气活动频繁，要注意御寒保暖。

冬季是一年四季当中最应该补养的季节。冬季万物潜藏，人体的阴精、阳气也趋于潜藏，此时进补，很容易被吸收，增强体质，扶正固本。首先，进补高热量的食物，以抵御寒冷，但燥热的东西吃得太多容易上火，如煎炸、烘烤等食物，以及辣椒、胡椒等调味料，要控制用量。其次，适当吃一些酸性食物，以利于冬季收藏。假如过早过多穿得严实或者使用暖气，容易上火，此时要多喝汤、多喝粥、多喝水，可起到清火降气、滋补津液的作用。

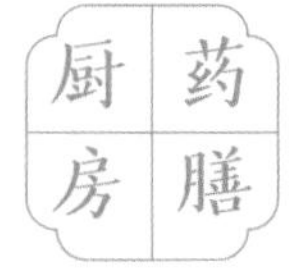

西红柿炖牛肉

[配料] 西红柿 2 个，牛腩（或半肥瘦的牛肉）500 克，土豆 1 个，盐、姜适量。

[做法] 牛腩切成块，入清水中浸泡 20 分钟，倒掉血水，再清洗 2 次；土豆去皮，切滚刀块，西红柿切块，姜切片。把牛腩放入锅中，倒入清水（没过肉表面）、下姜片，大火煮开；翻动肉块，撇去浮沫，捞出后用温水冲净，沥干水分；热锅下油，下牛肉块煎至外皮变焦，加入西红柿块，大火翻炒；加入热水，大火煮开，加盖后转小火，慢炖 2 小时。经过长时间的炖煮后，西红柿已经完全煮成汤汁，牛肉也软烂了，加入土豆块，继续炖 30 分钟，加盐调味即可。

[功效] 补益肝肾，滋养五脏。

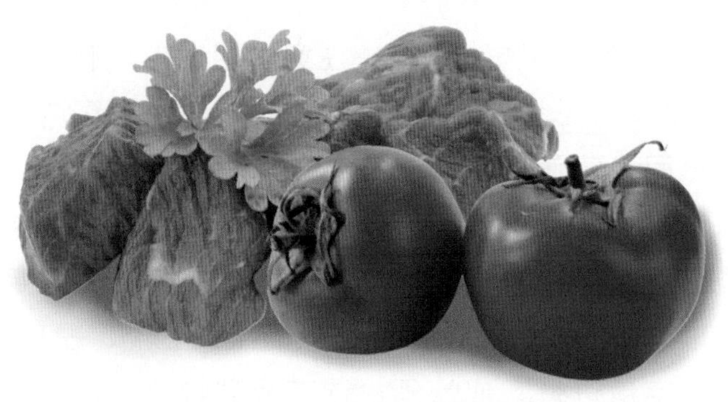

穴位艾灸调治糖尿病

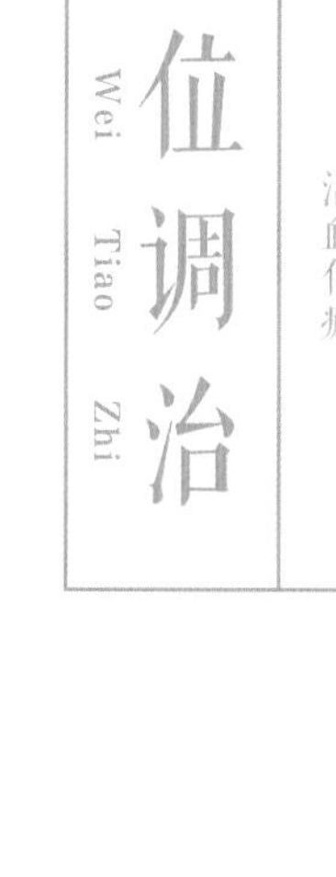

艾灸疗法是以艾炷或艾条为主要材料，点燃后通过熏熨或温灼体表腧穴疗病的方法。古代医家记载的治疗糖尿病的艾灸法为艾灸“胃脘下俞”300壮。近现代杰出的针灸大家承淡安先生，擅用穴位艾灸调治糖尿病。他最常使用的穴位是命门和关元。

命门 位于人体的腰部，当后正中线上，第2腰椎棘突下凹陷处。

关元 在下腹部，前正中线上，当脐下3寸。

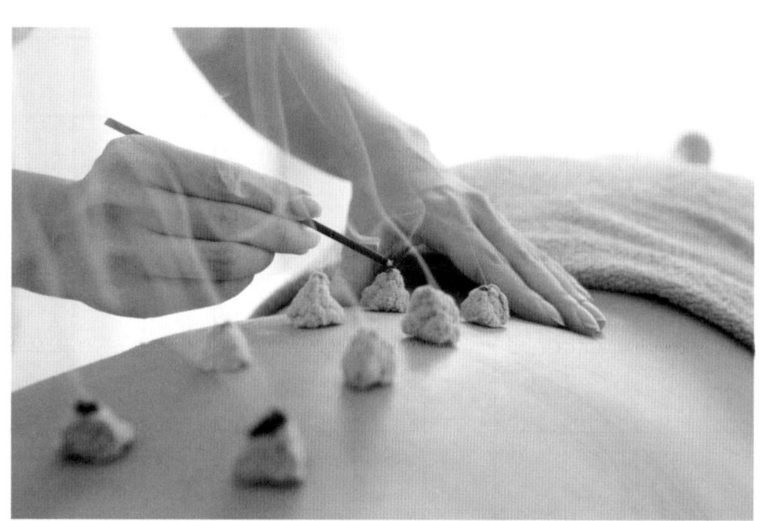

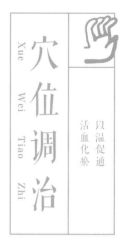

糖尿病并发高血压的自我按摩方法

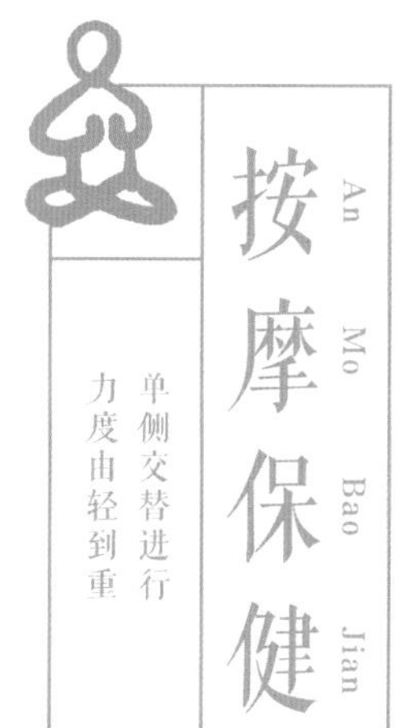
按摩保健
An Mo Bao Jian
单侧交替进行
力度由轻到重

糖尿病患者时常伴有高血压，可以通过自我按摩的方法，达到降低血压、缓解症状的效果。主要操作方法有：

① 推桥弓。用拇指指腹沿桥弓自上而下轻轻推抹，每侧1分钟左右。头歪向一侧，颈部突出的一条线，即是桥弓，也是胸锁乳突肌的前缘。

② 擦揉颈后肌群。用2–5指的指腹，由一侧颈后向对侧擦揉，每侧1分钟左右。

③ 揉耳部。用拇指和食指擦揉耳尖至耳垂，每侧1分钟左右。

④ 运肩。将两肩耸起，顺时针环转肩关节2分钟左右。

⑤ 揉太冲穴。用手指按摩太冲穴，每侧1分钟左右。太冲穴在足背部，第1、2跖骨之间。

请勾选下每天

空腹血糖监测的结果

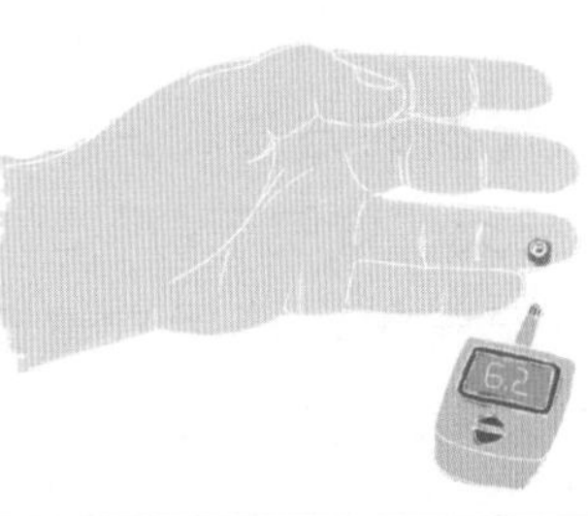

16															
15															
14															
13															
12															
11															
10															
9															
8															
7															
6															
5															
4															
3															
2															
mmol/L 日期	16	17	18	19	20	21	22	23	24	25	26	27	28	29	30

注：人体正常血糖测试范围为 3.9~6.1mmol/L

请记录下每天

各项身体指标的测量结果

请填数 体重记录															
公斤															
请填数 腹围记录															
厘米															
请勾选 饮食记录															
过饱															
正常															
不足															
请勾选 运动记录															
过量															
正常															
不足															
请勾选 情绪记录															
开心															
正常															
忧伤															
指标/日期	16	17	18	19	20	21	22	23	24	25	26	27	28	29	30

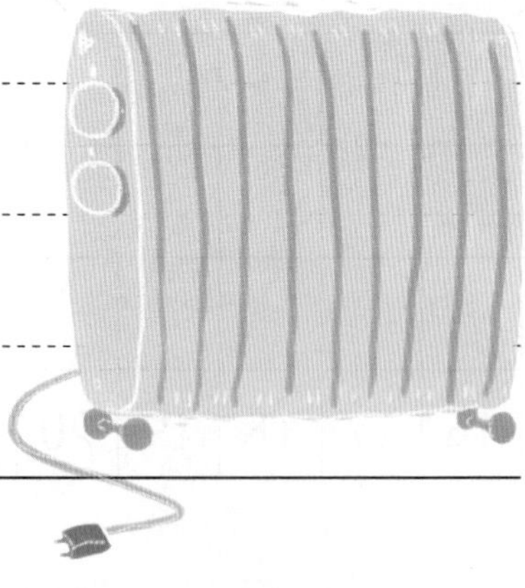

2018年11月　日

和萧郎中小雪日作

唐·徐铉

征西府里日西斜
独试新炉自煮茶
篱菊尽来低覆水
塞鸿飞去远连霞
寂寥小雪闲中过
斑驳轻霜鬓上加
算得流年无奈处
莫将诗句祝苍华

下一篇 - 大雪篇

2018.12

十二月上 / 冬

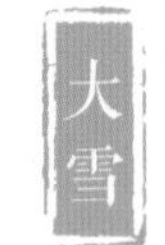

大雪，十一月节。
至此而雪盛也。

2018.12

一	二	三	四	五	六	日
					1	2
3	4	5	6	7	8	9
10	11	12	13	14	15	16
17	18	19	20	21	22	23
24	25	26	27	28	29	30
31						

2019.01

一	二	三	四	五	六	日
	1	2	3	4	5	6
7	8	9	10	11	12	13
14	15	16	17	18	19	20
21	22	23	24	25	26	27
28	29	30	31			

周一	周二	周三	周四	周五	周六	周日
26 十九	27 二十	28 廿一	29 廿二	30 廿三	01 十月 廿四	02 廿五
03 廿六	04 廿七	05 廿八	06 廿九	07 十一月 大雪	08 初二	09 初三
10 初四	11 初五	12 初六	13 初七	14 初八	15 初九	16 初十

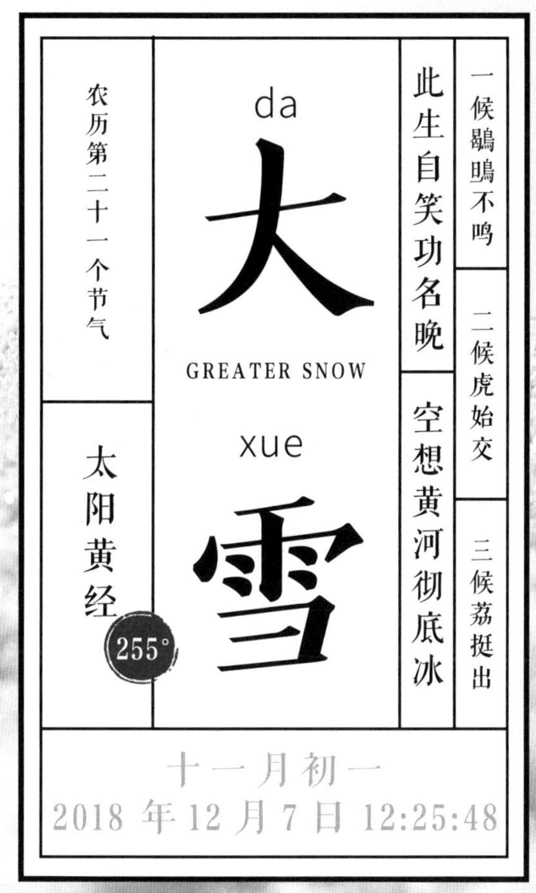
农历第二十一个节气
太阳黄经
255°
da
大
GREATER SNOW
xue
雪
此生自笑功名晚
空想黄河彻底冰
一候鹖鴠不鸣
二候虎始交
三候荔挺出
十一月初一
2018 年 12 月 7 日 12:25:48

初候，鹖鴠不鸣。感六阴之极，不鸣矣。

二候，虎始交。感微阳气益甚也，故相与而交。

三候，荔挺出。感阳气而萌动抽出新芽。

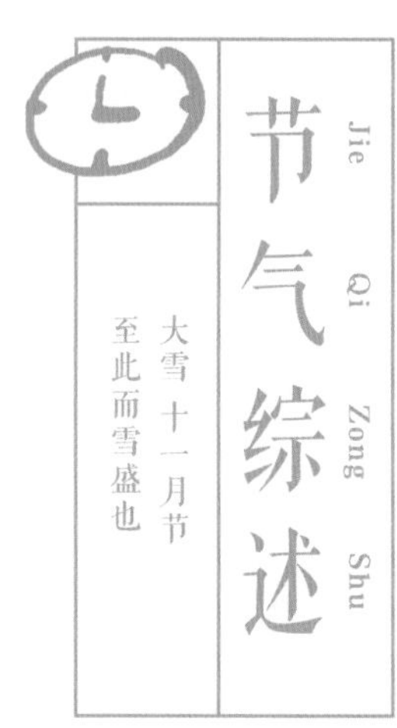

节气综述

Jie Qi Zong Shu

大雪 十一月节
至此而雪盛也

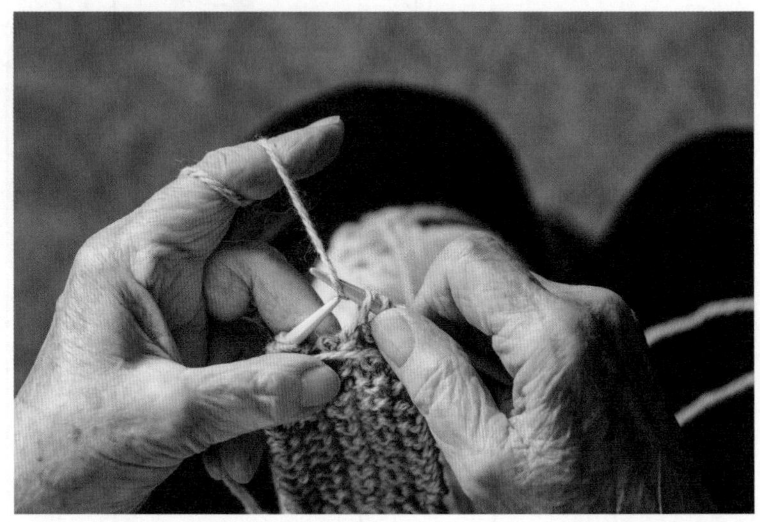

“大雪，十一月节。大者，盛也，至此而雪盛也。故名大雪。”大雪节气后气温骤降，冷空气南下导致降雪天气，当强冷空气达到南方，还可以出现冻雨天气，东北可以出现雾凇等。这一阶段，雪往往下得大，范围广。

大雪节气，严冬积雪覆盖大地，一方面保持地面温度不会降得很低，另一方面积雪也是大量的降水，为春季作物生长提供需要，故有“瑞雪兆丰年”的谚语。六阴寒极之盛，也孕育一阳初生。一些动植物出现阳动求偶和抽芽等变化。

大雪时节，已经到了“进补”的大好时节。依据体质特点和阴阳虚实不同，适度进补。饮食强调营养，食必进补；起居强调安逸，静养惟一；还可以以补益药物为辅助。

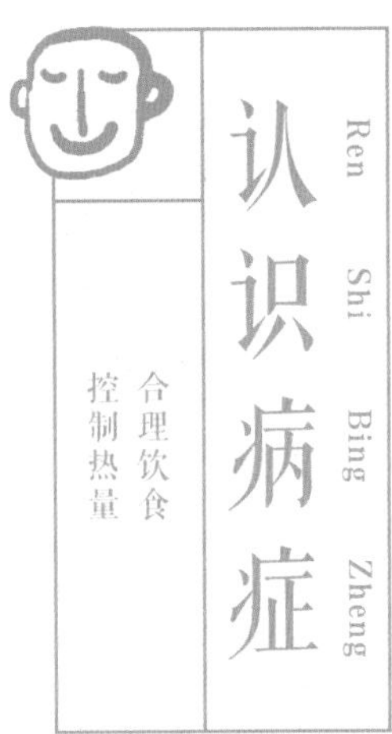
认识病症
Ren Shi Bing Zheng
合理饮食
控制热量

糖尿病患者如何进行饮食治疗？

饮食治疗是各种类型糖尿病治疗的基础，一部分轻症糖尿病患者单用饮食治疗就可控制病情。

1. 总热量　主要依据患者的年龄、性别、身高、体重、体力活动量、病情等综合因素来确定。

2. 控制碳水化合物、蛋白质、脂肪摄入　碳水化合物是热量的主要来源，现认为碳水化合物应占饮食总热量的 55%～65%，成人每天可进主食（米或面）250～400 克。蛋白质占总热量的 12%～15%，成人每天每千克体重约需要 1 克。脂肪约占总热量的 25%，成人每天每千克体重需要 0.8～1 克。

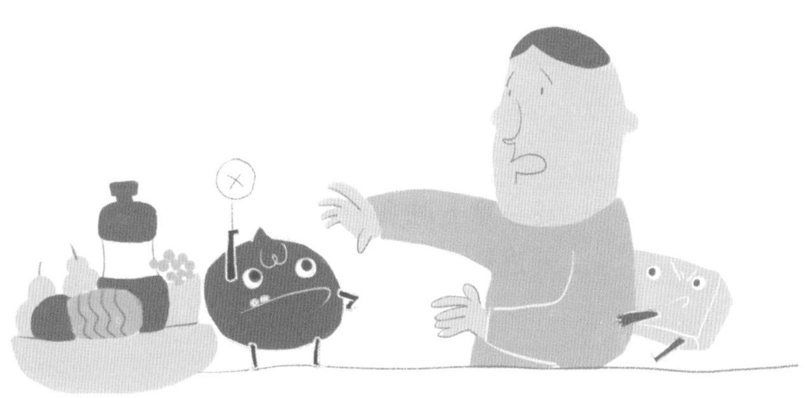

情志失调与消渴病的关系

长期过度的精神刺激，情志不舒，郁怒伤肝，肝失疏泄，气郁化火，可上灼肺胃阴津，下灼肾阴；或思虑过度，心气郁结，郁而化火，心火亢盛，可损耗心脾精血，灼伤胃肾阴液而导致消渴病的发生。现代研究表明，情绪不稳定，神经内分泌功能失调，可使肾上腺素分泌增加，甲状腺功能亢进，抑制胰岛素分泌，或使胰升血糖素分泌增加而诱发或加重糖尿病。

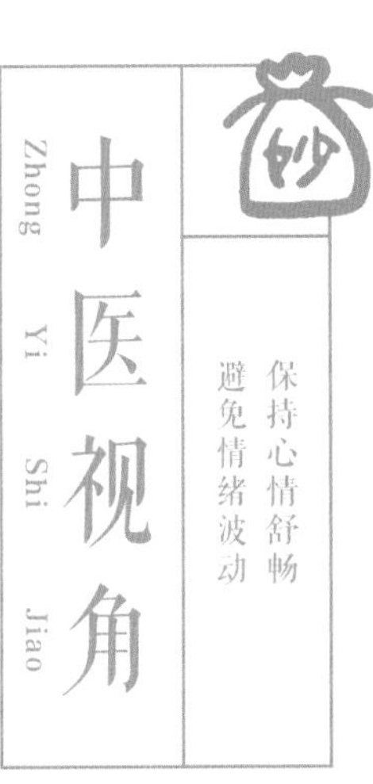

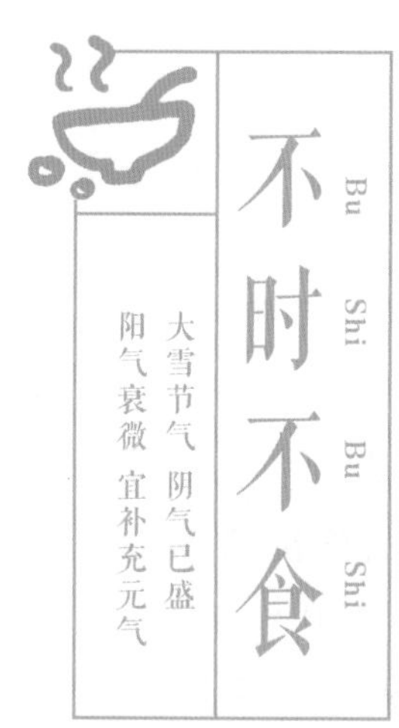

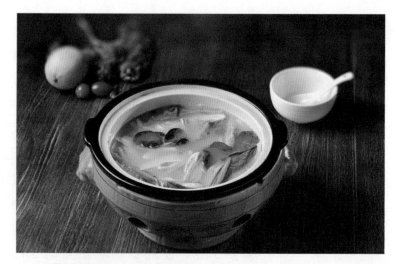

大雪时节，地冷天寒，人们为了保存一定的热量，就必须增加体内碳水化合物、脂肪和蛋白质的分解，以便产生更多的能量满足机体的需要。

大雪节气已到了进补的大好时节，但是“进补”也有一定的原则，比如“进补”要适量，不可盲目，以免过于燥热而有损健康。另外，“进补”过程中也要注意五味调和，不可过于偏嗜一味。在民间也有“冬天进补，开春打虎”的说法。

药膳厨房

枸杞肉丝

[配料] 枸杞 20 克，瘦猪肉 100 克，青笋 20 克，油、盐、绍酒、麻油、干淀粉、酱油适量。

[做法] 枸杞子洗净待用。瘦肉、青笋洗净切丝，拌入少量淀粉。炒锅烧热用油滑锅，再加入适量的油，将肉丝、笋丝同时下锅翻炒，烹入绍酒，加入酱油、食盐搅匀，放入枸杞子翻炒至熟，淋上麻油即可起锅。

[功效] 滋阴补血，滋肝补肾。

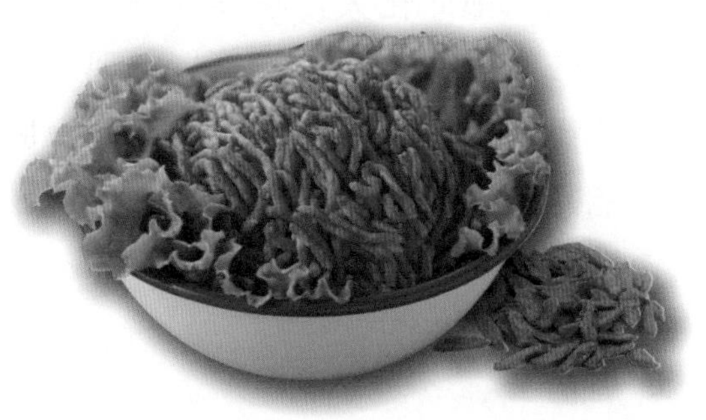

中药贴敷神阙穴调治糖尿病

中药贴敷神阙穴，又称敷脐疗法，简称“脐疗”，是将药物放在神阙穴（即脐中），上面用胶布或纱布等覆盖固定，以防治疾病的一种方法。敷脐疗法属于中医的外治法，操作方便，安全有效。

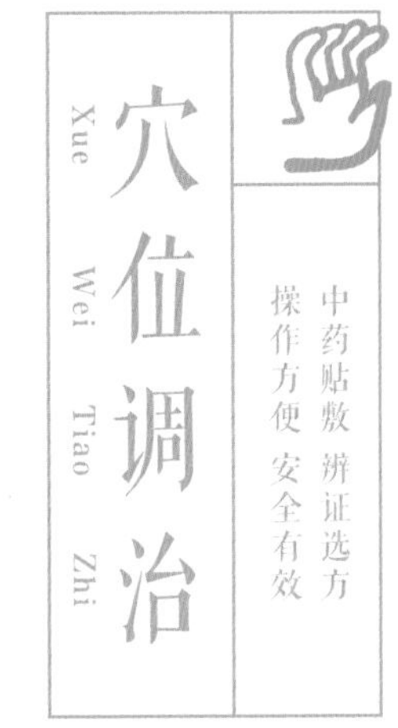

中药贴敷神阙穴调治糖尿病常用方药有金匮肾气丸和石知生党粉：

金匮肾气丸

[组方] 肉桂、附子、熟地、山药、山茱萸、牡丹皮、茯苓、泽泻。

[用法] 将金匮肾气丸用水调为膏状，贴敷于脐上。适用于肾阳虚证糖尿病患者。

石知生党粉

[组方] 石膏 5 克，知母 2 克，生地、党参各 0.6 克，炙甘草、元参各 1 克，黄连 0.3 克。

[用法] 将上述药物按比例配好，烘干制成粉末，每次取药末 250 毫克，贴敷于肚脐处、用纱布盖好，外面用胶布固定。5 ~ 7 天换药 1 次，6 次为一个疗程。适用于轻症糖尿病患者。

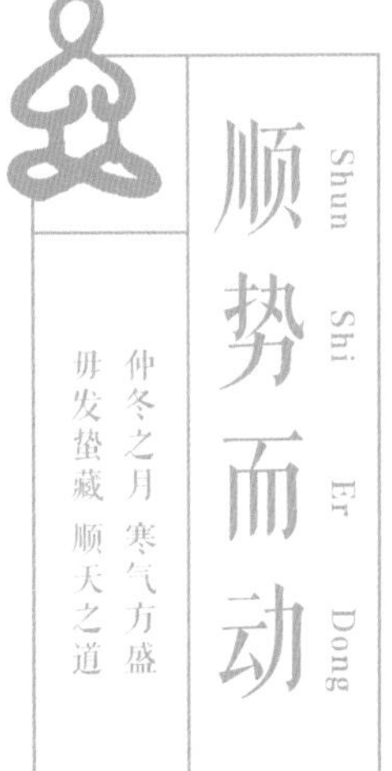

仲冬之月（农历十一月），寒气方盛，勿伤冰冻，勿以炎火炙腹背，毋发蛰藏，顺天之道。是月生气在戌，坐卧宜向西北。

导引法：

以一手托膝，反折一手抱头，前后左右为之，凡三五度。去骨节间风，宣通血脉，膀胱、肾藏之疾。

请勾选下每天

空腹血糖监测的结果

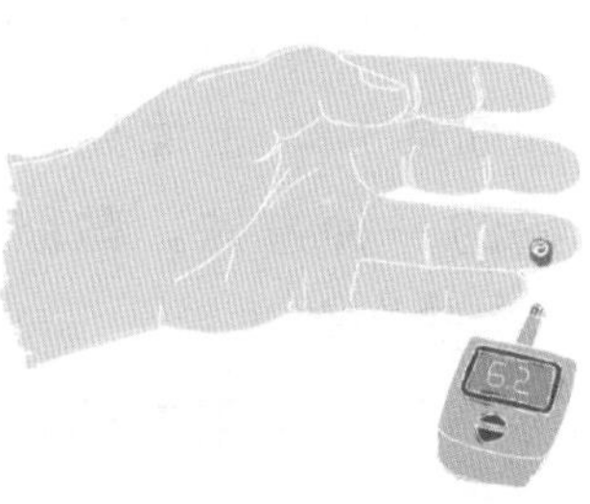

16															
15															
14															
13															
12															
11															
10															
9															
8															
7															
6															
5															
4															
3															
2															
mmol/L / 日期	1	2	3	4	5	6	7	8	9	10	11	12	13	14	15

注：人体正常血糖测试范围为 3.9~6.1mmol/L

请记录下每天

各项身体指标的测量结果

请填数 体重记录															
公斤															
请填数 腹围记录															
厘米															
请勾选 饮食记录															
过饱															
正常															
不足															
请勾选 运动记录															
过量															
正常															
不足															
请勾选 情绪记录															
开心															
正常															
忧伤															
指标/日期	1	2	3	4	5	6	7	8	9	10	11	12	13	14	15

2018年12月　日

大雪

宋·陆游

大雪江南见未曾，
今年方始是严凝。
巧穿帘罅如相觅，
重压林梢欲不胜。
毡幄掷卢忘夜睡，
金羁立马怯晨兴。
此生自笑功名晚，
空想黄河彻底冰。

下一篇 - 冬至篇

2018.12

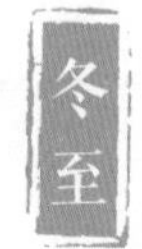

十二月下 / 冬

冬至，十一月中。
终藏之气，至此而极也。

2018.12

一	二	三	四	五	六	日
					1	2
3	4	5	6	7	8	9
10	11	12	13	14	15	16
17	18	19	20	21	22	23
24	25	26	27	28	29	30
31						

2019.01

一	二	三	四	五	六	日
	1	2	3	4	5	6
7	8	9	10	11	12	13
14	15	16	17	18	19	20
21	22	23	24	25	26	27
28	29	30	31			

周一	周二	周三	周四	周五	周六	周日
10 初四	11 初五	12 初六	13 初七	14 初八	15 初九	16 十一月 初十
17 十一	18 十二	19 十三	20 十四	21 十五	22 冬至	23 十七
24 十八 / 31 廿五	25 十九	26 二十	27 廿一	28 廿二	29 廿三	30 廿四

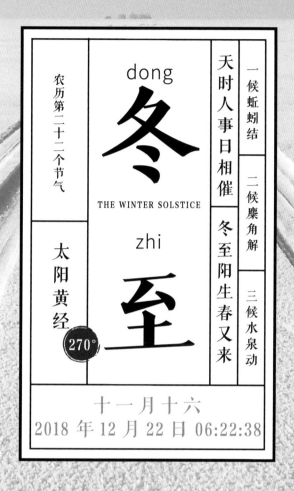

初候，蚯蚓结。六阴寒极之时，蚯蚓交结而如绳也。

二候，麋角解。麋属阴，冬至一阳生，感阳气而麋角解。

三候，水泉动。水者，天一之阳所生，阳生而动。

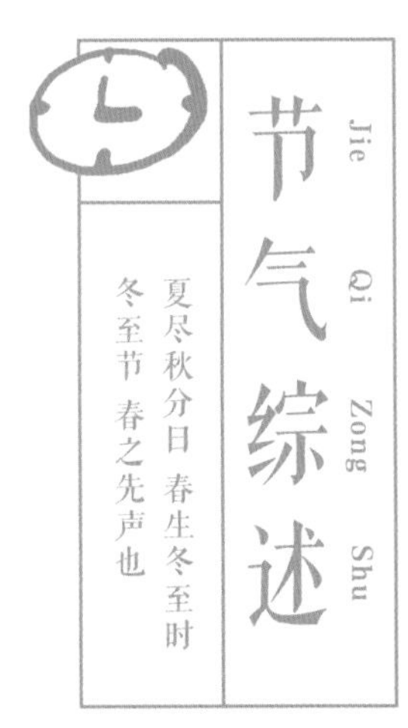

节气综述
Jie Qi Zong Shu
夏尽秋分日 春生冬至时
冬至节 春之先声也

冬至是个非常重要的节气，也是一个很重要的节日。“斗指戊，斯时阴气始至明，阳气之至，日行南至，北半球昼最短，夜最长也。”

从阴阳角度，冬至是阴气盛极而衰，阳气开始萌芽的时候；从天文学角度，冬至的白天是一年中最短的，冬至后，随着太阳直射的北移，白天的时间渐渐长起来。故有“吃了冬至饭，一天长一线”“冬至过大年”的俗语和说法。我国大部分地区习惯自冬至起“数九”，每九天为一个小节，共九个小节。其中，三九是天气最冷、地面积蓄热量最少的日子，故有“冷在三九”的说法。

冬至养生，首先要注意遵循“冬藏”的原则。冬季闭藏，万物休整，神志深藏于内。其次，寒气内应肾，要注意补肾防寒。肾是人体生命的原动力，是人体的“先天之本”，冬至补肾，也为春季升发储备能量。

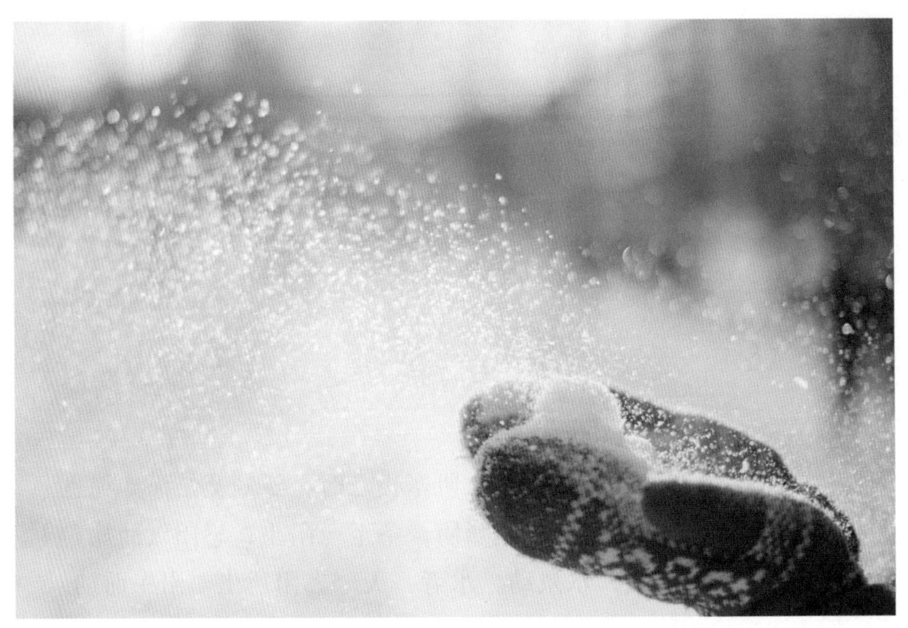

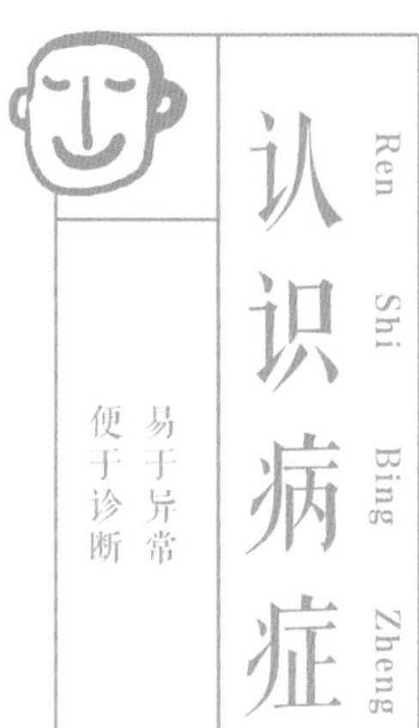
认识病症
Ren Shi Bing Zheng
易于异常
便于诊断

糖尿病患者为什么要检查免疫指标?

1 型糖尿病患者常常出现免疫异常，其中胰岛细胞抗体（ICA）、胰岛素自身抗体（IAA）和谷氨酸脱羧酶（GAD）抗体是 1 型糖尿病体液免疫异常的三项重要指标。

其中，以 GAD 抗体阳性率高，持续时间长，对 1 型糖尿病的诊断价值大。在 1 型糖尿病的一级亲属中也有一定的阳性率，有预测 1 型糖尿病的意义。

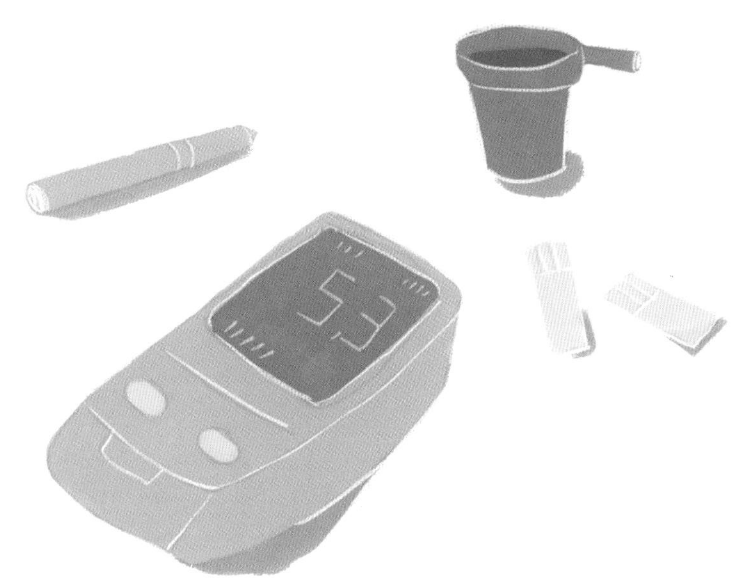

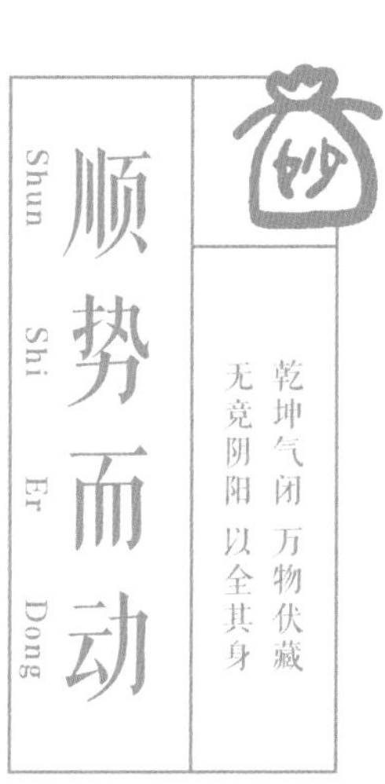
顺势而动
Shun Shi Er Dong
乾坤气闭 万物伏藏
无竞阴阳 以全其身

肾藏导引法（冬三月行之）：

可正坐，以两手耸托，右引胁三五度，又将手返着膝挽肘，左右同捩身三五度，以足前后踏，左右各数十度。能去腰肾风邪积聚。

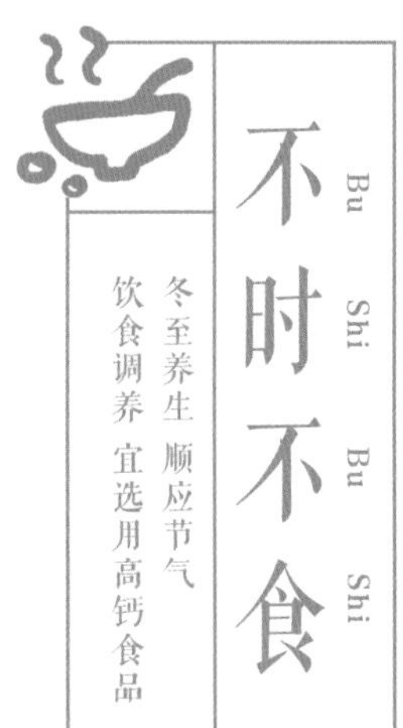

不时不食
Bu Shi Bu Shi
冬至养生 顺应节气
饮食调养 宜选用高钙食品

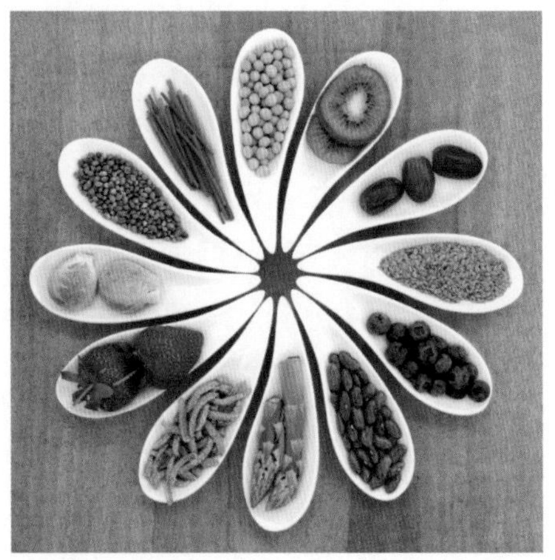

冬至是阴气盛极而衰，阳气开始萌芽的时候，冬至养生，应该顺应节气的变化。

冬至养生，除了保持“谦和辞让，敬人持己”“知足不辱，知止不殆”的心态，还要注意饮食调养。宜适当食用高钙食品，多样谷、果、肉、蔬合理搭配；针对老年人脾胃虚弱的特点，食宜清淡，不宜吃浓浊、肥腻和过咸食品；老年人阳气日衰，脾喜温恶冷，故宜食温热之品保护脾肾；另外老年人宜少食多餐，以保证所需营养又不伤脾胃。除了食物调养外，老年人还应固护脾肾，服用一些药物以补偏救弊，防病延年。

药膳厨房

羊肉炖白萝卜

[配料] 白萝卜 500 克，羊肉 250 克，姜、料酒、食盐适量。

[做法] 白萝卜、羊肉洗净切块备用，锅内放入适量清水将羊肉入锅，开锅后五六分钟捞出羊肉，水倒掉，重新换水烧开后放入羊肉、姜、料酒、盐，炖至六成熟，将白萝卜入锅至熟。

[功效] 益气补虚，温中暖下。

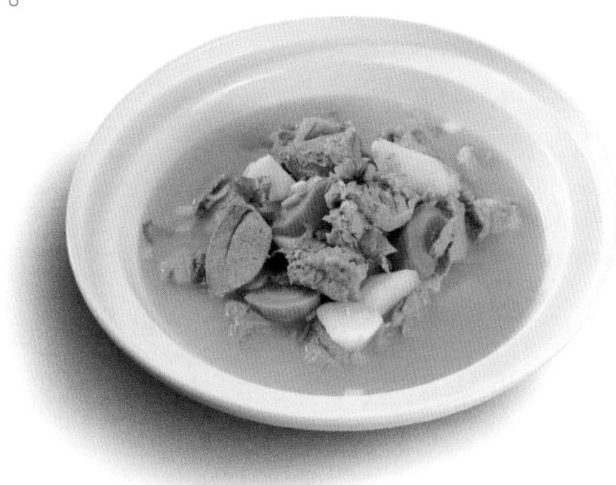

针灸治疗糖尿病的疗效特点

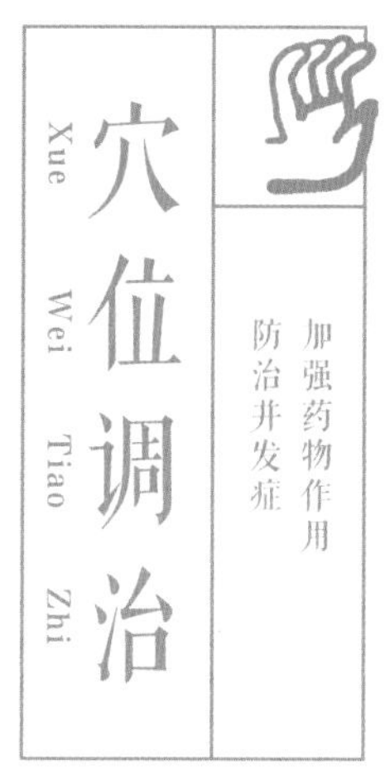

糖尿病的病程长，易发生并发症，目前尚无特效的方法控制糖尿病及其并发症的发生和发展。其基本的防治措施有：糖尿病基本知识教育、心理治疗、运动治疗、饮食治疗。通过以上措施，如果病情不能控制，可酌选口服降糖药治疗、胰岛素治疗、中医辨证施治、针灸等方法治疗。

降糖药物作用明显，但其副作用较多。针灸治疗通过对脏腑经络功能的调整，能加强药物的作用，提高疗效，可明显改善临床症状，防治并发症，提高生存质量。

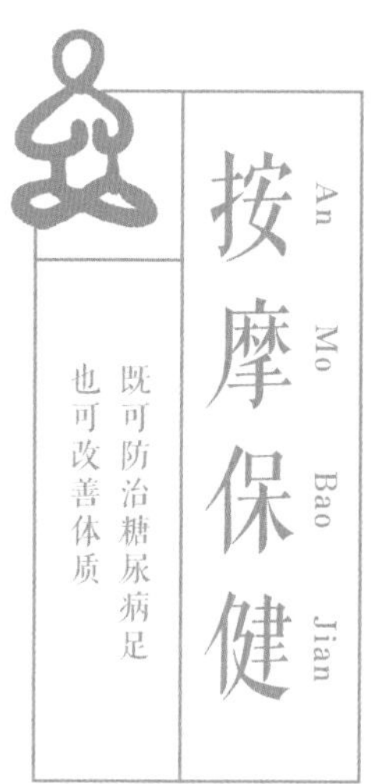

按摩保健
An Mo Bao Jian
既可防治糖尿病足
也可改善体质

糖尿病自我足部推拿按摩

糖尿病患者可以通过自我按摩足底反射区，预防和治疗糖尿病足的发生和发展，也可以起到改善体质的作用。主要操作方法和部位有：

① 足底部反射区：选择脑垂体、腹腔神经丛、肝、心、甲状腺、甲状旁腺、肾上腺、肾、输尿管、膀胱、胃、胰、十二指肠、盲肠（阑尾）、回盲瓣、升结肠、横结肠、降结肠、乙状结肠及直肠、小肠、肛门、生殖腺等部位，运用拇指指端点法、食指指间关节点法、食指关节刮法、拳刮法、拇指推法、擦法、拍法、拳面叩击法等。

② 腿部反射区：选择坐骨神经、糖尿病反射点等部位，运用拇指推法、按法、揉法等。

③ 足外侧反射区：选择生殖腺等部位，运用食指外侧缘刮法、拇指推法、叩击法等。

④ 足背部反射区：选择上身淋巴结、下身淋巴结等部位，运用拇指指端点法、食指指间关节点法、食指推法、拇指推法等。

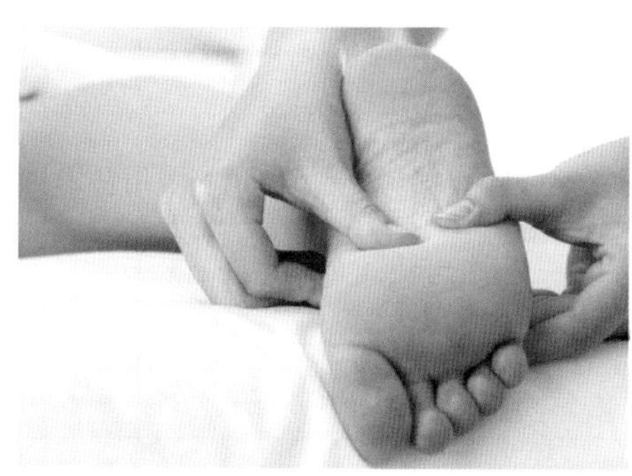

请勾选下每天

空腹血糖监测的结果

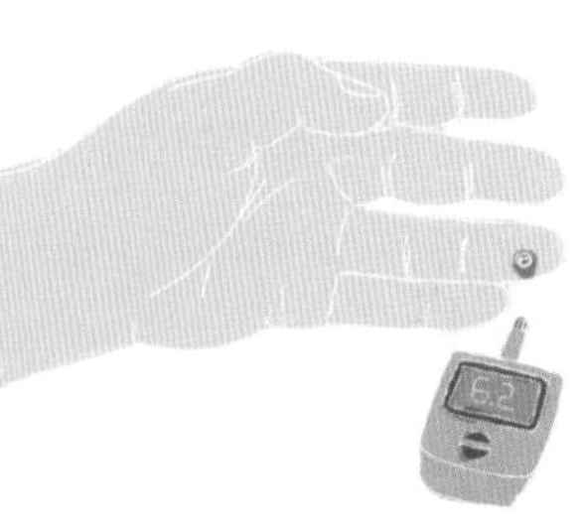

16																
15																
14																
13																
12																
11																
10																
9																
8																
7																
6																
5																
4																
3																
2																
mmol/L 日期	16	17	18	19	20	21	22	23	24	25	26	27	28	29	30	31

注：人体正常血糖测试范围为 3.9~6.1mmol/L

请记录下每天

各项身体指标的测量结果

	请填数 体重记录															
公斤																
	请填数 腹围记录															
厘米																
	请勾选 饮食记录															
过饱																
正常																
不足																
	请勾选 运动记录															
过量																
正常																
不足																
	请勾选 情绪记录															
开心																
正常																
忧伤																
指标/日期	16	17	18	19	20	21	22	23	24	25	26	27	28	29	30	31

2018 年 12 月　日

冬至

唐·杜甫

年年至日长为客
忽忽穷愁泥杀人
江上形容吾独老
天边风俗自相亲
杖藜雪后临丹壑
鸣玉朝来散紫宸
心折此时无一寸
路迷何处见三秦

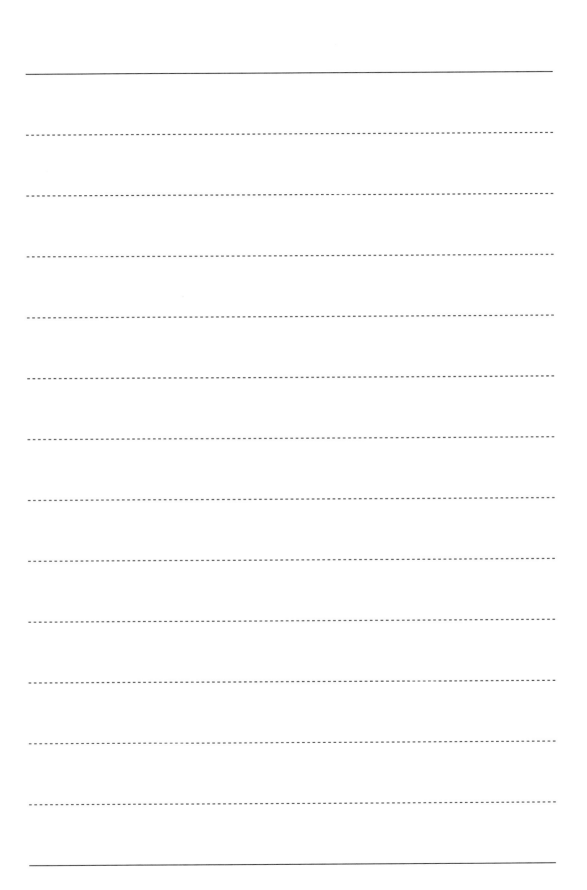

2018 已经过去

请对您一年来的健康管理做一份评价吧！

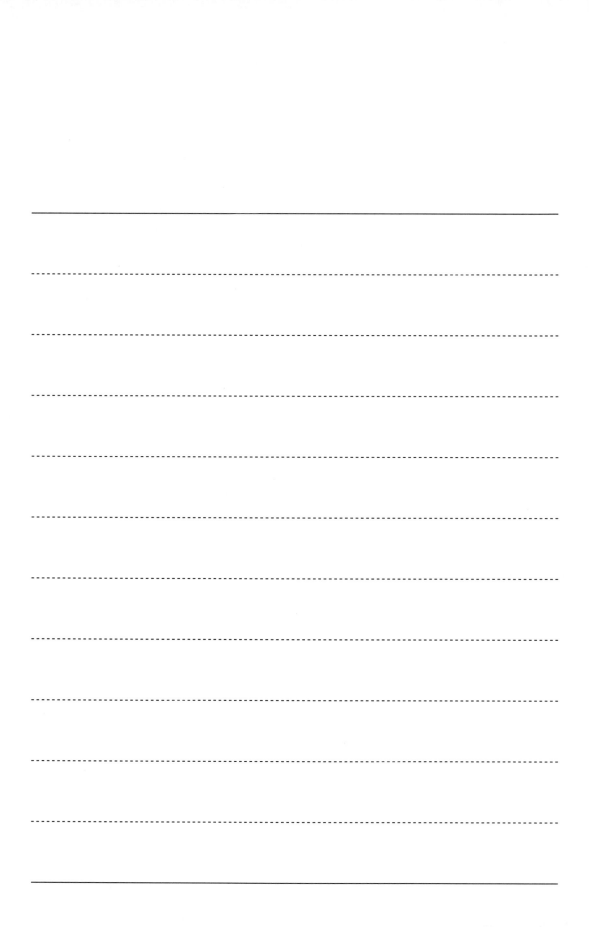

养生建议可供参考，
如出现病情变化，
需及时去医院就诊。

立春 雨水
惊蛰 春分
清明 谷雨
立夏 小满
芒种 夏至
小暑 大暑
立秋 处暑
白露 秋分
寒露 霜降
立冬 小雪
大雪 冬至
小寒 大寒

52检